疫苗遗传学

褚嘉祐　主编
Chu Jiayou

上海科学技术出版社

Shanghai Scientific & Technical Publishers

图书在版编目(CIP)数据

疫苗遗传学 / 褚嘉祐主编. —上海:上海科学技术出版社,2019.12
(科学专著.生命科学研究)
ISBN 978 - 7 - 5478 - 4565 - 3

Ⅰ.①疫… Ⅱ.①褚… Ⅲ.①疫苗—研究 Ⅳ.①R979.9

中国版本图书馆 CIP 数据核字(2019)第 180716 号

责任编辑　季英明
装帧设计　戚永昌

疫苗遗传学
褚嘉祐　主编

上海世纪出版(集团)有限公司
上海科学技术出版社　出版、发行
(上海钦州南路 71 号　邮政编码 200235　www.sstp.cn)
上海中华商务联合印刷有限公司印刷
开本 787×1092　1/16　印张 15.5　插页 4
字数 300 千字
2019 年 12 月第 1 版　2019 年 12 月第 1 次印刷
ISBN 978-7-5478-4565-3/R·1910
定价:119.00 元

内 容 提 要

随着基因组学研究的推进,人们认识到疫苗是通过特定的靶点发挥免疫作用的,基因多态性将影响疫苗在不同人群中的作用,疫苗基因组学的概念由此产生。另一方面,相对于从临床获取自然抗原的传统疫苗制备方法,基因组学的研究进展使得人们可以通过研究适合防治疾病的靶点,再根据靶点设计疫苗,这就是反向遗传学的理念。

国内外均十分关注疫苗的基础和临床研究,但从事疫苗研究的很多学者不熟悉遗传学理论;另一方面,从事基础遗传学研究的学者又难有机会将遗传学,特别是基因组学的研究成果应用于疫苗研究。本书将疫苗基因组学的概念、反向疫苗学的理念与实践相结合,从理论上充分阐述基因多态性对疫苗的影响,以及基因组学研究成果应用于新型疫苗设计的理论和实践。

本书详细介绍了传统疫苗和新型疫苗的发展历史、主要技术要点及发展现状,全面介绍了基因和基因组的概念、重要标记、基因测序技术,以及人类基因组研究,尤其是人类遗传多样性的研究进展。深入介绍了如何通过基因组技术,利用病原微生物的基因研究成果和人类基因组多样性(包括人类白细胞抗原多样性)研究成果,来研制疫苗的相关技术思路,以及目前进展和发展方向。

本书可供大专院校、科研机构从事疫苗研究、遗传学和免疫学研究的科研人员、研究生和相关专业学生参考。

主 编 褚嘉祐

副 主 编 孙茂盛 胡云章

编写人员（按姓氏笔画为序）

乌美妮   博士、助理研究员
         中国医学科学院医学生物学研究所

刘舒媛   博士、副研究员
         中国医学科学院医学生物学研究所

孙 浩   博士、硕士生导师、副研究员
         中国医学科学院医学生物学研究所

孙 静   博士、硕士生导师、副研究员
         中国医学科学院医学生物学研究所

孙茂盛   博士生导师、研究员
         中国医学科学院医学生物学研究所

杨昭庆   博士、博士生导师、研究员
         中国医学科学院医学生物学研究所

吴晋元   硕士、助理研究员
         中国医学科学院医学生物学研究所

胡云章   博士生导师、研究员
         中国医学科学院医学生物学研究所

黄小琴   硕士、硕士生导师、研究员
         中国医学科学院医学生物学研究所

褚嘉祐   博士、博士生导师、研究员
         中国医学科学院医学生物学研究所

《科学专著》系列丛书序

进入 21 世纪以来,中国的科学技术发展进入到一个重要的跃升期。我们科学技术自主创新的源头,正是来自科学向未知领域推进的新发现,来自科学前沿探索的新成果。学术著作是研究成果的总结,它的价值也在于其原创性。

著书立说,乃是科学研究工作不可缺少的一个组成部分。著书立说,既是丰富人类知识宝库的需要,也是探索未知领域、开拓人类知识新疆界的需要。特别是在科学各门类的那些基本问题上,一部优秀的学术专著常常成为本学科或相关学科取得突破性进展的基石。

一个国家,一个地区,学术著作出版的水平是这个国家、这个地区科学研究水平的重要标志。科学研究具有系统性和长远性、继承性和连续性等特点,科学发现的取得需要好奇心和想象力,也需要有长期的、系统的研究成果的积累。因此,学术著作的出版也需要有长远的安排和持续的积累,来不得半点的虚浮,更不能急功近利。

学术著作的出版,既是为了总结、积累,更是为了交流、传播。交流传播了,总结积累的效果和作用才能发挥出来。为了在中国传播科学而于1915 年创办的《科学》杂志,在其自身发展的历程中,一直也在尽力促进中国学者的学术著作的出版。

几十年来,《科学》的编者和出版者,在不同的时期先后推出过好几套中国学者的科学专著。在 20 世纪三四十年代,出版有《科学丛书》;自 20世纪 90 年代以来,又陆续推出《科学专著丛书》《科学前沿丛书》《科学前沿进展》等,形成了一个以刊物名字样科学为标识的学术专著系列。自 1995年起,截至 2010 年"十一五"结束,在科学标识下,已出版了 25 部专著,其中有不少佳作,受到了科学界和出版界的欢迎和好评。

为了继续促进中国学者对前沿工作做有创见的系统总结,"十二五"期间,《科学》的编者和出版者决定对科学系列学术著作做新的延伸,将科学专著学术丛书扩展为三个系列品种,即《科学专著:前沿研究》《科学专著:生命科学研究》《科学专著:大科学工程》,继续为中国学者著书立说尽一份力。[*]

随着中国科学研究向世界前列的挺进,我们相信,在科学系列的学术专著之中,一定会有更多中国学者推陈出新、标新立异的佳作问世,也一定会有传世的名著问世!

周光召

(《科学》杂志编委会主编)

2011 年 5 月

---

[*] 出版者注:在 2017 年,科学专著学术丛书又增加了第四个系列品种——《科学专著:自然资源》。

　　疫苗是一种特殊的药物。作为免疫学经验、理论和生物技术共同研发的生物制品，疫苗从防患于未然的角度免除了众多传染病对人类生命群体的威胁，为人类健康做出了巨大贡献。人类可以通过药物减轻病痛或治愈疾病，但只有通过疫苗才能预防、控制和彻底消灭某种疾病，天花的消灭和脊髓灰质炎的基本消灭都是通过疫苗完成的。

　　本书从疫苗概念入手，详细介绍了疫苗的发展历程及未来展望。它不同于其他疫苗类图书的特点是：注意到疫苗在不同免疫人群中的效果不同，甚至在某些特殊人群中会发生不同程度的不良反应；通过介绍基因组学的研究进展，使人们认识到疫苗是通过特定靶点发挥免疫作用的，而基因多态性将影响疫苗在不同人群中产生的作用。

　　传统疫苗的研制是从临床获得自然抗原出发，通过一系列措施获得减毒或灭活的抗原用于制备疫苗，接种人体后，通过抗原与靶点的结合获得免疫效果。但有些疾病的抗原难以通过传统方式获得，而应用基因组学新技术，先找出疾病的靶点，再根据靶点来设计抗原，这就是反向疫苗学的理念。

　　现阶段，疫苗学研发领域的很多学者往往不熟悉遗传学理论，从事遗传学研究的学者又难以将遗传学，特别是基因组学的研究成果用于疫苗研究。本书作者团队是由具丰富遗传学研究经验和具丰富疫苗研发经验的科研工作者组成，他们将基因组学、反向疫苗学的理念和疫苗研发实践结合起来，从理论上充分阐述了基因多态性对疫苗应用的影响，并提出了很好的新型疫苗设计的相关理论和具体实践思路。所以，我很愿意向从事免疫学、疫苗学、遗传学研究的科研人员、研究生和相关专业学生推荐这本书。

巴德年

巴德年

中国工程院院士，免疫学教授

2018 年 7 月

序 二

疫苗在人类预防疾病中起着决定性的作用。从法国巴斯德发明狂犬病疫苗至今,疫苗的发展经历了 100 多年的历史,传统疫苗继续发挥着重要作用,而新型疫苗正方兴未艾,显示出巨大的发展潜力。

人类基因组学的研究进展,使科学家想到如何将基因组学的研究成果应用于疫苗研究,包括应用人类遗传多样性的基因差异解释疫苗在不同人群中免疫反应不一的原因,更包括利用病原微生物的基因组学测序结果,来设计疫苗抗原,这一新的反向疫苗学技术已在新型疫苗设计中崭露头角。

本书作者包括具有多年从事疫苗研发经验的科研人员和在遗传学基础研究方面卓有建树的学者,故能将基因组学的概念、传统疫苗的研究思路融合成具有更新内涵的疫苗基因组学,从而使本书具有基础理论和实践操作两方面参考价值。

程 京

中国科学院院士,基因组学教授

2018 年 8 月

序 三

　　传统疫苗的研发是按照巴斯德提出的理论原则进行的，其基本程序是：首先进行病原体的分离培养，在培养基或细胞或动物组织中进行增殖培养，收集粗制抗原或含病原体的细胞悬液；然后进行纯化或灭活；最后进行体外、体内的免疫原性试验，以及安全性与有效性试验等鉴定。在 20 世纪研制疫苗大多数采用这种技术路线，且被证明是有效的，这些疫苗有效控制了传染病的发生，为保障公众健康发挥了巨大作用。

　　但是，传统疫苗研制工艺也存在局限性：不是所有病原体都可培养，有些病原体的保护性抗原只在感染后的人体内表达，而在体外培养时不表达，因此，用传统研制技术来研制某些病原体疫苗极其困难甚至不可能。20 世纪 90 年代后期，病原微生物全基因组测序技术的发展，促进了科学家对病原微生物的生理特点、代谢特性、发病机制以及基因组进化机制的了解，从而开辟了疫苗设计的新思路。应用计算机技术将病原基因组学结合生物信息学、DNA 微阵列、蛋白质组学、体内表达技术、信号标签诱变技术等，来设计疫苗，这是反向疫苗学的理念。反向疫苗学技术在 B 群脑膜炎奈瑟球菌疫苗开发研制上取得了成功，这是疫苗研制史上具有里程碑意义的成果。迄今为止，应用反向疫苗学技术研究新疫苗的报道日趋增加，如链球菌疫苗、寄生虫疫苗、衣原体疫苗等。

　　褚嘉祐教授所在单位是中国疫苗研发和生产的国家队之一，具有丰富的疫苗研发经验，他的一个研究团队长期从事中国不同民族遗传多样性及疾病易感性基因研究，并取得了重要成果。此次他组织了由具有遗传学研究和从事疫苗研发的科研人员共同组成的编委会，编写了这本将疫苗基因组学、反向疫苗学理念与疫苗研发实践相结合的专著，从理论上阐述基因多态性对疫苗的影响,并提出新型疫苗设计的理论和具体实践的思路。相信本书一定会在疫苗学、免疫学、遗传学等领域对相关理论研究和疫苗研制工作起到积极的推动作用。

郭晓奎

上海交通大学医学院,病原微生物学教授

2018 年 8 月

前　言

　　疫苗在人类预防疾病中起着无可替代的作用。中西药物能够减轻患者的疾病痛苦甚至使患者痊愈,但只有疫苗才能预防疾病的发生。

　　从法国巴斯德发明狂犬病疫苗至今,疫苗的发展经历了 100 多年的历史,天花的消灭和脊髓灰质炎的基本消灭都是依靠疫苗完成的。今天,疫苗技术在迅速发展,传统疫苗继续发挥着重要作用,而新型疫苗正方兴未艾,显示出巨大的发展潜力。

　　但疫苗的发展也遇到一些问题。传统疫苗研制的基本过程是从临床获得自然抗原出发,通过一系列措施获得减毒或灭活的抗原用于制备疫苗,并经过适当的动物模型进行试验,制备疫苗后接种人体,通过抗原与靶点的结合获得细胞免疫和体液免疫的效果。目前的主要问题是,有些疾病的抗原难以通过传统方式获得,有的抗原难以进行体外培养,有的抗原难以找到合适的动物模型。

　　在疫苗使用方面,从事疫苗学临床应用的学者很早就注意到疫苗在不同免疫人群中的效果不一样,甚至在某些特殊人群中会发生各种不良反应。这影响了疫苗的预防效果,也阻碍了新疫苗的临床应用。

　　随着基因组学研究的进展,人们认识到基因组学获得的知识可以应用于疫苗学研究。疫苗通过特定靶点发挥免疫作用,而基因多态性将影响疫苗在不同人群中的作用,疫苗基因组学的概念由此产生。对于一些难以通过传统方式获得或难以培养的抗原,可以应用基因组学技术,找出适合预防疾病的靶点,根据靶点设计获得抗原,这就是反向疫苗学的理念。

　　然而,通常从事疫苗学研发的很多学者不熟悉遗传学理论,而从事基础遗传学研究的学者又少有机会将遗传学,特别是基因组学研究成果应用于疫苗研究。

　　鉴于此,我们专门组织了由长期从事遗传多样性研究的人员和具有丰富疫苗研发经验的人员组成的编撰小组,力求将遗传学基础研究与疫苗学研发融合起来思考问题,明确提出疫苗遗传学的新学科概念,从理论上充分阐述基因多态性对疫苗的影响,将基因组学的研究成果应用于新型疫苗设计的理论和具体实践中,希望能有一定的理论创新,并对疫苗研发实践具有一定的指导作用。

　　疫苗遗传学概念的提出是一种新的学术探索,限于撰写人员的水平,可能有阐述不够清楚甚至错误的地方;由于国际学术界相关领域的进展迅速,本书也可能反映得不够全面。希望得到从事疫苗研究、遗传学和免疫学研究的科研人员指正。

褚嘉祐

中国医学科学院医学生物学研究所

目　录

第 1 篇　疫苗学基础理论

第3篇　疫苗免疫效果与疫苗基因组学

第 4 篇　反向疫苗学理论及其应用

第 1 篇

疫苗学基础理论

第 1 章　疫苗概论

1.1　疫苗的概念及分类

1.1.1　疫苗概念的产生

在人类征服疾病的斗争中,疫苗起着无可替代的作用,它使得人类把对疾病的控制,从发生疾病后的治疗提前到发生疾病前的预防阶段。

疫苗的现代定义为:一切通过注射或黏膜途径接种,诱导机体产生针对特定致病原的特异性抗体或细胞免疫,从而使机体获得保护或消灭该致病原能力的生物制品统称为疫苗,包括蛋白质、多糖、核酸、活载体或感染因子等。以前曾将细菌性抗原制剂称为菌苗,将病毒性抗原制剂称为疫苗,近年来科学界均称之为疫苗[1]。

疫苗英文名"vaccine"源于拉丁文"vacca",意为"牛",这是因为疫苗最初因牛痘而得名。其实,疫苗雏形是从中国的人痘开始的,这在美国疾病控制与预防中心(Centers for Diseases Control and Prevention,CDC)的权威著作《疫苗可预防疾病:流行病学和预防》(*Epidemiology and Prevention of Vaccine-Preventable Diseases*)中有记载[2],也得到了国际学术界的公认,疫苗概念最早始于中国的宋真宗时期(998—1023),中国用人痘接种预防天花。宋代文献记录了医师从症状轻微的天花患者身上获取痘苗,接染到健康儿童,使其通过轻微感染获得免疫力,从而避免天花引起的严重疾病甚至死亡。中国的人痘法至明朝隆庆年间(1567—1572)趋于完善,并有了痘衣法、痘浆法、旱痘法和水苗法等多种接种方法。但人痘法仍然有可能引起严重天花的危险。

据研究,中国的人痘法经阿拉伯人于 18 世纪初期传到欧洲。英国医生詹纳(E. Jenner,1749—1823)受此启发,并注意到感染过牛痘(牛群中发生的类似人天花的轻微疾病)的人不会再感染天花。经过多次实验,詹纳于 1796 年从一挤奶女工感染的痘疱中取出疱浆,接种于 8 岁男孩菲普斯(J. Phipps)手臂上,然后让其接触天花脓疱液,结果该男孩并未染上天花,证明他对天花确实有了免疫力。1798 年,医学界正式承认"疫苗接种确实是一种行之有效的免疫方法"。

1870 年,法国科学家巴斯德(L. Pasteur,1822—1895)在对鸡霍乱病的研究中发现,将鸡霍乱弧菌连续几代培养,可以将其毒力降到很低。给鸡接种这种减毒细菌后,可使鸡获得对霍乱的免疫力,从而发明了第一个细菌减毒活疫苗——鸡霍乱疫苗。巴斯德将此总结为一种免疫接种原理：对动物接种特定细菌，可以使其不受该病菌感染。

中国人是疫苗的最先实践者，英国人詹纳是牛痘的发明者，但都没有从理论上弄清疫苗免疫的原理，直到巴斯德奠定了疫苗的理论基础。因此，人们把巴斯德尊为疫苗之父，把鸡霍乱疫苗的诞生作为人类疫苗的正式诞生[3]。

1.1.2　疫苗的基本性质和基本成分[1]

1.1.2.1　疫苗的基本性质

要达到疫苗接种后在人或动物体内产生免疫效果的目的，疫苗必须具备免疫原性、安全性和稳定性这 3 个重要的性质。这也是评价疫苗质量的标准[4]。

（1）免疫原性

免疫原性是指疫苗接种进入机体后，引起抗体产生免疫应答的强度和持续时间。在不考虑机体影响免疫原性强弱的因素时，从疫苗的角度看，免疫原性是由疫苗的抗原决定的。

影响疫苗抗原的主要因素包括两方面：① 抗原的强弱、大小和稳定性。病原体毒力越强，理论上抗原性也越强，但也可能产生危险。抗原分子量过小，则易被分解、过滤，均不易产生良好的免疫应答，这就是为什么半抗原物质和游离 DNA 很难作为疫苗抗原的原因。② 抗原的理化性质。一般来说，蛋白质类型的抗原其免疫原性较强，多糖次之，类脂则较差。颗粒型抗原、不可溶性抗原的免疫原性最强。在只能选择较弱的抗原时，一般通过配伍合适的佐剂来增强抗原性。

（2）安全性

疫苗的主要接种对象是儿童和健康人群，因此其对安全性要求极高。疫苗安全性包括：接种后的全身和局部反应；接种引起免疫应答的安全程度；人群接种后引起的疫苗株散播情况等。

（3）稳定性

疫苗从生产厂家制备完成后，还要经过一段时间的检定阶段，检定合格后的疫苗在送到接种者身边时，还有漫长的贮存、运输过程。因此，疫苗必须具有稳定性，以保证经过一段时间的贮存和冷链运输过程后，仍能保持其有效的生物活性。

1.1.2.2　疫苗的基本成分

疫苗的基本成分包括抗原、佐剂、防腐剂、稳定剂、灭活剂及其他活性成分。

（1）抗原

抗原是疫苗最主要的有效活性成分，它决定了疫苗的特异免疫原性。构成抗原的 3 个基本条件是：① 异物性，由于机体自身组织不能刺激机体的免疫反应，故抗原必须为外来物质；② 一定的理化特性，包括分子量、化学结构等；③ 特异性，使抗原进入机体后，引起相应抗体或引起致敏淋巴细胞发生反应。

可用作抗原的生物活性物质有：灭活病毒或细菌、活病毒或细菌通过实验室多次传代得到的减毒株、病毒或菌体提纯物、有效蛋白成分、类毒素、细菌多糖、合成多肽，以及近年来发展 DNA 疫苗所用的核酸等。抗原应能有效地激发机体的免疫反应,包括体液免疫或/和细胞免疫,产生保护性抗体或致敏淋巴细胞,从而对同种细菌或病毒的感染产生有效的预防作用。

(2)佐剂

佐剂能增强抗原的特异性免疫应答,理想的佐剂除应有确切的增强抗原免疫应答作用外,应该是无毒、安全的,且必须在非冷藏条件下保持稳定。目前疫苗中最常用的佐剂为铝佐剂和油制佐剂。

(3)防腐剂

防腐剂用于防止外来微生物的污染。一般液体疫苗为避免在保存期间被微量污染,均加入适宜的防腐剂。大多数灭活疫苗都使用防腐剂,如硫柳汞、2-苯氧乙醇、氯仿等。

(4)保护剂

为保证作为抗原的病毒或其他微生物存活并保持免疫原性,疫苗中常加入适宜的稳定剂或保护剂,如冻干疫苗中常用的乳糖、明胶、山梨醇等。

(5)灭活剂

灭活病毒或细菌抗原的方法除了可用物理方法如加热、紫外线照射等之外,也常采用化学方法灭活,常用化学灭活试剂有丙酮、酚、甲醛等,这些物质对人体有一定毒害作用,因此在灭活抗原后必须及时从疫苗中除去,并经严格检定,以保证疫苗的安全性。

此外,疫苗在制备时还需使用缓冲液、盐类等非活性成分。缓冲液的种类、盐类的含量都可影响疫苗的效力、纯度和安全性,因此都有严格的质量标准。

1.2 疫苗发展过程中的重大成果[2,4]

以 1870 年巴斯德研制成功鸡霍乱疫苗为起点,疫苗的发展已近 150 年了。表 1-1 列出了疫苗发展中部分里程碑式的成果。

表 1-1 人用疫苗研发中里程碑式的成果

12 世纪初	中国首次用种痘术预防天花
1721 年	种痘术传入英国
1796 年	詹纳用牛痘接种儿童
1870 年	巴斯德发明第一个细菌减毒活疫苗——鸡霍乱疫苗
1884 年	巴斯德发明第一个病毒减毒活疫苗——狂犬病疫苗
1885 年	巴斯德将狂犬病疫苗正式接种于人体
1901 年	贝林(Von Behring)发现白喉抗毒素,获得首届诺贝尔生理或医学奖
1909 年	卡尔梅特(L. Calmette)和格林(C. Guérin)发明第一个用于人的细菌减毒活疫苗——卡介苗(Bacillus Calmette-Guérin, BCG)

（续表）

1909 年	史密斯（T. Smith）发明灭活白喉毒素的方法
1923 年	首个全细胞百日咳疫苗进入临床试验，拉蒙（G. Ramon）成功研制出白喉类毒素
1926 年	拉蒙和策勒（C. Zoeller）成功研制出破伤风类毒素
1936 年	弗朗西斯（T. Francis）和马吉尔（T. Magil）研制出首个灭活流感疫苗
1937 年	泰勒（Max Theiler）研制成 17D 黄热病减毒活疫苗
1942 年	流感疫苗研制成功并在全世界广泛使用
1954 年	索克（J. Salk）发明脊髓灰质炎灭活疫苗，并获准生产
1963 年	麻疹疫苗获准生产，3 价脊髓灰质炎疫苗获准生产
1966 年	第 19 次世界卫生大会通过在全球范围内消灭天花的决议
1969 年	普洛特金（S. Plotkin）分离出风疹疫苗病毒株 RA27／3 株
1971 年	麻疹、风疹、腮腺炎疫苗获准生产
1977 年	世界卫生组织宣布全球已消灭天花
1977 年	第一个肺炎链球菌多糖疫苗在美国上市
1979 年	普罗沃斯特（P.J. Provost）和希勒曼（M.R. Hilleman）在体外成功培养甲型肝炎病毒，并制成甲肝灭活疫苗
1979 年	美国报道最后一例野毒传播型脊髓灰质炎
1980 年	肺炎球菌疫苗和 b 型嗜血流感杆菌疫苗问世
1986 年	第一个重组疫苗——重组乙型肝炎疫苗获准生产
1989 年	第一个多糖结合疫苗——b 型流感嗜血杆菌疫苗获准生产
1990 年	西半球报道最后一例野毒株脊髓灰质炎病例
1994 年	美国消灭脊髓灰质炎得到证实
1995 年	水痘疫苗获准生产
1996 年	用于婴儿的无细胞型百日咳疫苗获准生产
1996 年	b 型流感嗜血杆菌结合疫苗（Hib）获准生产，2000 年后在亚洲发展中国家广泛使用
1999 年	用于婴儿的结合肺炎球菌疫苗获准生产，2000 年开始使用 7 价蛋白结合的肺炎球菌疫苗，2010 年美国食品和药物管理局（FDA）批准 13 价肺炎球菌疫苗用于 50 岁以上成人免疫接种
2000 年	第一个肺炎链球菌结合疫苗在美国上市
2002 年	美国宣布彻底根除了麻疹，但 2014 年麻疹卷土重来
2006 年	美国免疫咨询委员会（ACIP）推荐女性接种 HPV 疫苗预防宫颈癌，2009 年又推荐年轻男性使用 HPV 疫苗，以预防肛门癌和口咽癌

2012 年，普洛特金(S. Plotkin)主编的传世之作《疫苗》(Vaccines)第 6 版问世之际，主编邀请了比尔·盖茨为该书作序。

让一位并不是从事疫苗研究的名人为疫苗领域的权威著作作序，这是一件异乎寻常的事。但是，请比尔·盖茨这样虽不懂疫苗，却能认识到疫苗重大社会效益，并以巨款资助研究的人作序，无疑具有更重大的积极影响。比尔·盖茨在题为"疫苗改变了世界"的序言中写道：

"一个简单的真相就是疫苗能够挽救生命。

它们有着极高的安全性和性价比，依然是我们在全球健康方面最佳的单一工具。它们有保护发展中国家人民免受肆虐的疾病侵袭的潜能。因此，疫苗是我们在推广全球健康，乃至全球发展中所掌握的最佳方法……

但是，还有很多工作要做。我们需要新的疫苗……

我们需要更好的疫苗……

我们需要确保能够更快速地引入疫苗，并采用已经获批的疫苗……

我们需要更多能够负担得起的疫苗，尤其是在发展中国家……

疫苗为世界带来的益处无可辩驳，因而我对疫苗充满了热情。疫苗是科学的奇迹，所以用现有的所有工具继续开发、改进和应用疫苗是重中之重。疫苗能够挽救生命，所以竭尽所能在全球扩大疫苗的使用是最基本的人道。因此，疫苗一直是改善全人类福祉不可或缺的手段。"

我们已经看到，疫苗推广在全球获得了巨大的成功。2018 年 7 月，世界卫生组织和联合国儿童基金会发布的数据显示，2017 年全球获得疫苗接种的儿童有 1.23 亿，全球每 10 名儿童中有 9 名接种了至少 1 剂白喉、破伤风或百日咳疫苗，从而得以对这些致命性疾病进行免疫。全球有 167 个国家在其常规疫苗接种计划中包括了第 2 剂麻疹疫苗，而 162 个国家正在提供风疹疫苗服务。因此，全球麻疹和风疹疫苗的覆盖率从 2010 年的 35％增加到 52％。此外，预防脑膜炎、疟疾甚至埃博拉病毒等的新增疫苗也在拯救着人们的生命。全球接种疫苗的婴儿数量比 2010 年增加了 460 万。但即便这样，全球仍有超过 1 900 万儿童无法获得疫苗服务，世界卫生组织和联合国儿童基金会呼吁全球共同努力，让所有儿童都能获得疫苗接种服务。

1.3 中国的计划免疫与非计划免疫[5-8]

1.3.1 计划免疫

计划免疫是国家根据某些特定的传染病疫情和人群免疫状况分析，按照规定的免疫程序，有计划地利用免疫制剂进行人群接种，以提高人群免疫水平，达到控制以至最终消灭相应传染病的目的。计划免疫的主要对象是健康儿童，所以也成为儿童计划免疫。用于计划免疫的疫苗由国家免费提供，这类疫苗称为一类疫苗。

1.3.2 非计划免疫

未纳入国家计划免疫的疫苗接种称为非计划免疫。根据各地区疾病的流行情况，疾病控制部门会推荐一些疫苗用于预防疾病,这类疫苗称为二类疫苗。

必须指出,计划免疫的范围,以及一类、二类疫苗的界定是动态变化的。不同国家会根据本国的疾病流行情况、国家疫苗供应水平及财政情况,不断调整计划免疫的范围和一类疫苗的界定。

从 20 世纪 60 年代开始,中国开始推行儿童基础免疫。1978 年国家卫生部下发《关于加强计划免疫工作的通知》,将卡介苗、百日咳-白喉-破伤风联合疫苗、脊髓灰质炎疫苗和麻疹疫苗纳入儿童计划免疫范畴,形成以"六病四苗"为标准的儿童基础免疫程序,该程序一直延续到 21 世纪。

2002 年,国家卫生部又开始将乙肝疫苗纳入计划免疫管理,要求所有新生儿接种乙肝疫苗,但是疫苗和接种费用由个人支付。2006 年,乙肝疫苗被正式纳入计划免疫,实行疫苗免费接种,这一措施大幅度降低了儿童中乙肝病毒表面抗原(HBsAg)的携带率。

2007 年,国家进一步扩大免疫规划范围,目前实施的计划免疫,包括乙肝疫苗、卡介苗、脊髓灰质炎疫苗、百白破疫苗、白破疫苗、麻疹疫苗、A 群流脑疫苗、A + C 群流脑疫苗、麻风疫苗、麻腮风疫苗、甲肝疫苗、乙脑疫苗等 12 种疫苗。此外,根据传染病流行趋势,在流行地区对重点人群进行流行性出血热疫苗、炭疽疫苗和钩端螺旋体苗接种。

自 2008 年 5 月 1 日起,全国范围内实施扩大的儿童免疫规划,即"11 种疫苗预防 14 种疾病"。具体免疫程序如下。

(1) 乙肝疫苗:接种 3 剂次,出生时、1 月龄、6 月龄各接种 1 剂次,第 1 剂在出生后 24 小时内尽早接种。

(2) 卡介苗:接种 1 剂次,出生时接种。

(3) 脊髓灰质炎疫苗:口服 4 剂次,2 月龄、3 月龄、4 月龄各口服脊髓灰质炎疫苗(液体)1 剂次,4 周岁口服脊髓灰质炎疫苗(糖丸)1 剂次。

(4) 无细胞百白破疫苗:接种 4 剂次,3 月龄、4 月龄、5 月龄和 18—24 月龄各 1 剂次。

(5) 百白破疫苗:接种 1 剂次,6 周岁时接种。

(6) 麻疹疫苗:接种 1 剂次,8 月龄时接种。

(7) 麻腮风疫苗:接种 1 剂次,18—24 月龄时接种。

(8) 乙脑减毒活疫苗:接种 2 剂次,8 月龄和 2 周岁各接种 1 剂次。亦可用乙脑灭活疫苗,接种 4 剂次,8 月龄时接种 2 次,第 1、2 剂次间隔 7—10 天,2 周岁和 6 周岁各接种 1 剂次。

(9) A 群流脑疫苗:接种 2 剂次,6—18 月龄接种 2 剂次,接种间隔为 3 个月。

(10) A + C 群流脑疫苗:接种 2 剂次,3 周岁和 6 周岁各接种 1 剂次。

(11) 甲肝疫苗:甲肝减毒活疫苗接种 1 剂次,18 月龄时接种。在部分试点地区使用甲肝灭活疫苗,甲肝灭活疫苗接种 2 剂次,18 月龄和 24—30 月龄各接种 1 剂次。

2008 年扩大的计划免疫,还包括在某些疾病流行地区对重点人群的一些特殊疫苗接种,具体免疫程序如下。

(1) 出血热疫苗:接种范围为 16—60 岁可接种人群。接种 3 剂次,0 天、14 天接种第 1、2 剂次,第 3 剂次与第 1 剂次间隔 6 个月。

(2) 炭疽疫苗:接种范围为炭疽病例的间接接触者及疫点周边高危人群。炭疽疫苗接种 1 剂次,在发生炭疽疫情时接种,直接接触者和患者不能接种。

(3) 钩体疫苗:接种范围为可能接触疫水的高危人群。钩体疫苗接种 3 剂次,间隔 7~10 天接种第 1、2 剂次,上年完成第 1、2 剂次接种者当年加强 1 针。

非计划免疫中使用的二类疫苗是指根据各地疾病流行情况和接种对象疾病易感性需要,由公民自愿且自费受种的其他疫苗。如 b 型嗜血流感杆菌疫苗、水痘疫苗、肺炎疫苗、口服轮状病毒疫苗等。还包括针对同种疾病、但来源于进口的替代性一类疫苗。自费疫苗如进口灭活脊髓灰质炎疫苗、麻腮风、百白破、流脑结合疫苗等。

必须说明,按照《中华人民共和国传染病防治法实施办法》(1991 年 10 月 4 日国务院批准发布),对于上述第一类疫苗,国家对儿童实行预防接种证制度,公民有义务遵守。适龄儿童应当按照国家有关规定,接受预防接种。适龄儿童的家长或者监护人应当及时向医疗保健机构申请办理预防接种证。托幼机构、学校在办理入托、入学手续时,将查验预防接种证,未按规定接种的儿童要及时补种。

1.4　疫苗发展的趋势及存在的困难

未来疫苗的研发重点应放在对现有疫苗的改进和新疫苗的制备。新的努力方向仍然是针对疫苗的 3 个基本性质,即抗原性、安全性和稳定性。疫苗发展的总趋势是:以灭活疫苗取代活疫苗、发展联合疫苗、研发治疗性疫苗、研制新型疫苗以解决传统疫苗无法解决的问题、发展个性化疫苗,以及探索新的免疫渠道。

1.4.1　以灭活疫苗取代活疫苗[9,10]

尽管减毒活疫苗具有免疫力强、接种量和接种次数少的优点,但也有毒力回升、疫苗株突变等危险,对具有免疫缺陷者接种后不够安全等缺点。目前总的趋势是研制能够激发有效免疫反应的灭活疫苗,以逐渐取代减毒活疫苗,尤其是对于已经有效控制大规模人群感染的疾病。

1.4.2　发展联合疫苗[11-13]

联合疫苗指能够预防多种疾病的联合制品,或能预防由同一病原体的不同株,或不同血清型引起的同一疾病的多价疫苗。

由于疫苗主要用于儿童免疫,随着免疫计划中疫苗种类的不断增加,婴幼儿接种次数也随之增多,儿童免疫负担加重。为此,世界卫生组织(World Health Organization, WHO)和儿童疫苗免疫机构(Children's Vaccine Initiative,CVI)倡议研制联合疫苗,使目前复杂的接种程序变得简便可行。多价联合疫苗是当今世界疫苗研究的发展方向,它具有预防多种疾病,减少接种针次,简化免疫程序,提高接种率,降低交叉感染机会等优点,为广大家长和儿童乐于接受,而且节约费用,有利于儿童免疫计划的推广。

国内外成功使用的联合疫苗已有数十种。如 3 价口服脊髓灰质炎减毒活疫苗、3 价脊髓灰质炎灭活疫苗、百日咳、白喉、破伤风(百白破)三联疫苗、流行性脑膜炎 A + C 型疫苗 + 百白破 + b 型流感嗜血杆菌联合疫苗、乙型肝炎 + b 型流感嗜血杆菌联合疫苗、百白破 + 灭活脊髓灰质炎 + b 型流感嗜血杆菌联合疫苗等。联合疫苗绝对不是简单的疫苗混合,每种联合疫苗都是独立的经过科学研究成功的疫苗,它们的组合必须考虑疫苗的免疫促进/不干扰等因素。因此,不是所有疫苗都能制备成联合疫苗的。

1.4.3 研发治疗性疫苗[14,15]

将疫苗从预防疾病扩展到控制和治疗疾病,是疫苗概念和接种对象观念的一大突破。事实上,疫苗治疗这一观念 19 世纪初就被提出了。目前最活跃的试验领域包括治疗性疫苗治疗麻风、布氏杆菌病、疱疹病毒感染、艾滋病、慢性乙型肝炎等疾病。其中,艾滋病、慢性乙型肝炎的治疗特别受到重视,且进展很快。治疗性疫苗能够诱发初次乙型肝炎特异性应答。

肿瘤疫苗是治疗性疫苗研究的又一热点。研究的思路包括对肿瘤免疫原的研究,寻找肿瘤的特异抗原、混合不同肿瘤细胞以制备免疫原,以及应用基因工程方法制备肿瘤免近期疫原等。此外,也扩大到应用细胞因子激活机体免疫系统对肿瘤进行免疫治疗。美国阿肯色大学纳卡加瓦(M. Nakagawa)教授领衔的 HPV 治疗性疫苗研究团队在 2016 年 3 月发布的研究成果显示,他们研究的 HPV 治疗性 PepCan 疫苗在临床试验中显示出高效的针对高危型 HPV 16 型的清除率,这是一个令人鼓舞的消息。

应该说明,由于疾病免疫病理机制复杂,从理论探讨到临床试验还有很长的路要走,当前,治疗性疫苗的效果还不十分稳定和理想,但科学家相信经过艰苦努力,会出现突破性进展。

1.4.4 研制新型疫苗[16-24]

有些传染性疾病虽然机理已经明确,但疫苗的研究却困难重重。一个典型的例子是艾滋病疫苗。自 1981 年报道首例艾滋病病例以来,已有数千万人死于艾滋病。目前艾滋病的感染仍然没有得到有效控制。近 30 年来,全球都在致力研究艾滋病疫苗,投入了几十个国家的科研团队和上百亿美元,但进展却不够满意。艾滋病疫苗研制的难点很多,HIV 复制速度快、高变异性、病毒序列多样性、缺乏合适的动物模型等,都是其中重要的原因。对于艾滋病,全病毒灭活疫苗和减毒活疫苗的安全性问题无法保证而难以进展。因此,研制新型疫苗成为主要的研究思路。

目前进行的实验研究包括:① 合成肽疫苗,用 HIV-1 Env V3 区合成肽制备单克隆抗体,在体外部分抑制 gp120 与 CD4 分子的结合,刺激动物和人产生 HIV 中和抗体和 CTL 应答。② 抗独特型抗体疫苗不含 HIV 基因和蛋白,这是另一种新型 HIV 疫苗,目前正在 HIV 阳性志愿者中进行 CD4 ID 抗体疫苗的 Ⅱ 期临床试验。③ 亚单位分子颗粒化疫苗，由一种或一种以上非全部 HIV 蛋白的非传染性 HIV 样颗粒构成。颗粒抗原可提供与天然病毒颗粒相同的抗原，增强免疫原性，因无病毒核酸，而无感染性，成为当前一个很有潜力的疫苗。用 Gag-Env 的病毒样颗粒来研制 HIV 疫苗已见报道。④ 基因重组疫苗，用痘苗病毒载体(variola vector，VV)制备 HIV 疫苗是当前研究的另一热点，已成功利用 VV 表达了 HIV-1 Gag、Env 等蛋白，产生了良好的免疫效果。⑤ HIV 核酸疫苗已被美国 FDA 批准生产并进入临床试验，FDA 同时还制定了 DNA 疫苗人体应用原则，以确保其安全使用。

除了细菌和病毒性疾病，疫苗能否用于寄生虫感染也是科学家正在考虑的问题。对人类生命健康危害最大的寄生虫感染疾病疟疾是研究的焦点。近年来，因疟原虫对抗疟药、蚊子对杀虫剂产生抗药性，疟疾的发病率和死亡率逐渐上升。大量培养寄生虫来制备疫苗是不可行的，目前研究较多的是合成肽疫苗。含 40 个疟原虫早期环子孢子蛋白重复序列 NANP 的合成肽疫苗应用于接种者后，产生了体液和细胞免疫应答，保护效果良好。含 3 个疟原虫血液期保护性表位的 spf66 已进行大规模临床试验，但在南美和非洲的试验效果不一。另一个正在评估的疫苗是分子量为 15 000 的裂殖子表面抗原的羧基末端区多肽，将其接种于小鼠后，可有效诱导体液和细胞免疫应答。有理由相信在不久的将来，有效的疟疾疫苗会被研制成功而有效地预防和控制疟疾这一古老的人类疾病。

1.4.5　发展个性化疫苗[25,26]

随着人类基因组计划的完成，科学家注意到由于人体基因差异所产生的疫苗接种效果差异，因此，根据不同的基因差异来设计不同的个性化疫苗是个性化医疗的一个组成部分。近来已有一些个性化抗癌疫苗通过临床验证，美国波士顿达纳-法伯癌症研究所的吴(C. Wu)教授团队和德国美因茨大学沙欣(U. Sahin)团队分别针对不同肿瘤突变定制的个性化疫苗得到了有希望的结果。

1.4.6　探索新的免疫渠道[27,28]

如何寻找更容易被接种者尤其是儿童接受，且安全、可靠、方便、廉价的免疫渠道，是许多疫苗厂家努力的方向。已经进入实验阶段的策略有包括将病原体内提取的免疫原基因与适当的启动子一同植入某些植物的基因组并稳定地表达，从而通过水果或蔬菜达到免疫。1994 年，梅森(H. Mason)等用 HBsAg 基因转染番茄，生产出世界上首例候选植物来源的可食用乙型肝炎疫苗。然而，目前在可食用植物疫苗开发过程中还存在许多不稳定因素和技术困难，许多已知和潜在的问题需进一步深入研究。

无可否认，疫苗的出现革新了人类对待疾病，特别是传染性疾病的防治模式，它是防控传染病发生和流行最经济、最有效的措施之一。从控制传染病、预防癌症到治疗疾病，疫苗对于公共卫生健康的意义越发重大。WHO 预估疫苗每年能够挽救 200 万～300 万人。

　　然而,媒体上一直有关于疫苗不良反应的报道,导致公众对于疫苗安全性的质疑。在不同国家有很多家长不愿意让孩子接种疫苗。2017 年美国《科学》(Science)杂志以"疫苗战争"(The vaccine wars)为题设立一专栏,首先以一时间轴来强调疫苗出现的意义。时间轴展现了 1945 年到 2015 年间,白喉、小儿麻痹症、百日咳、麻疹、乙肝、水痘、甲肝、腮腺炎、风疹 9 类疾病在美国的患者数量的变化趋势。因为疫苗的出现,疾病受控的程度一目了然。《科学》杂志力求为疫苗"正名",呼吁民众正视接种疫苗的重要性和必要性。我们希望随着科学技术的进步,新的疫苗在人类控制疾病的进程中发挥更大的作用[29,30]。

　　疫苗在人类预防疾病中起着无可替代的作用。传统疫苗继续发挥着重要作用,新型疫苗正方兴未艾,显示出巨大的发展潜力。但疫苗的发展也遇到一些问题,从事疫苗学临床应用的学者早就注意到疫苗在不同的免疫人群中效果不一,甚至在某些特殊人群中会发生各种不良反应,影响了疫苗的预防效果,也影响了新疫苗的临床应用。

　　随着基因组学的研究进展,人们认识到疫苗是通过特定的靶点发挥免疫作用的,而基因多态性将影响疫苗在不同人群中的作用。疫苗基因组学的概念由此产生。一方面,传统疫苗从临床获得自然抗原出发,通过一系列措施获得减毒或灭活的抗原用于制备疫苗,接种人体后,通过抗原与靶点的结合获得免疫效果。但一些疾病的抗原难以通过传统方式获得或培养。随着基因组学的研究进展,可以先研究适合防治疾病的靶点,根据靶点设计获得抗原,这就是反向疫苗学的概念。

　　通常从事疫苗学研发的很多学者不熟悉遗传学理论,而从事基础遗传学研究的学者又少有机会将遗传学,特别是基因组学研究进展应用于疫苗研究。因此本书将疫苗基因组学的概念、反向疫苗学的概念和实践结合起来,融合成为新的疫苗基因组学。

　　本书明确提出疫苗遗传学的新学科概念,从理论上充分阐述基因多态性对疫苗的影响,将基因组学研究成果应用于新型疫苗设计的理论和具体实践。

(褚嘉祐,孙茂盛,胡云章)

参考文献

［1］ 赵铠,主编.疫苗研究与应用.北京:人民卫生出版社,2013,3-20.

［2］ Center for Disease Control and Prevention. Epidemiology and Prevention of Vaccine-Preventable Diseases. 13th ed. London:Oxford University Press,2015.

［3］ 吴国盛.科学的历程.长沙:湖南科学技术出版社,1995:538.

［4］ Hinman A R,Orenstein W A,Schuchat A. Vaccine-preventable Diseases,Immunizations,and the Epidemic Intelligence Service,2011,174(Suppl 11):16-22.

［5］ 国家卫生部,国家发展和改革委员会,教育部,等.扩大国家免疫规划实施方案.2008,http//www. gov. cn.

［6］ Schotz M,Duclos P. Immunization safety:a global priority. Bulletin of WHO,2000,78:153-154.

［7］ WHO. Transmission of wild poliovirus type 2 - apparent global interruption. WER,2001,76

（13）：95-97.

［8］ Heiligenhaus A，Berra A，Dutt J E，et al. T-cell-induced prevention of HSV－1 keratitis by immunization with the synthetic peptide of glycoprotein D. Ophthalmology，1994，91（5）：608-616.

［9］ 金奇.医学分子病毒学.北京：科学出版社,2000：85.

［10］ Emmanuel VIDOR,舒俭德.脊髓灰质炎病毒灭活疫苗：全球消灭脊髓灰质炎的必然选择.中华预防医学杂志,2016,50(12)：1021-1031.

［11］ CVI，WHO. The Children's Vaccine Initiative (CVI) and WHO's global programme for vaccines and immunization （GPV）. Recommendations from the scientific advisory group of experts （SAGE）. Wkly Epidemiol Rec. 1998，73(39)：301－303.

［12］ Giammanco G，Moiraghi A，Zotti C，et al. Safety and immunogenicity of a combined diphtheria-tetanus-acellular pertussis-hepatitis B vaccine administered according to two different primary vaccination schedules. Multicenter Working Group. Vaccine，1998，16(7)：722-726.

［13］ Mengiardi B，Berger R，Just M，et al. Virosomes as carriers for combined vaccine. Vaccine，1995，13(14)：1306-1315.

［14］ Tetsuhiro T，Fumitake H，Toshihiko T，et al. Phase I clinical study of anti-apoptosis protein survivin-derived peptide vaccine therapy for patients with advanced or recurrent colorectal cancer. J Transl Med，2004，2(1)：1-11.

［15］ 赵平,戚中田,杜平.核酸疫苗作为治疗性疫苗的前景.免疫学杂志,2000,16(2)：155-157.

［16］ Sarin P S，Talmadge J E，Heseltine P，et al. Booster immunization of HIV-1 negative volunteers with HGP-30 vaccine induces protection against HIV-1 virus challenge in SCID mice. Vaccine，1999，17(1)：64-71.

［17］ Ben-Yedidia T，Arnon R. Design of peptide and polypeptide vaccines. Curr Opin Biotechnol，1997，8(4)：442-448.

［18］ Watkins D I，Burton D R，Kallas E G，et al. Nonhuman primate models and the failure of the Merck HIV-1 vaccine in humans. Nature Medicine，2008，14(6)：617-621.

［19］ Hu Z T，Ott P A，Wu C J. Towards personalized，tumour-specific，therapeutic vaccines for cancer. Nature Reviews Immunology，2018，18(3)：168-182.

［20］ Coleman H N，Greenfield W W，Stratton SL，et al. Human papillomavirus type 16 viral load is decreased following a therapeutic vaccination. Cancer Immunology Immunotherapy，2016，65(5)：563-573.

［21］ Davis H L，Mancini M，Michel M L，et al. DNA-mediated immunization to hepatitis B surface antigen：longevity of primary response and effect of boost. Vaccine，1996，14(9)：910-915.

［22］ Siegrist C A. Potential advantages and risks of nucleic acid vaccines for infant immunization. Vaccine，1997，15(8)：798-800.

［23］ Diliyannis G，David J，Wangne D，et al. Immunopotentiation of humoral and cellular responses to inactivated influenza vaccines by two different adjuvants with potential for human use. Vaccine，1998，16(20)：2058-2068.

［24］ Sigh M，Li X M，Mc Gee J P，et al. Controlled release microparticles as a single dose hepatitis B vaccine：evaluation of immunogenicity in mice. Vaccine，1997，15(5)：475-481.

［25］　求求.未来可个性化定制癌症疫苗.中华医学信息导报,2015,7：8.

［26］　Gregorio De E，Rappuoli R. From empiricism to rational design：a personal perspective of the evolution of vaccine development. Nature Reviews Immunology，2014，14(7)：505-514.

［27］　菲琳.可食用的乙肝疫苗研究取得进展.国外医学情报,2002,(7)：15.

［28］　杨瑞丽,孟继鸿.食用乙肝疫苗的研究进展.国际病毒学杂志,2003,10(2)：41-44.

［29］　Wadman M，You J. The vaccine wars. Science，2017，356：364-365.

［30］　Philippe De W，Brigitte L，Geneviève D，et al. Incidence of invasive pneumococcal disease before and during an era of use of three different pneumococcal conjugate vaccines in Quebec. Vaccine，2018，36(3)：421-426.

第 2 章　传统疫苗及研究进展

2.1　传统疫苗的概念

所谓传统疫苗(classical vaccine)是指用传统的理论和技术制备的疫苗,主要是将病原体进行培养、经提纯其全部组分或具有特异性免疫作用的抗原和半抗原成分制成的灭活疫苗、减毒疫苗、组分疫苗、结合疫苗等。传统疫苗制备的理论主要是基于经典的病原学、流行病学、微生物学、免疫学等学科基本原理,制备工艺多在细菌、病毒、寄生虫等整体,不涉及微生物的基因组操作,提纯也多采用一般的物理化学、生物化学等方法进行。因此,疫苗的纯度、制备的效率等都受到一定限制。尽管如此,大多数传统疫苗都具有较强的免疫原性、能较全面地诱导机体产生免疫反应,也会出现较多的不良反应[1-5]。至今,已有几十种疫苗包括传统疫苗和新型疫苗用于传染病的预防(图 2-1)[2]。按照传统疫苗分类法[5],细菌性疫苗称为菌苗,病毒性疫苗称为疫苗。目前已将能引起机体免疫应答或能调节免疫功能的免疫原统称为疫苗,而在疫苗特性方面加以冠名,例如脊髓灰质炎疫苗、麻疹疫苗、百白破疫苗、疟疾疫苗、乳头瘤病毒疫苗、幽门螺旋杆菌疫苗;还有一些非传染病及新概念疫苗,例如肿瘤疫苗、心血管疫苗、自身免疫病疫苗、树突状细胞疫苗、T 细胞疫苗等。传统疫苗在控制、消灭乃至根除传染病方面发挥了重要作用并取得了辉煌成就,天花的根除、脊髓灰质炎在全球局部的消灭和全世界的控制、麻疹感染和发病率大幅下降、甲型肝炎的有效控制都证明了这一事实[6-8]。然而由于一些病原体的特殊性,特别是一些新发传染病病原体难以在体外获得扩增(病原体不能在体外复制)或不能在疫苗制备细胞基质中获得扩增,使得疫苗的研究举步维艰,用传统的疫苗制备理论和技术已无能为力[9],例如导致宫颈癌的人乳头瘤病毒、乙型肝炎病毒、丙型肝炎病毒、人免疫缺陷病毒、登革热病毒[10-16]等;有些由于病原体的变异快,用传统方式制备疫苗已不能满足疾病预防的急需[17,18],典型例子是流感病毒的变异使得疫苗的研制、使用受到很大制约[19-22];还有一些疫苗由于长时间使用,人群产生的免疫压力或病原体为适应新环境发生的变异及其他原因,使得疫苗效果不尽理想;有的疫苗具有良好的免疫原性,但不良反应较大,种种原因给传染病的预防与控制及传统疫苗的研制提出了挑战。可喜的是,近几十年来科学技术取得了一系列重大进步,包括理论和技术方面的突破,多学科的相互渗透支撑,使得以往不可能实现和难以实现的疫苗研发成为可能。

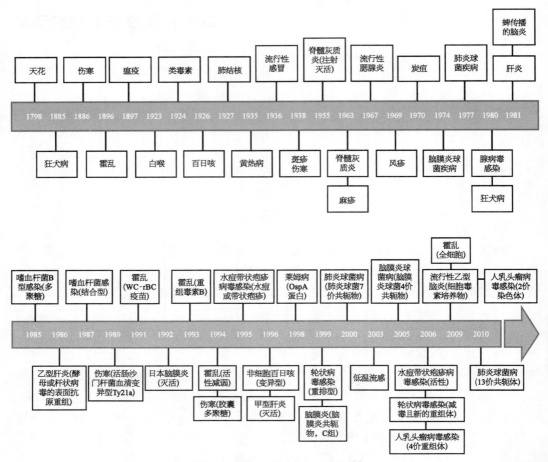

图 2-1　传染病与疫苗研发进程[2]

2.2　传统疫苗制备的基本思路与技术

与新型疫苗不同,传统疫苗主要是利用微生物的整体或主要组分制备,其中最主要的两种方式是:减毒活疫苗制备与灭活疫苗制备。

2.2.1　减毒活疫苗的制备

一般情况下,减毒活疫苗制备均是从病原体或非致病病原体开始的(图 2-2)。分离获得用于制备疫苗的菌毒株是制备的第一步,分离菌毒株可使用培养基(非活性)和细胞培养分离。前者主要用于细菌毒株的分离,后者主要用于病毒株的分离。在此过程中使用的培养基种类及细胞的种类不尽相同,要依据微生物的特性而定。在获得稳定繁殖和复制的微生物后,即开始进行针对分离物的生物学性质、免疫学性质的系统研究,往往需要选择繁殖和复制能力强、基因组稳定、具有明确免疫原性的菌毒株,做减毒筛选,强毒株(致病株)的减毒方法有生物学方法和理化方法[12,14]。生物学方法主要是通过菌毒株的多次传代,其中包括多种宿主的更改传代,例如脊髓灰质炎病毒的减毒过程,包含了在猴体内的传代和体外细胞培养的传代,体外培养主要是通过梯度降温进行减毒。另外,也可以采用紫外线照射或化学诱变产生减毒效应,就目前的减毒活疫苗而言,主要是通过低温传代后产生减毒效应而获得。无论是生物学方法还是理化方法减毒,其基本原理均是使微生物发生基因变异。这种基因变异可能只改变少数几个点突变,但也会使基因片段遭到改造[13-22]。检测减毒效应的方法有生物学、分子生物学、动物实验等。体外生物学性质,包括温度特性,即在不同温度下(相对高温和相对低温),强毒株和减毒株间在复制能力上会产生明显差异[1-4]。例如在 39.5～40℃ 下培养的脊髓灰质炎病毒,与在同样温度下培养的减毒株相比较,前者的复制繁殖能力是后者的 1 万倍(滴度 10^4 倍)以上,该特征称为 T 特征。类似的差异与 pH 也具相关性(称为 D 特征)。在天然宿主或敏感实验动物中进行评价更具客观性、科学性,但不是所有疫苗都能进行动物试验验证其毒力减弱。例如轮状病毒减毒活疫苗尚无可靠的动物模型。减毒活疫苗的优点在于,能够模拟感染过程产生较为全面的免疫反应。免疫程序相对较为简化(多为一次或两次接种免疫),且维持免疫持久性也相对较长,制备工艺较为简单。

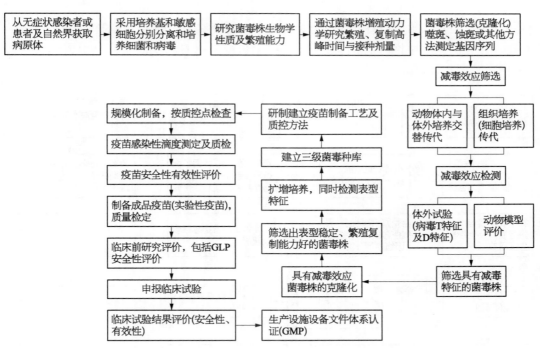

图 2-2 传统疫苗(减毒活疫苗)制备的基本过程

减毒活疫苗也存在一些缺点。首先是毒力返祖问题,由于微生物的减毒效应是人为操作实现的,因此,当疫苗进入机体或排到外界后,通过不断复制,有可能发生毒力返祖,重新成为致病微生物。另外,排出体外的疫苗毒株有可能在同种不同型微生物中发生重组,特别是小 RNA 病毒(如脊髓灰质炎病毒和其他肠道病毒)和基因组分节段病毒(如流感病毒、轮状病毒等），重组后的微生物也许会具备特殊的致病性或致病性更为严重。其次，减毒活疫苗在免疫缺陷受种者（包括先天免疫缺陷或获得性免疫缺陷）中不提倡使用[12,14]。因为使用后往往会造成严重不良反应，或可能出现长期排毒现象，这种危险性也包括接受免疫抑制治疗的人群。其三，由于减毒活疫苗需要保持活性（感染性），故制备过程中被外源因子污染的情况也不能被清除。第四，减毒活疫苗往往会因母传抗体及机体其他微生物的干扰而使其有效性受到影响。第五，疫苗的稳定性易受温度变化及其他物理因素（如光照、辐射等）影响，因此其保存运输过程要求较严格。

2.2.2　灭活疫苗的制备

　　灭活疫苗的制备相较减毒活疫苗的处理复杂，但没有体外多次传代、多物种传代的减毒过程（图 2-3）。与之相应的是，在获得疫苗制备用微生物后，一般选择致病株、流行菌毒株，有些菌毒株存在区域性。重要环节是使用体外培养来获得复制能力强的菌毒株。同时进行菌毒株的生物学性质、遗传学、免疫学研究，包括增值动力学研究，应完成其基因组全序列测序，不能或难以完成全基因序列测定的，也应获得其主要基因的基础数据。需要对菌毒种开展传代过程中的遗传稳定性监测，确保菌毒种与原始株的一致性。评价活菌毒株的免疫特异性及诱导机体产生免疫反应的能力至关重要，只有活体菌毒种具良好的免疫原性，经灭活处理后才可能获得相应的免疫效果。对于灭活疫苗毒种，两个重要指标是具高复制能力和强免疫原性。

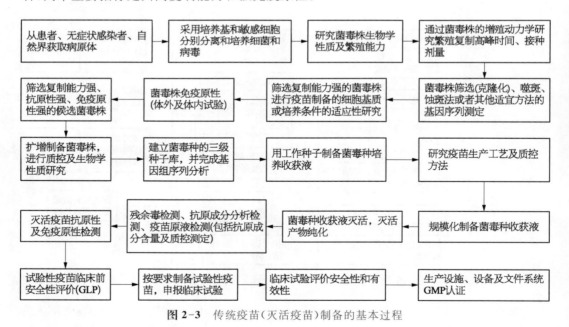

图 2-3　传统疫苗（灭活疫苗）制备的基本过程

　　灭活病原体或微生物的方法主要有物理及化学方法。高温灭活是通过高温使病原体失去感染能力，对不同病原体选择的温度不同。由于温度在溶液中的扩散均匀度不易控制,特别是在大规模制备时问题尤为突出,往往导致灭活效果不佳。目前最普遍有效的方法是化学剂灭活,常用灭活剂有β-丙内酯和甲醛溶液(福尔马林)。因为灭活剂溶液能在疫苗制备液体中较均匀地分散,故灭活的均一性比热灭活效果更好。化学灭活致使病原体失去活性,不再具感染性和复制能力而又保留了抗原性和免疫原性。不同的方法各有利弊,物理方法可控制性较差,但在疫苗处理过程中较为简单,因为不需加入其他非疫苗成分。化学方法虽然有可控制性,且均一性优于物理方法,但在后处理中需去除灭活剂,使其降低到允许范围内,这又在制造工艺上增加了难度。

相比减毒活疫苗,灭活疫苗的免疫原性相对较弱,诱导的特异性免疫水平低,特别是细胞免疫水平低。因此,灭活疫苗的免疫次数多于减毒活疫苗,免疫持久性也不如减毒活疫苗,免疫反应产生的时间相对滞后。灭活疫苗的优点在于:首先,与减毒活疫苗相同,也能产生特异性免疫反应,且母传抗体及机体中微生物存在对疫苗免疫效果的影响不大。对先天免疫缺陷或获得性免疫缺陷,以及进行免疫抑制治疗受种者不会产生严重不良反应,因为没有活菌毒体,也不存在排毒或毒力返祖效应[24-28]。第二,由于工艺中有灭活过程,因此能杀灭制备中可能发生的外源因子污染,安全性相对较好。灭活疫苗对光和热的耐受度要好于减毒活疫苗,故保存条件和运输上相对容易操作。

传统疫苗在传染病预防中发挥了巨大的作用。包括天花的根除、脊髓灰质炎的消灭(虽然世界上还有少数地区没有消灭)、麻疹的控制等。也许在较长的时间内传统疫苗与新型疫苗会同时发展、开发。WHO列出的目前可预防疾病的疫苗包括炭疽、白喉、甲型肝炎、乙型肝炎、b型流感嗜血杆菌(Hib)、人乳头瘤病毒(HPV)、流行性感冒、日本脑炎(乙脑)、麻疹、细菌性脑膜炎(流脑)、腮腺炎、百日咳、链球菌肺炎、脊髓灰质炎、狂犬病、轮状病毒腹泻、风疹、带状疱疹、天花、破伤风、伤寒、结核、水痘、黄热病共24种[29-53]。

2.3 传统疫苗发展各阶段的技术差异

虽然传统疫苗与新型疫苗在时间和核心技术方面不能完全、准确划定界限,但也存在明确的差异。研究两种疫苗间的相互关系有利于科学、客观地评价和改进疫苗质量,促进新疫苗的开发应用。传统疫苗发展过程被公认的3个主要阶段如下。

2.3.1 早期阶段

第一阶段主要是以巴斯德为代表的包括多位科学家及多学科所做出的直接贡献,在这个时期(19世纪中叶至20世纪中期)不仅发现了大量微生物的存在,并初步证明某些微生物与疾病间的关系,包括最为普遍的脊髓灰质炎(小儿麻痹)、天花、黄热病等,同时实现用化学、物理方法处理病原体使其获得减毒或完全失去毒力(灭活),而又保持了病原体对机体产生特异性免疫反应的能力。这一系列成果为今天的疫苗研制奠定了非常重要的理论和实践基础。詹纳用种牛痘的方式来预防天花,比巴斯德发明霍乱疫苗早了近100年,尽管用种牛痘预防天花取得了可喜成效,但由于技术条件所限,詹纳并不清楚引起天花的病原体是什么,虽然在 1676 年列文虎克(A. Leeuwenhoek)已发明出可放大200 多倍的显微镜,但其放大倍数还远不能观察到病毒。不能认知病原体及其与致病的关系,也就无从深入系统地研制疫苗,而不可否认的是,利用源于牛痘病毒感染后获得的提取液确实有预防人天花的作用。

2.3.2 发展阶段

第二阶段(20 世纪 70 年代中期),20 世纪 50 年代,沃森(J. Watson)、克里克(F. Crick)、威尔金斯(M. Wilkins)发现了核酸分子的双螺旋结构,为重组 DNA 技术奠定了基础。60 年代,尼伦伯格(M. Nirenberg)等发现了遗传密码,描述了遗传信息如何传递到蛋白质。70 年代,伯格(P. Berg)首次实现重组 DNA 技术,标志着生物技术的核心技术——基因工程技术的开始。三项间隔近 10 年的成果,使得分子生物学、生物化学、遗传学等学科相互渗透、相互补充,解决了生命科学的重大理论和实践问题,为科学家从更微观的角度及水平进行新疫苗的研制和旧疫苗的改造奠定了基础。

20 世纪 70 年代研制成功的全细胞灭活百日咳疫苗,由于成分复杂且含有较多的细胞成分,使得疫苗不良反应较为严重,免疫效果也不理想。同样,白喉及破伤风疫苗也因纯度不足,导致疫苗批次间差异较大,免疫效果不理想,类似情况在流行性脑膜炎疫苗、乙脑疫苗、流感嗜血杆菌疫苗中也较常见。这些问题的存在一定程度上使疫苗的使用受到影响,解决这些问题需要用更科学更有效的新技术。随后研制成功的仅含百日咳毒素(PT)为主的无细胞百白破疫苗,则是利用了分子生物学技术探明了白喉毒素产生的基因及调控,它可主动获得更为有针对性的毒素分子,从而降低不良反应;破伤风毒素的研究也取得重要成果,发现了其亚单位组成(A、B、C)中的主要毒性部分(A)的基因调控。这些研究成果为获得更安全有效的疫苗提供了实现的依据和途径。

新疫苗中最具代表性的是乙型肝炎疫苗。由于乙型肝炎病毒(HBV)至今尚不能在可用于疫苗制备的组织或细胞(传代细胞或原代细胞)中复制[27-29],使其不能按传统疫苗方式获得足够的病原体来制备疫苗,因此在基因工程疫苗问世之前,均是采用从人体血液中获得的乙肝病毒或抗原成分灭活,经纯化制成,也被称为血源性乙肝疫苗。虽然血源性乙肝疫苗有良好的免疫原性,但存在很多安全隐患,且人体血源的供给也非常有限。分子生物学及分子病毒学的研究揭示了乙型肝炎病毒的全部基因结构及调控因子,验证了引起特异性免疫反应的抗原基因。用表面抗原(S)基因经酵母或哺乳动物细胞 CHO 表达的产物,显示了良好的免疫原性和安全性,自 20 世纪 80 年代使用至 2002 年,已纳入新生儿免疫接种,为降低乙肝感染和带毒率(从 9.7%下降到 6%,有些地区幼龄儿童已降低至 1%)发挥了重要作用。

2.3.3 改造阶段

第三阶段是 20 世纪 90 年代,这个时期的疫苗研制不同于前两个阶段疫苗制备的概念和技术。这个时期是以重组 DNA 技术为基础,将微生物的重要基因,特别是抗原基因或是抗原基因的部分具诱导机体产生免疫反应的抗原表位插入到表达载体中进行表达,通过将重组的 DNA 注入机体发挥疫苗的作用,也被称为核酸疫苗时代。虽然至今有关 DNA 疫苗的免疫机理还不完全清晰,但基本原理还是符合免疫学的一般原理,核酸疫苗(DNA 或 RNA)被注入机体后,经肌肉细胞吸收进入细胞内的外源基因,通过细胞代谢的途径完成转录、翻译并表达出相应的蛋白质,这些表达产物可被吸收呈递给免疫识别系统,诱导机体产生免疫反应。与传统疫苗不同的是,核酸疫苗本身的成分是基因载体,且又是特异性免疫原,与其他形式的基因工程疫苗不同。核酸疫苗的制备仅需在基因水平(多为病原体的抗原基因)上操作,表达产物在机体内合成,不需要体外表达和进行产物纯化。因此制备工艺相对较为简单,成本也较低。另外,核酸疫苗特别是 DNA 疫苗对保存的物理环境,例如保存温度要求较低,通常在室温也能较好保存,解决了冷藏及冷链运输的问题。有研究表明,DNA 疫苗能诱导机体产生体液免疫反应,又能产生细胞免疫反应。鉴于这些优点,曾在流感病毒、人免疫缺陷病毒(HIV),HBV 等做了一些疫苗研制的尝试[35-37],但问题在于其免疫原性不足,不能刺激机体产生特异性免疫反应,至今尚无一种 DNA 疫苗用于疾病预防。

以上三个不同阶段既有不同的侧重点,又是一个连贯的多学科不断发展、相互渗透的过程。在这个发展进程中,有新理论的产生和新技术的应用,但又始终基于一些最基本的问题:疫苗的安全性与有效性。"传统疫苗"的改造、提升在不同阶段是重叠渐进的,因此,不能确定一个较具体的时间点来界定传统疫苗时代和新型疫苗时代。

与时间界定不同的是核心技术的确定。早期疫苗(20 世纪 60 年代前)更多是体现疫苗在传染病控制中的预防作用及有效性。疫苗的使用明显降低了很多传染病的感染率、发病率和死亡率,例如我国脊髓灰质炎(小儿麻痹)的感染和发病率在 20 世纪 60 年代初约为 3.14 例/10 万人,使用疫苗后的约 35 年后,基本消灭了由野毒株引起的脊髓灰质炎病例。至 2000 年经 WHO 证实,中国已完全消灭野毒株引起的脊髓灰质炎。这一重大成果为发展中国家消灭该疾病起到了示范作用。然而,产生的新问题是,因减毒活疫苗预防接种引起的脊髓灰质炎疫苗相关病例(vaccine-associated paralytic poliomyelitis,VAPP)发生率约 1 例/300 万人,给接种者及其家庭和社会带来了不幸和重大负担,也给根除脊髓灰质炎带来了困难。在 VAPP 中除与疫苗直接相关的病例,有些病例与疫苗并没有安全性关系,但由于每个接种者存在个体差异,特别是存在先天免疫缺陷或接受免疫抑制治疗的个体,发生 VAPP 的概率就很高,还有部分 VAPP 是由疫苗衍生毒株(VDPV)引起的,由于脊髓灰质炎病毒(含有 Ⅰ、Ⅱ、Ⅲ 3 个不同血清型)属于小 RNA 病毒,其基因组不太稳定,易发生基因变异,变异后的毒株可能使原有减毒性质发生变化,从而引起脊髓灰质炎疾病的发生。再者,由于减毒活疫苗使用后可经肠道排出体外,在体外环境中病毒可存活一定时间,其间有可能在病毒 Ⅰ~Ⅲ 型或与同属小 RNA 病毒的其他肠道病毒发生基因重组,形成新的重组病毒(rVDPV)。这种具有脊髓灰质炎病毒基本特性的重组病毒,又被赋予了新特性,这是否也是造成 VAPP 的原因,这是科学界面临的新问题。

2.4　传统疫苗制备的技术改造

为解决上述问题,就要拓展新思路,发展新的疫苗制备技术。使用灭活后的脊髓灰质炎疫苗是解决这一问题的根本出路,灭活疫苗的制备与减毒活疫苗制备存在许多理论与技术上的差异。

在早期,发展中国家要实现脊髓灰质炎灭活疫苗的自主制备开发存在技术上的困难。早在 20 世纪 50 年代,美国医生索尔克(J. Salk)就成功研制出脊髓灰质炎灭活疫苗,这种灭活疫苗(IPV)是利用具有致病性的脊髓灰质炎病毒Ⅰ型(Mahoney 株)、Ⅱ型(MEF1 株)和Ⅲ型(Saukett 株)制备而成,称为通用型脊髓灰质炎灭活疫苗(cIPV)。用强毒株制备的脊髓灰质炎灭活疫苗具有较好的免疫原性和良好的有效性,且由于病毒已经完全灭活,因此在人群免疫后不存在 VAPP 问题。

然而,任何事物有利必有弊,用强毒株制备的灭活脊髓灰质炎疫苗需要在生物安全等级 3 级(BSL-3)以上条件下进行制备。这不仅对设施设备提出极高的要求,同时也需要制备人员有足够的技术水平和生物安全意识和知识。这在发展中国家要完全做到,目前尚不可能。基于这一原因,20 世纪 80 年代中晚期,人们考虑是否使用减毒株脊髓灰质炎病毒(Sabin 株)来制备灭活疫苗。脊髓灰质炎病毒 Sabin 株(Ⅰ、Ⅱ、Ⅲ型)是 20 世纪 50 年代由美国科学家萨宾(A. Sabin)经过大量科学实验和筛选后获得的,筛选后的毒株既保持了脊髓灰质炎病毒的基本生物学性质,但又没有致病性,因此被称为脊髓灰质炎病毒减毒株。国外在 20 世纪 60 年代将脊髓灰质炎病毒减毒株制成疫苗,用于预防脊髓灰质炎,我国也于 20 世纪 50 年代末引进 Sabin 株进行疫苗开发,并在 60 年代初经大量临床实验及大规模服用,证明其安全性和有效性后,开始用于制备口服脊髓灰质炎减毒活疫苗(OPV)。

中国医学科学院医学生物学研究所在 20 世纪 60 年代期间筛选并获得安全性和免疫原性更优于 Sabin Ⅲ型、具完全自主知识产权的中Ⅲ-2 株(ZhongⅢ-2 strain)用于疫苗生产。1978 年 OPV 与卡介苗、百白破和麻疹纳入我国计划免疫。由于脊髓灰质炎病毒 Sabin 株具有良好的生物学特性、免疫原性及安全性,用减毒株制备灭活脊髓灰质炎疫苗可最大限度地保证生物安全问题,疫苗制备仅需在生物安全 2 级(BSL-2)环境中进行,已作为现有疫苗生产制备的毒株对环境也不致产生严重问题,造成的影响仅限于 VAPP,且 VAPP 的发生概率也是极低的。目前用 Sabin 减毒株研制脊髓灰质炎灭活疫苗(sIPV)的有:中国医学科学院医学生物学研究所、中生集团天坛生物,荷兰国家环境工程研究院、日本脊髓灰质炎研究所。其中,中国医学科学院医学生物学研究所已完成研发和临床试验,并获得新药证书和生产文号,产品已用于我国儿童免疫。sIPV 是我国自主研制成功的Ⅰ类新药。sIPV 的使用和推广将为全球消灭脊髓灰质炎和根除疾病发挥重要的作用。

灭活脊髓灰质炎疫苗从总体上讲,似乎更符合于传统疫苗的基本特性,但在制备工艺中又使用了现代生物技术工艺。例如病毒的制备是在大规模发酵中完成的,这与传统制备完全不同。在疫苗的后处理过程中,抗原提纯也使用了先进的层析技术,类似情况还很多。因此,传统疫苗与新型疫苗间没有一个非常明确的界限,往往相互交叉。

当然,并非所有疫苗都能像脊髓灰质炎病毒疫苗那样制备,有的疫苗,例如基因工程乙肝疫苗(酵母表达或哺乳动物细胞 CHO 表达)、乳头瘤病毒疫苗(HPV)、戊型肝炎疫苗(HEV)等,不能采用传统方法制备[44]。这类疫苗由于病原体不能通过在细胞基质中复制获得足够的病毒或病毒抗原成分,只能利用分子生物学、基因工程手段来获得病原体,用于疫苗制备的抗原成分在原核或真核细胞表达系统内表达,得到相应的免疫原。这类疫苗按传统疫苗的概念,应属于死疫苗的范畴。因为表达的抗原成分仅是病原体的部分成分,也称为亚单位疫苗,但大多数被利用的抗原成分均与病原体复制无关(非基因组或调控成分),因此,就病原体危害而言,这类疫苗是较安全的[46-55]。核酸疫苗则不同,使用的是病原体抗原成分或调控成分的基因或基因组部分,这些基因成分(DNA 或 RNA)作为疫苗进入人体内是否会整合到宿主基因组中引起一系列问题[56],仍是目前核酸疫苗应用上的一个潜在问题。

尽管亚单位疫苗安全性相对较好,接种不良反应也相对较少,但一般亚单位疫苗的免疫原性偏低,往往需要对疫苗进行修饰、改造,以提高其免疫原性,究其原因有几种可能:用病原体一个或少数几个成分基因所表达的产物,相对而言分子量偏小,抗原性弱,很难引起机体产生较强免疫反应;使用质粒或真核表达的产物,其空间构象与天然成分相比存在差异(基因工程抗原物质多为线性结构,而同一种天然成分则为折叠构象),这种构象差异也是造成基因工程产物的免疫原性不足的一个原因;不同表达系统对外源基因的表达修饰也不同,比如原核质粒表达系统没有糖基化修饰功能,对天然需要糖基化才能发挥作用的成分加工就不能完成,特别是在需要表达基因组、非 cDNA 基因时,由于没有切除内含子(intron),导致不能表达。这些问题也许可以在真核系统中得到解决或部分解决,但无论是原核还是真核表达,结果都仅是病原体的一种或几种成分。与全病毒病原体抗原相比,一般亚单位疫苗在免疫强度和诱导全面性、综合性免疫反应方面均有所差距。机体免疫应答(体液和细胞免疫反应)是多环节、多因素参与的复杂过程,要完全预防野毒株对机体的感染,降低发病率和死亡率,需要依靠机体免疫系统发挥全面的免疫应答,这也是一般亚单位疫苗效果不如传统疫苗的重要因素之一[37-40]。

2.5 传统疫苗面临的问题及研究方向

虽然科学技术的发展突飞猛进,为人类疾病防治和健康提供了新的理论支持和解决的策略方法。但至今利用新技术研制成的安全有效的传染病预防性疫苗还非常有限[28],传统疫苗在传染病预防中仍发挥着主导作用。基于免疫理论和传统技术,特别是在传统技术基础上,加入新技术改进所制备的疫苗仍占我国计划免疫第一类疫苗和第二类疫苗的主导地位。从 20 世纪 70 年代开始实施的扩大免疫计划(expanded programme on immunization,EPI),包含 4 种疫苗、预防 6 种疾病(脊髓灰质炎、麻疹、百白破、白喉、破伤风、结核病),用于儿童群体接种,40 多年的免疫接种使这 6 种疾病的发生率大幅降低[2,4]。

2.5.1　脊髓灰质炎疫苗

脊髓灰质炎在我国已被消灭,而在实施 EPI 前,我国脊髓灰质炎的发病率为 3.14/10万,每年有 2 万~4 万例脊髓灰质炎患者。自 1988 年世界卫生大会发起全球消灭脊髓灰质炎行动倡议以来,全球脊髓灰质炎的发病率已减少 99% 以上,2012 年 5 月 26 日,WHO 宣布消灭脊髓灰质炎是"一项对全球公共卫生来说需有计划进行的紧急事项",制定《消灭脊髓灰质炎和最后阶段战略计划(2013—2018)》的目的,是利用这一新机遇来彻底消灭脊髓灰质炎,并在 2019 年提出新的《消灭脊髓灰质炎和最后阶段战略计划(2019—2023)》。现在,仍有少数国家有野毒株引起的病例发生,甚至在局部地区发生流行(如塔吉克斯坦),特别是随着经济全球化,各国交往日益频繁。在无脊髓灰质炎国家,由于输出病例造成的脊髓灰质炎也成为一个新的问题。一种传染病的控制、消灭、根除,最重要的手段是使用疫苗,特别对疫苗可预防的传染病更是如此,疫苗的有效性和安全性是关键环节,用何种形式疫苗达到疫苗有效、安全是重要步骤。基于免疫学的基本原理,一般而言,传统疫苗要优于新型疫苗。全球根除天花用的是传统疫苗,全世界大部分地区已消灭或控制脊髓灰质炎,用的也是传统疫苗。尽管目前消除脊髓灰质炎使用的灭活疫苗(cIPV 和 sIPV)含有一些现代生物技术的成分,但仍属于传统疫苗的范畴。

2.5.2　麻疹疫苗

1979 年 10 月 WHO 正式宣布全球根除天花。2000 年中国宣布消灭了由野毒株引起的脊髓灰质炎。自 1978 年我国实施计划免疫(免疫规划)以来,脊髓灰质炎和麻疹是两种采用疫苗接种方式将发病率显著降低的传染性疾病。麻疹虽然至今仍未完全控制,但由于接种疫苗,发病率下降了 99%,彻底消灭该病已有可能,也将成为人类最早消灭的第三种传染病。2006 年 WHO 发布西太平洋地区提出的到 2012 年消除麻疹的目标。但麻疹的控制与消灭非常困难,该病是经呼吸道传播、较粪—口途径传播的疾病更难控制的传染病,特别在我国西部地区,往往在免疫后仍有流行的情况发生,这也许与免疫覆盖面不足有关。

在 20 世纪 50~60 年代,我国的麻疹发病率约为 600 例/10 万人,1965 年我国开始使用液体型麻疹疫苗,发病率下降;1978 年实施计划免疫后,麻疹发病率进一步下降,至 2008 年我国麻疹发病率已降至近 4 例/10 万人。虽然取得了很大成绩,但距 WHO 提出的将麻疹发病率降至 0.1 例/10 万人目标仍有较大差距。WHO 首次提出要在 2012 年实现消除麻疹的目标,作为宏伟计划仍需要为之奋斗,但仍有许多科学问题并未完全弄清和解决。也有一些其他原因使消灭麻疹的道路显得更加艰难,特别是 2014 年在我国北方成人中发生的麻疹流行,提示了一系列问题的存在。

尽管问题是多层面而复杂的,但麻疹疫苗的有效性无可非议。至今使用的麻疹疫苗是通过接种鸡胚细胞,经过后处理工艺而获得的,是一种典型的传统疫苗工艺制备的疫苗。最初在 20 世纪 60 年代中期制备的麻疹疫苗为减毒毒株的水针剂,后发现水针剂型疫苗稳定性不理想,特别在我国经济较落后的边疆地区,保存条件有限,往往导致疫苗有效成分不稳定而影响免疫效果。之后研制成功（1985 年）冻干剂型的麻疹疫苗在很大程度上保证了疫苗的有效性和安全性，在控制麻疹发病率中发挥了重要作用。未能实现消灭麻疹的目标，是因为有些地区实施 EPI 覆盖面不足，特别是经济发展带来的人口流动性大，出现了免疫接种盲点，使部分人群没有获得免疫接种，或仅接种过但非全程免疫（8个月，1 岁半，7 岁），使其没有足够的免疫力。

在没有消灭该疾病的环境中，以往接受了疫苗免疫获得免疫力的人群已过了几十年，机体是否还具有足够的免疫记忆抵抗病毒的感染，也是一个需要深入细致研究的问题。2014 年我国发生的成人麻疹局部流行事件提示了这一问题的存在。用现有的疫苗再去接种这部分人群是否有效、作为成年人对疫苗的免疫应答机理，都是尚不清楚的问题，这些问题不解决对消灭麻疹就形成了障碍。目前使用的麻疹疫苗均是利用多次传代、改变温度获得的减毒株所制备的，一种活疫苗长期使用在人体和环境之间不断的循环中，是否会造成麻疹病毒的基因漂移（drift）或基因漂变（shift），如果会发生，那么带来的问题是疫苗特异性免疫的有效性是否会受到影响。其次，基因漂移或变异后的病毒特性是否会发生改变，改变后的病毒在预防与致病之间会发生怎样的变化仍是未知的。

由于减毒过程是被人为实施的，疫苗株长期存在是否会造成毒力返祖现象形成新的致病株，这也是需要高度关注的问题。为预防这种可能性的发生，有些预防性疫苗可以采用其他形式制备，例如脊髓灰质炎病毒疫苗，虽然还没有证据表明由于毒力返祖造成的病例，但脊髓灰质炎疫苗相关病例（VAPP）中有部分属于疫苗衍生毒株（VDPV）和重组衍生毒株（rVDPV）病例肯定是与疫苗株基因组变化（疫苗本身或与其他肠道病毒重组）相关的，这种情况可以使用灭活疫苗来杜绝。遗憾的是尚没有研制成功的麻疹灭活疫苗问世。有学者正研制的灭活麻疹疫苗，其免疫原性极低，约为活疫苗免疫原性的 1/10，这种疫苗很难使受接种者获得有效免疫。

一种传染病的控制、消灭和根除是一个综合性策略和有效实施的过程。这个过程中任何一个环节不利，均可能造成目标实现的困难。含有病原体完全成分的疫苗免疫原性最强，效果也较理想，一般而言，含有全病原体的疫苗多为传统疫苗。这些疫苗在发挥良好有效性时，也存在一些问题，例如由于成分复杂引起的不良反应较多，有时甚至产生较严重的不良反应。另外，多组分疫苗往往使得疫苗的纯化较为困难，或使工艺变得复杂，复杂的工艺不仅对产能产生影响，也给产品质量控制提出了更高要求。而一些杂质成分的存在，往往是引起疫苗不良反应的根源。解决这些问题用传统工艺或技术很难实现，用现代生物技术（例如更有效的纯化技术，或基因工程技术方法表达特异性抗原等），可最大限度地降低疫苗的不良反应，且人为控制程度也高于传统疫苗。

消灭麻疹也面临着诸多需要解决的问题。从疫苗的角度看，要通过技术改进确保疫苗毒株的遗传稳定性，也许还要考虑用现代生物技术开发免疫原性更强的疫苗株来制备疫苗。这种毒株含有强毒株抗原基因，而又保持减毒亲本株温度敏感性及复制能力。另外，由于病毒可能发生的变异，现使用的疫苗诱导的免疫反应不能完全抵御新野毒株引起的感染，这种情况在流感病毒中尤为常见，需要获得与新的流行株抗原相匹配的毒株来制备疫苗。总之,要消灭麻疹,需要从方方面面做周密的考虑。

2.5.3　百白破疫苗

现使用的百白破疫苗也属于传统疫苗,但与脊髓灰质炎病毒疫苗和麻疹病毒疫苗不同,百白破疫苗是利用致病细菌,经灭活的毒素和一些重要的与致病有关的成分、类毒素组分,经一系列处理后获得的疫苗。百日咳、白喉、破伤风都是引起婴幼儿、新生儿感染发病死亡的重要疾病。

20 世纪 60 年代,我国的百日咳发病率 100 例／10 万～200 例／10 万人,其间发生的大流行造成近万名儿童死亡。由于疫苗的使用,现在这三类疾病的发病率已大幅下降,约为 1 例／10 万人。至 20 世纪 90 年代后期,全球约有 4 500 多万病例,其中近 40 万死亡病例。早在 20 世纪初期就研制成了全菌体百日咳菌苗,至今已使用近 80 多年,其免疫后的预防效果是理想的。但由于疫苗源于全菌体,成分复杂,纯度也存在一定问题,使得接种后产生不良反应,极少数还会发生神经系统症状,严重的可致死亡。这给疫苗的使用带来了阻力。

直到 1980 年由日本科学家首先研制成功一种主要含丝状血凝素(FHA)的新型百日咳疫苗,也称无细胞百日咳疫苗(APV)。我国也在 20 世纪 90 年代初开始无细胞百日咳疫苗的研制,已取得成功并取代了原来的全细胞百日咳疫苗,这种新型疫苗的不良反应率大幅下降。无细胞百日咳疫苗的研制和改进中已融入了一些现代生物技术,细菌的培养已从原来的三角瓶培养改进为发酵系统培养,灭活、纯化的效果更显著,使传统工艺经灭活全细菌后获得毒素菌苗(WPV)变为更为精纯的类毒素菌苗,又保持了良好的免疫原性及免疫效果,大大提高了菌苗的安全性。

2.5.4　白喉疫苗和破伤风疫苗

白喉疫苗和破伤风疫苗相似,不同于百日咳疫苗,前二者均是通过分离白喉杆菌和破伤风杆菌在培养过程中产生的毒素,经收集分离细胞毒素后获得。白喉毒素是由白喉杆菌被 B 噬菌体溶源化后,由 B 噬菌体 tox 基因编码合成的外毒素,由约 535 个氨基酸组成,白喉毒素蛋白结构有 3 个彼此独立的结构域:C 区(酶活性区)、T 区(跨膜转运区)、R 区(细胞膜受体结合区);以及由二硫键连接的 A 片段与 B 片段(A 片段具酶活性,是主要毒性片段;B 片段位于羧基端,由跨膜、转位、受体结合区组成,负责白喉毒素与细胞表面受体的黏附,并把 A 片段导入细胞)。毒性片段通过破坏蛋白质合成过程中一些酶的活性导致细胞死亡,白喉毒素对心脏、肾脏及神经系统都会造成损伤。

1924 年拉蒙(G. Ramon)用甲醛处理毒素后,毒素失去了结合细胞和酶的活性,但保留了免疫原性,从而使其成为类毒素,这种毒素明显降低了疫苗的不良反应。至 20 世纪 40 年代,将类毒素经铝佐剂吸附后改善了疫苗的有效性。目前全世界各国基本上都采用这种疫苗,而且证明是安全有效的。由于疫苗的使用使得我国白喉的感染发病率大幅下降,从 20 世纪五六十年代的 10／10 万～20／10 万人降至 0.01／10 万人,且连续多年无病例报道。破伤风发病率也因卫生条件的改善、新法接生的普及和疫苗的使用而大幅下降,近 5 年全国报道破伤风病例不到 3 000 例。

2.5.5　结核病疫苗

结核病疫苗也是传统疫苗中的一种,其病原体——结核杆菌早在 19 世纪 80 年代就被德国科学家科赫(R. Koch)分离出来。从 1908 年法国科学家卡尔梅特(A. Calmette)和格林(C. Guérin)将 1 株甲型分枝杆菌强毒株用体外培养的方法传代,经过 230 代次培养,于 1921 年获得保留有良好免疫原性而毒力减弱的减毒株,减毒株具有较好的预防作用。20 世纪 60 年代开始在全球广泛使用,使结核病的死亡率大幅下降,至今每年约有 1 亿多新生儿要接受疫苗接种。

减毒株无论是细菌还是病毒,在长期培养或疫苗制备过程中,可能由于条件不利(如早期还未发明冻干技术),疫苗或用于疫苗制备的菌株存于液体中造成了菌株不稳定,产生了基因组的改变,这种变化可能会导致发生毒力返祖,甚至重新成为致病菌株,或产生基因的漂移和变异,使疫苗效果降低,这也许是结核疫苗(卡介苗 BCG)在不同地区和不同人群中免疫效果差异较大的重要原因之一。另外 BCG 的菌株源于分枝杆菌,而人感染的是结核分枝杆菌,二者间是否存在特异性抗原位点的差异,导致免疫效果受影响也不能排除。再者,有研究表明,在卡介苗基因组中已缺失一些结核分枝杆菌的基因,在减毒过程中基因的变异也使毒力减弱,但毒力减弱时也可能失去一些与特异性免疫有关的基因或位点,这也是导致疫苗免疫效果不佳的原因。

结核病与其他传染病有相同点,又有其自身的特点,结核病不仅涉及感染、预防、疫苗、免疫以及治疗,而且这些因素在协同作用时也存在矛盾。例如,在美国就放弃推广接种卡介苗,其原因在于接种了卡介苗后会影响皮试法对结核病诊断的正确性,致使患者不能得到及时治疗,甚至美国结核发病率要明显低于接种卡介苗的国家或地区。但在至今尚无更理想的预防结核病的疫苗时期,就全球整体情况来看,还不能放弃卡介苗的使用,特别是当在多个国家或地区结核病"死灰复燃"的情况下,更不能轻易放弃。

尽管现用的卡介苗本身还存在一些问题,但对于儿童重症结核病(如粟粒性结核、结核性脑膜炎等)的保护作用及效果还是可以肯定的。要解决疫苗有效性及安全性问题,需要从病原体、人体免疫系统特性、制备工艺技术等多方面加以综合考虑。由于 BCG 一次接种并不能获得终生免疫,在什么年龄段给予再次免疫,用什么样的疫苗进行加强免疫,都是需要认真细致研究的问题,有研究者提出能否研制一种新的结核疫苗以取代卡介苗。

一般而言,用减毒后的结核分枝杆菌做成的疫苗应该是最有效的,因为减毒疫苗进入机体后最大限度地控制了自然感染的情形,理论上讲可以诱导机体产生较为全面的免疫反应,取得较好的免疫效果,但问题是减毒标志的确定与疫苗安全性有效性的关系如何考虑。减毒过程中是否会丢失一些与疫苗有效性相关的重要成分,这些成分的丢失可能是基因丢失或基因突变造成的,例如保护性抗原 Ag85;另一方面,减毒疫苗毒力返祖是一个普遍潜在的问题,用相同或相似成分的疫苗做加强免疫,可能会由于机体已存在的特异性免疫成分(例如抗体或细胞因子),而不能起到加强免疫的作用。为避免这种情况的发生,有人采用将保护性抗原 Ag85 基因重组到其他载体中(如腺病毒等)进行表达,表达产物具有免疫特异性。虽然抗原强度会低于 BCG,但由于降低了机体的免疫因素的作用,有可能会刺激机体记忆反应产生更有效的加强作用。还有研究者考虑用核酸疫苗(DNA 疫苗)作为加强免疫的疫苗。

核酸疫苗的原理在进入机体之前与传统疫苗是完全不同的。DNA 疫苗的成分可以按照人们的意愿去构建,回避了一些免疫问题,而且制备成本低,疫苗稳定性好。尽管目前尚无用于人类疾病预防的核酸疫苗上市,但可作为一种可考虑的方案。从免疫学角度设计新疫苗是研究的热点之一,例如寻找一种能诱导 Th1 免疫反应的抗原,使其疫苗诱导免疫反应更加全面,以往使用的蛋白质疫苗和最常用的铝佐剂,仅能诱导 Th2 免疫反应以加强体液免疫作用,对结构而言可能需要更特异和强烈的免疫反应方能奏效,然而,研制一种新型疫苗绝非易事,需要很长时间的探索[35-38]。

2.5.6　疫苗研制的发展方向

从詹纳运用经验预防传染病,到巴斯德用疫苗预防传染病,再到 20 世纪 50 年代后开创的新型疫苗时代的 200 多年间,科学理论和技术都有了巨大的发展,而有效预防传染病的疫苗主要还是以传统疫苗为主。至今,据 WHO 调查,全世界可预防传染病的疫苗有 24 种:炭疽疫苗、白喉毒素疫苗、甲型肝炎疫苗、乙型肝炎疫苗、b 型流感嗜血杆菌(Hib)疫苗、人乳头瘤病毒(HPV)疫苗、流行性感冒疫苗、日本脑炎(乙脑)疫苗、麻疹疫苗、细菌性脑膜炎(流脑)疫苗、腮腺炎疫苗、百日咳疫苗、链球菌肺炎疫苗、脊髓灰质炎疫苗、狂犬病疫苗、轮状病毒疫苗、风疹疫苗、带状疱疹疫苗、天花疫苗、破伤风疫苗、伤寒疫苗、结核疫苗、水痘疫苗、黄热病疫苗,这些疫苗中仅有乙肝疫苗是利用基因工程方法制备的。这些疫苗的使用每年拯救了约 600 万人的生命,但仍有许多传染病和新发的传染病至今没有有效的疫苗。例如金黄色葡萄球菌感染、猩红热引起的致命细菌感染、病毒性的人乳头瘤病毒感染、EB 病毒、变异冠状病毒感染、禽流感、HEV、埃博拉病毒、登革热、中东呼吸综合征病毒等,还有一些原虫寄生性疾病的治疗更为困难[55-57]。这些病原体所致疾病的疫苗,按照传统疫苗的理论和技术也许很难研制出安全有效的疫苗。其原因有以下几方面:一是病原体较为复杂,特别是病毒性疾病,由于病毒基因组不稳定、变异性较大,环境变化和机体免疫压力均能使其变异,例如 HIV、流感病毒等,使疫苗研制的周期滞后于实际需求。二是这类病原体引起的致病机制及机体免疫反应复杂,使得疫苗诱导产生的免疫反应(体液免疫反应及细胞免疫反应)不能完全或很好奏效。这些都造成疫苗研制上的困难及疾病不能有效控制,对疫苗研制者是一种挑战。

近十多年来,有关疫苗及机体免疫反应的研究有了许多突破性进展,疫苗的制备不仅考虑病原体本身的特性,还加入了如何提高机体反应能力和特异性的因素,也认识到完全依靠增加病原体组分来提高其免疫原性在有些情况下已不能很好奏效。疫苗的研究已从病原微生物学、免疫学,向分子生物学、遗传学、系统免疫学等领域扩展,研究范围也从一般体液免疫反应和细胞免疫反应,延伸到系统免疫中的调控机理和调控分子,精确细致的研究将有助于提高疫苗的有效性和安全性。

(吴晋元,胡云章,孙茂盛)

参考文献

［1］ Plotkin S A, Orenstein W, Offit P A, et al. Vaccines. 6th ed. Philadelphia: Elsevier Saunders, 2012, 73.

［2］ 杨永弘,主编.儿科疫苗学.北京:北京科学技术出版社,2013,12-37.

［3］ 卢锦汉,章以浩,赵铠,主编.医学生物制品学.北京:人民卫生出版社,1995,328.

［4］ 赵铠,章以浩,李河民,主编.医学生物制品学.2版.北京:人民卫生出版社,2007,10-12.

［5］ 刁连东,孙晓冬,主编.实用疫苗学.上海:上海科学技术出版社,2015,5-7.

［6］ Burke M, Rowe T. Vaccinations in older adults. Clin Geriatr Med, 2018, 34(1): 131-143.

［7］ Marano N, Rupprecht C, Regnery R. Vaccines for emerging infections. Rev Sci Tech, 2007, 26(1):203-215.

［8］ Gaufin T, Tobin N H, Aldrovandi G M. The importance of the microbiome in pediatrics and pediatric infectious diseases. Curr Opin Pediatr, 2018, 30(1): 117-124.

［9］ Fuller C, Hudgins E, Finelt N. Human-papillomavirus-related disease in pediatrics. Curr Opin Pediatr, 2018, 30(1): 169-174.

［10］ Rowland S S, Mayner R L, Barker L. Advancing TB vaccines to Phase I clinical trials in the US: regulatory/manufacturing/licensing issues. Tuberculosis (Edinb), 2005, 85(1-2): 39-46.

［11］ Vainio H . The need for preventive drugs and vaccines in global cancer control: a challenge for public health and for industry. Toxicol Ind Health, 2002, 18(2): 84-90.

［12］ Lau C Y, Velasco P P, Johnston M I. A new era in HIV vaccine development. Expert Rev Anti Infect Ther, 2007, 5(2): 205-215.

［13］ Clements C J, Wesselingh S L. Vaccine presentations and delivery technologies what does the future hold? Expert Rev Vaccines, 2005, 4(3): 281-287.

［14］ Kieny M P, Girard M P. Human vaccine research and development: an overview. Vaccine, 2005, 23(50): 5705-5707.

［15］ Berman S, Giffin R B. Global perspectives on vaccine financing. Expert Rev Vaccines, 2004, 3(5): 557-562.

［16］ Tokuhara D. Challenges in developing mucosal vaccine and antibodies against infectious diarrhea in children. Pediatr Int, 2018, 60(3): 214-223.

［17］ Plennevaux E, Moreau A, Arredondo-García J L, et al. Impact of dengue vaccination on serological diagnosis: insights from phase III dengue vaccine efficacy trials. Clin Infect Dis, 2018, 66(8): 1164-1172.

［18］ 高云华,吴曙霞,刁天喜.预防疫苗产业市场的现状与发展趋势.中国新药杂志,2008,17(20): 1736-1738.

［19］ 赵艳伟,冯子健.国产与进口流行性感冒病毒裂解疫苗安全性和免疫原性的 Meta 分析.中国疫苗

和免疫,2009,15(1):19-26.

[20] 李万军,王世清,王志勇,等.两种流行性乙型脑炎疫苗的安全性和免疫效果观察.实用预防医学, 2007,14(3):699-701.

[21] 闻玉梅.治疗性乙肝疫苗的研究进展//第十二次全国病毒性肝炎及肝病学术会议论文集.北京: 中华医学会,2005.

[22] 耿艺介,汪武新,谢远辉,等.国产和进口人用纯化 Vero 狂犬疫苗的免疫效果研究.中国热带医 学,2005,5(6):1168-1170.

[23] Hughes J M. SARS:an emerging global microbial threat. Trans Am Clin Climatol Assoc,2004, 115:361-374.

[24] Miller M,Cho J Y,Baek K J,et al. Plasmid DNA encoding the respiratory syncytial virus G protein protects against RSV-induced airway hyperresponsiveness. Vaccine, 2002, 20: 3023-3030.

[25] Kojima Y,Xin KQ,Ooki T,et al. Adjuvant effect of multi-CpG motifs on an HIV-1 DNA vaccine. Vaccine, 2002, 20: 2857-2865.

[26] 张晓春,蔡军,王杰.成都市健康人群流脑 A 群和 C 群抗体水平监测及 A+C 群流脑疫苗免疫效 果分析.现代预防医学,2007,34(4):822-824.

[27] 于滨.基因重组乙型肝炎疫苗的临床应用.实用药物与临床,2006,9(1):52-53.

[28] 徐向田.治疗性乙肝疫苗研究和应用进展//2006 年全国肝炎疫苗研究及应用经验交流会论文 集.成都:中国肝炎防治基金会,2006.

[29] 陈大明,肖宏.全球乙型肝炎疫苗研发分析.第二军医大学学报,2006,27(7):774-777.

[30] 罗德炎.大流行流感裂解疫苗的研制及关键技术的研究.重庆:第三军医大学,2008.

[31] Schwerdtle P,Onekon C K,Recoche K. A quantitative systematic review and meta-analysis of the effectiveness of oral cholera vaccine as a reactive measure in cholera outbreaks. Prehosp Disaster Med, 2018, 10: 1-5.

[32] Al-Tawfiq J A,Memish Z A. Dengue hemorrhagic fever virus in Saudi Arabia:a review. Vector Borne Zoonotic Dis, 2018, 10.

[33] 王全楚,周永兴,姚志强,等.不同载体及靶基因对乙型肝炎病毒 DNA 疫苗免疫效果的影响.世界 华人消化杂志,2000,8(3):289-291.

[34] 杜德伟,周永兴,冯志华,等.IL-12 及 HBV 基因疫苗共同免疫小鼠的效果.世界华人消化杂志, 2000,8(2):128-130.

[35] Howard K A,Alpar H O. The development of polyplex-based DNA Vaccines. J Drug Target, 2002, 10: 143-151.

[36] Hasan U A,Harper D R,Wren B W,et al. Immunization with a DNA vaccine expressing a truncated form of varicella zoster virus glycoprotein E. Vaccine, 2002, 20: 1308-1315.

[37] Roshiha G M,Myioshi A,Azevedo V,et al. Molecular and immunological characterisation of recombinant Brucella abortus glyceralde-hyde-3-phosphate-dehydrogenase,a T-and B-cell reactive protein that induces partial protection when co-administered with an interleukin-12-expressing plasmid in a DNA vaccine formulation. J Med Microbiol, 2002, 51: 661-671.

[38] Weiss R,Scheiblhofer S,Freund J,et al. Gene gun bomdardment with gold particles displays a

particular Th2-promoting signal that over-rules the Th1-inducing effect of immunostimulatory CpG motifs in DNA Vaccines. Vaccine, 2002, 20: 3148-3154.

[39] van Eden W. Immune tolerance therapies for autoimmune diseases based on heat shock protein T-cell epitopes. Philos Trans R Soc Lond B Biol Sci, 2018, 373(1738): 1-11.

[40] Santos P M, Butterfield L H. Dendritic cell-based cancer vaccines. J Immunol, 2018, 200(2): 443-449.

[41] Steinbach A, Riemer A B. Immune evasion mechanisms of human papillomavirus: an update. Int J Cancer, 2018, 142(2): 224-229.

[42] 董关木,王军志.SARS疫苗的研究进展.中国生物制品学杂志,2004,17(1): 64-66.

[43] 张钰,刘宇罡,张健,等.H5N1禽流感疫苗的研究进展.临床合理用药杂志,2009,2(5): 92-94.

[44] Vonka V, Hamsí ková E. Vaccines against human papillomaviruses — a major breakthrough in cancer prevention. Cent Eur J Public Health, 2007, 15(4): 131-139.

[45] 孟胜利,严家新.人乳头瘤病毒疫苗研究进展.国际生物制品学杂志,2009,32(2): 83-86.

[46] 张晓燕,徐建青,邵一鸣.艾滋病疫苗的研究进展.科技导报,2005,23(8): 75-79.

[47] 李丙生,周曾芬.幽门螺旋杆菌疫苗的研究现状.胃肠病学和肝病杂志,2004,13(2): 203-206.

[48] von Reyn C F, Vuola J M. New vaccines for the prevention of tuberculosis. Clin Infect Dis, 2002, 35: 465-474.

[49] Deng H, Kowalczyk D, Blaszczyk-Thurin M, et al. A modified DNA vaccine to p53 induces protective immunity to challenge with a chemically induced sarcoma cell line. Cell Immunol, 2002, 215: 20-31.

[50] Velasquez D E, Parashar U, Jiang B. Decreased performance of live attenuated, oral rotavirus vaccines in low-income settings: causes and contributing factors. Expert Rev Vaccines, 2017, 29: 1-17.

[51] 梁争论,方鑫.乙型肝炎治疗性疫苗的研究进展.中国预防医学杂志,2007,8(4): 499-503.

[52] 冯育芳,魏强.HIV疫苗实验研究的现状.中国比较医学杂志,2006,16(12): 763-766.

[53] 崔萍,刘文菊.禽流感疫苗研究进展.北京农业,2009,15: 55-57.

[54] Epstein S L, Tumpey T M, Misplon J A, et al. DNA vaccine expressing conserved influenza virus proteins protective against H5N1 challenge infection in mice. Emerg Infect Dis, 2002, 8: 796-801.

[55] Raynard R S, Bricknell I R, Billingsley P F, et al. Development of vaccines against sea lice. Pest Manag Sci, 2002, 58: 569-575.

[56] Riedl P, El-Kholy S, Reimann J, et al. Priming biologically viral epitope by DNA vaccination. J Immunol, 2002, 169: 1251-1260.

[57] Triccas J A, Sun L, Palemdira U, et al. Comparative affects of plasmid-encoded interleukin 12 and interleukin 18 on the protective efficacy of DNA vaccination against *Mycobacterium tuberculosis*. Immunol Cell Biol, 2002, 80: 346-350.

第3章 新型疫苗及研究进展

3.1 新型疫苗的发展历程、概念和类别

3.1.1 新型疫苗的发展历程

疫苗学是一门多学科交叉科学,既依赖于理论研究又依赖于经验。虽然传统疫苗与新型疫苗在时间和核心技术方面不能完全划定界限,但也存在明确的差异。研究两种疫苗间的相互关系有利于科学客观地评价和改进疫苗的质量,促进新疫苗的开发和应用。

疫苗的诞生最早可追溯到 18 世纪的中国,那时已出现以接种天花患者的脓液来预防天花。虽然这种不经任何处理就直接对人体进行接种人痘的手段带有一定的危险性,但却为利用疫苗预防高危恶性传染病开了先河。

长期以来,传统疫苗学为人类在疫苗方面的研究奠定了稳定的基础,而以基因工程疫苗为核心的新型疫苗研发也已有 30 多年。基因工程乙肝疫苗、人乳头瘤疫苗、出血热疫苗,以及一些多联多价疫苗等的研制成功,既显示了新型疫苗的优势,也反映了新型疫苗研发的难度。新型疫苗研究就是要克服常规技术不能或很难解决的问题,例如难培养的病原、容易变异的病原、容易诱发严重免疫病理反应的病原,甚至有些具有潜在致癌性的病原,这都需要采用新型疫苗技术对其进行改造。新型疫苗除了对传统疫苗进行改造之外,加强治疗性疫苗的研究、发展多联多价疫苗,也是新型疫苗发展的重要方向。

3.1.2 新型疫苗的概念和类别

新型疫苗是采用生物化学合成技术、分子微生物学技术、基因工程技术等现代生物技术制造出的疫苗,是近年来新发展的用于疾病预防和治疗的疫苗。

基因克隆与表达、DNA 测序、DNA 合成、基因组学、生物信息学等的进展,加速了抗原的分离与鉴定、致病微生物的修饰与改造,促进了疫苗研发技术的发展;新的抗原分离纯化工艺技术,以及分子免疫学的发展,大大促进了疫苗学的发展,使疫苗的研究范围大大拓宽,不再仅局限于感染性疾病及其预防。目前疫苗的研究已经涉及肿瘤疫苗及其他非感染性疾病疫苗,其中发展治疗性疫苗也是新型疫苗研究的重中之重。

不同于常规传统疫苗,新型疫苗包括基因工程疫苗、遗传重配疫苗、合成肽疫苗、抗

独特型抗体疫苗,以及微胶囊可控缓释疫苗等。新型疫苗以基因工程疫苗为主体,是在分子生物学、分子免疫学、蛋白化学以及相应的生物高技术基础上发展起来的。

3.2 基因工程疫苗

基因工程疫苗(gene engineered vaccine)也称遗传工程疫苗(genetically engineered vaccine),是指使用重组 DNA 技术克隆并表达保护性抗原基因,利用表达的抗原产物,或重组体本身制成的疫苗。基因工程疫苗主要包括重组亚单位疫苗、基因缺失活疫苗、重组载体活疫苗、核酸疫苗和蛋白质工程疫苗 5 种。

3.2.1 重组亚单位疫苗

将编码目标抗原的基因和载体质粒重组后转入受体,如酵母或哺乳动物细胞中使之表达,提取表达的抗原可制成重组亚单位疫苗。

基因工程表达的抗原产量大、纯度高、免疫原性与天然的相近,不但可用来替代传统方法生产亚单位抗原,还可用于那些病原体难于培养或有潜在致癌性,或有免疫病理作用的疫苗研究。基因工程重组亚单位疫苗具有良好的安全性,针对性强,可反复使用,对其他疫苗干扰小,易组成多联多价,但制备成本相对较高,免疫原性一般较弱。因此,选择规模化培养技术降低成本和使用合适的佐剂增强免疫效果,是重组亚单位疫苗形成产品的关键。

迄今为止,在研的人用基因工程亚单位疫苗至少有几十种,已研制成功并上市的有 3种:基因工程乙型肝炎疫苗、基因工程人乳头瘤疫苗、基因工程戊型肝炎疫苗等。其中基因工程乙肝疫苗是第一个成功使用基因工程技术改造和替代传统疫苗的典范。1986 年美国默克(Merk)公司采用重组酵母表达乙肝表面抗原(hepatitis B surface antigen,HBsAg)的乙型肝炎疫苗获准生产,这是最早也是最成功的基因工程疫苗。我国科学家自 20 世纪 80 年代初开展哺乳动物细胞表达的基因工程乙肝疫苗的研究,于 1992 年获得成品疫苗,这也是世界上第一个批准上市的由哺乳动物细胞生产的乙肝基因工程疫苗。21 世纪,采用基因工程技术又相继开发了人乳头瘤病毒(human papillomavirus,HPV)疫苗,Merk 公司采用重组酵母制备了 4 价疫苗(HPV6、11、16、18 型),使用铝佐剂增效,保护效果达 90% 以上,已在 70 多国家注册;葛兰素史克(GSK)公司采用重组杆状病毒制备了 2 价(HPV16、18 型)疫苗,并使用 AS04 佐剂(明矾和单磷酰脂质 A)增效,预防HPV16 和 18 感染的保护效果也达 90% 以上。厦门大学国家传染病诊断试剂与疫苗工程技术研究中心研制出的戊肝疫苗(HEV 239,HEV ORF2aa368-606)已于 2011 年通过国家食品和药品监督管理局的批准,成为世界上第一个注册的戊肝疫苗,也是目前世界上第一个注册的大肠杆菌表达的人用基因工程疫苗,该疫苗加铝佐剂混合后制成成品。

3.2.2 基因缺失活疫苗

利用 DNA 重组技术,使得与毒力有关的基因发生定向缺失,使微生物丧失毒力而保留免疫原性所制成的活疫苗就是基因缺失活疫苗,也称为分子减毒活疫苗。基因缺失突变株具有突变性状明确、稳定、不易反祖等优点,是研究安全有效的新型减毒活疫苗的重要途径。

美国马里兰大学疫苗中心使用基因工程技术对霍乱弧菌进行分子减毒,选育出基因缺失活疫苗菌株,成功研制出第一个口服霍乱减毒活疫苗,其疫苗株 CVD103-HgR 缺失94% 编码毒力基因 CTA1 亚单位基因,保留了毒力基因 B 亚单位(ctx A-ctx B+)的减毒株,同时在溶血素 A(hlyA)基因位点插入了汞抗性基因,以区分疫苗株和野毒株,该疫苗株保留了霍乱弧菌的抗菌抗毒免疫特点。CVD103-HgR 株口服霍乱弧菌减毒活疫苗已在加拿大、欧洲和南美一些国家注册上市。

虽然詹纳首次使用牛痘接种儿童预防天花感染,开创了人类历史上使用疫苗进行人工免疫预防传染病的新纪元,但是痘苗病毒疫苗存在较强的局部发痘反应和少量但极其严重的并发症,因此,利用基因工程技术研发低毒高效的新一代天花疫苗势在必行。

一方面利用基因工程技术删除痘苗病毒的毒力相关基因,如痘苗病毒宿主范围基因(C7L、K1L)、痘苗病毒免疫抑制相关基因[类淋巴因子受体(TNFR、IL-1R、IFN-YR)、干扰素抗性蛋白(F3L、K3L)、抗补体活性蛋白 VCP 及丝氨酸蛋白酶抑制剂(SPI)],以及胸苷激酶基因 J2R、核糖核苷酸还原酶基因 I4L、F4L 等,以达到不同程度地降低痘苗病毒疫苗的不良反应。另一方面是基于 1992 年 Taylor 等提出的"非复制型载体(none-replicating vector)"的概念[1],或称复制缺陷型载体(replication defective vector),即重组微生物接种于机体后,不能产生感染性的后代,但保留了良好的 mRNA 转录和蛋白表达的功能,一些载体还保留了与亲本株相近的基因组复制的能力,因此能高效表达保护性抗原,以刺激机体产生免疫反应,这类载体具有高度安全性。1992 年,Tartaglia 等选择曾作为天花疫苗在人体中广泛使用过的痘苗病毒哥本哈根(Copenhagen)株作为出发毒株,通过基因重组技术去除该病毒的 18 个基因(包括 2 个宿主范围基因 K1L、C7L,及 16个毒力相关基因 J2R、I4L、A56R、A26L、B13R/B14R、C1-6L、N1-2L 和 M1-2L 等),成功构建了在人源细胞中失去繁殖能力的非复制型哥本哈根株重组痘苗病毒 NYVAC。我国科学家参考 Copenhagen 株痘苗病毒序列,将中国天坛株痘苗病毒通过基因重组技术,从其基因组中去除与宿主范围及毒力相关的 26 个基因,成功构建了复制缺陷型天坛株重组痘苗病毒,命名为 NTV。该病毒保留了与原天坛株痘苗病毒相近的 DNA 复制、RNA 转录和蛋白翻译功能,病毒毒力明显下降,免疫效果好。

3.2.3 重组载体活疫苗

将编码特定病原体免疫原性蛋白的基因插入已有微生物疫苗株基因组的某个部位,使之高效表达,制成重组载体疫苗,诱导特定免疫应答。载体疫苗表达的保护性抗原不需纯化,依靠重组微生物在体内表达,直接刺激机体产生特异免疫保护反应,免疫原性接近天然,载体本身可发挥佐剂效应增强免疫效果。如在研的以腺病毒或痘苗病毒为载体的艾滋病疫苗。

（1）痘病毒载体

我国科学家使用我国痘苗病毒天坛株，成功构建了可用于外源基因表达和重组疫苗研究的基因工程高效表达系统。使用该系统针对 EB 病毒、甲肝、乙肝和麻疹等疾病的 4 种重组痘苗病毒疫苗在国际上率先进行了小量人体免疫观察。该载体疫苗虽具有较好的免疫效果，但其局部与全身反应与亲本株非常接近，所以需要进一步降低载体毒力。

Taylor 等[1] 1992 年提出了"非复制型病毒载体"的概念，即重组微生物接种于机体后，不能产生感染性的后代，但保留了良好的 mRNA 转录和蛋白表达的功能，一些载体还保留了与亲本株相近的基因组复制能力，因此能较高表达保护性抗原，以刺激机体产生免疫反应，具有高度安全性，并在一定程度上可提高再次免疫的效果。他们利用仅在禽类细胞中繁殖的鸡痘病毒（FPV）作为载体，构建了表达狂犬病毒包膜糖蛋白的重组鸡痘病毒。该团队在 1991 年发现，金丝雀痘病毒（CPV）以及其减毒疫苗株 ALVAC 较 FPV 更为有效，并进行了小批量人体试验，取得较好效果。该载体十分安全，但总体免疫反应弱，病毒用量较大，给实际应用带来一定困难。我国科学家借鉴了 J. Tartaglia 等构建的非复制型哥本哈根株重组痘苗病毒 NYVAC 的经验，成功构建了复制缺陷型天坛株重组痘苗病毒，命名其为 NTV，该载体保留了与原天坛株痘苗病毒相近的 DNA 复制、RNA 转录与蛋白翻译能力，病毒毒力明显下降，外源基因表达高，免疫效果好。

（2）腺病毒载体

目前大多数临床载体是由 5 型腺病毒（adenovirus serotype 5，Ad5）载体衍生而来，这是最常见和研究最深入的血清型。已有动物实验证明，复制缺陷型腺病毒单次注射或基础加强免疫，均可诱导有效的免疫应答和防止埃博拉病毒的感染[2,3]，并且单一的重组腺病毒（rAd）疫苗可诱导更快更有效的免疫应答。

此外，在 HIV 疫苗研发中发现，给予猕猴 rAd5 疫苗和 DNA 初次免疫／rAd5 加强免疫，均可产生部分保护力。由 Merck 研究实验室和美国国立卫生研究院（National Institutes of Health，NIH）疫苗研究中心进行的 HIV-1 复制缺陷型病毒载体的 Ⅰ 期和 Ⅱ 期临床研究实验初步证实，rAd5 疫苗在人体内能诱导有效的细胞免疫应答[4]。复制缺陷腺病毒也被用于多种其他传染病动物模型，如鼠疫、炭疽、流感和疟疾。

rAd 载体已被证明在多种动物模型中具有免疫原性和保护性免疫力，其转导进入细胞后，可合成自身基因产物，并高效诱导辅助细胞和特异性的细胞毒性 T 细胞免疫。但是体内存在的抗 Ad 抗体会抑制 rAd5 疫苗接种的免疫应答。

根据其在人体内繁殖的特点，载体疫苗可分为复制型与非复制型两类。复制型载体疫苗与减毒活疫苗相似，可在机体内繁殖，疫苗用量少，保护性抗原产生多，免疫效果好，但不良反应与所用载体微生物相近。非复制型载体疫苗免疫接种后不能产生感染性的子代病毒，免疫效果相对较弱，疫苗用量大，成本较高，但十分安全。在曾感染过载体微生物的机体中，因机体对载体微生物已具免疫力，接种相应载体疫苗后，一方面会因再次免疫的加强作用，形成对载体的优势免疫反应，另一方面会因已存在的载体免疫，影响重组微生物（载体疫苗）的繁殖，减少目标抗原的表达量，进而影响目标抗原的免疫效果。

所以,解决复制型载体疫苗的安全性问题、非复制型载体疫苗免疫效果弱的问题,以及机体对载体疫苗中载体自身的免疫反应,已成为影响载体疫苗研究的重要问题。

3.2.4　核酸疫苗

把一个或几个抗原蛋白的编码基因克隆到真核表达载体上,将此重组质粒转入机体内,使编码基因借助宿主的转录和翻译机制获得表达,进而通过抗原提呈细胞,将抗原提呈给免疫细胞,激活机体的细胞和体液免疫应答。DNA 疫苗除了可以通过在注射部位细胞表达外源抗原,还可以在吞噬了外源抗原基因的免疫细胞内,直接表达外源抗原,诱发机体免疫应答。其显著特点是疫苗制剂的主要成分不是基因表达产物或重组微生物,而是基因本身,即核酸。

核酸疫苗的概念最早是在 1990 年提出的,J. A. Wolff 等人在研究基因导入机体细胞的方法时,意外地发现对照组的质粒 DNA 可以高表达其所携带的外源基因,并且可能诱发机体产生针对外源基因产物的免疫反应,因而预测其可用于疫苗的研究。1992 年,D. C. Tang 等人证实给小鼠直接注射含有人生长激素基因的质粒 DNA,可以诱发小鼠产生针对人生长激素的抗体,这一研究结果标志着核酸疫苗的出现,当时被称为 DNA 疫苗,随后又有研究发现,注射 RNA 也可诱发机体产生同样免疫应答效果。因此,1994 年世界卫生组织将此类疫苗统称为核酸疫苗。

DNA 疫苗的小动物实验显示出良好的免疫效果。如流感 DNA 疫苗能在小鼠体内表达流感病毒序列保守的核蛋白,对不同毒株的攻击有交叉免疫保护,提示有望制成通用疫苗;乙型肝炎 DNA 疫苗可消除转基因动物体内的乙型肝炎表面抗原,提示有治疗作用。至今已有艾滋病、流感、单纯疱疹、乙型肝炎、疟疾等多种 DNA 疫苗进行了临床研究,但由于表达量低而免疫效果欠佳。提高 DNA 疫苗的抗原表达、免疫原性和抗感染的免疫保护力,仍是 DNA 疫苗研究领域中的关键问题,20 多年来尚无一种人用 DNA 疫苗研制成功。

目前只有 3 种兽用 DNA 疫苗和 1 种兽用 DNA 药物(或称免疫增强剂)成功上市。第一个是 2005 年由美国农业部批准上市的辉瑞(Pfizer)旗下的公司生产的西尼罗病毒(West Nile virus)DNA 疫苗,该疫苗经肌内注射免疫,用于保护马匹免受西尼罗病毒感染。第二个是 2005 年由加拿大批准上市的诺华(Novartis) 公司生产的鲑鱼传染性造血组织坏死病毒(infectious hematopoietic necrosis virus,IHNV)DNA 疫苗,该 DNA 疫苗表达传染性造血组织坏死病毒的外壳糖蛋白 G,经肌内注射免疫,用于预防感染鲑鱼传染性造血组织坏死病毒。第三个是 2007 年在美国上市的由 Merial 公司生产的犬黑色素瘤 DNA 疫苗,该疫苗以表达的异源性人酪氨酸酶作为抗原,用于犬的恶性黑色素瘤的治疗。第四个是 2007 年由澳大利亚批准的 VGX Animal Health 公司生产的猪生长激素释放激素(growth hormone-releasing hormone,GHRH)DNA 药物。该 DNA 药物通过肌内注射和体内电穿孔技术,使 GHRH 在猪体内高效表达,表达的 GHRH 可明显增强猪的天然免疫反应,这种效应可持续数百天,有效提高了猪抵抗肺炎支原体和生殖及呼吸道综合征病毒感染的能力，从而预防孕猪流产，提高母猪产仔量。

目前 DNA 疫苗的研究已从各种感染性疾病扩展到非感染性疾病，包括预防性糖尿病疫苗和治疗性肿瘤疫苗的研究等。

3.2.5 蛋白质工程疫苗[5]

蛋白质工程疫苗（protein engineered vaccine）是指将抗原基因加以改造，使之发生替换、插入、缺失、构型等改变，甚至进行不同基因或部分结构域的人工组合，以期达到增强其产物的免疫原性、扩大反应谱、去除有害作用或不良反应的一类疫苗。蛋白质工程疫苗的设计原意是将蛋白质工程中蛋白质改造的设计理念和技术，应用于疫苗靶抗原的研究，以获得免疫原性好、抗原反应谱广、不良反应小的全新疫苗靶抗原。蛋白质工程疫苗概念的提出已有 20 余年，但至今，不论是人用的还是兽用的，尚无一个疫苗是真正使用了严格意义上的蛋白质工程技术研制成功的。

3.3 遗传重配疫苗

从通过使用遗传重配方法获得的重组微生物制成的疫苗称为遗传重配疫苗（genetic reassortment vaccine）。通常是将对人体无致病性的弱毒株与强毒株（多为野毒株）混合感染，弱毒株与野毒株间发生基因组片段交换造成重配，然后使用特异方法筛选出对人体不致病但又含有野毒株免疫原性基因片段的重配毒株。遗传重配技术适用于分节段基因组的病毒，反向遗传重配技术的应用大大促进了分节段基因组病毒疫苗株的构建和选育。

采用反向遗传技术，将适应于鸡胚的 PR8 株流感病毒的 6 个内部基因节段（NP、PB1、PB2、PA、M 和 NS）与流行株的血凝素（HA）和神经氨酸酶（NA）基因在细胞培养中进行定向 6 + 2 重配，即可获得含新流行毒株保护性基因的疫苗生产重配毒株，重配病毒具有新出现的流感病毒的抗原性和对人无致病性的弱毒特性。

轮状病毒（rotavirus）是分节段基因组病毒，使用遗传重配技术是获得减毒活疫苗的重要途径。轮状病毒基因组含 11 个片段，其中 VP4、VP6 和 VP7 是病毒主要的抗原蛋白，VP4 和 VP7 具有中和抗原活性。目前市场上广泛使用的是由 Merck 公司研制的 5 价口服减毒活疫苗 RotaTeq。该疫苗是以单价牛源人用口服轮状病毒活疫苗株 WC3 为母株（G6 型），由与人不同血清型轮状病毒重配后获得的 G1～G 4 的 VP7 4 种重配株，与 1 株已和 P1A〔8〕型 VP4 基因重配的毒株组成的 5 价人用口服轮状病毒疫苗。2006 年，葛兰素史克公司（GSK）使用人轮状病毒 G1P〔8〕型毒株研制的单价减毒活疫苗上市，显示了较好的交叉免疫保护效果。

3.4 合成肽疫苗

合成肽疫苗（synthetical peptide vaccine）也称表位疫苗，它是通过参照保护性抗原表位或抗原决定簇的氨基酸序列，来人工合成与其相同的肽段，并辅以适当的载体或佐剂而制成的一种新型基因工程疫苗,是最为理想的安全新型疫苗,其研制方法也是目前研制预防和控制感染性疾病和恶性肿瘤的新型疫苗的主要方向之一。该技术特别适用于不能通过体外培养而获得足够量抗原的微生物病原体或生长滴度低的微生物。合成肽疫苗具有诱发细胞反应强烈、持续时间长、有记忆功能等优点,但同时其缺点也很明显,比如抗原表位的局限性,某些需合成的肽段构象必须与完整病毒上的抗原决定簇构象一致,选定的单一抗原决定簇必须有足够强的免疫原性,以及多肽合成和纯化技术的局限性等。

合成肽疫苗的研究最早始于口蹄疫病毒(FMDV)合成肽疫苗,主要集中在 FMDV 的单独 B 细胞抗原表位(VPI 环)或与 T 细胞抗原表位结合制备的合成肽疫苗研究。目前,我国中牧公司和申联生物医药(上海)公司均有猪口蹄疫 O 型合成肽疫苗(多肽 2570 + 7309)产品上市。

3.5　肿瘤治疗性疫苗

治疗性疫苗是介于预防性疫苗与药物之间的一种生物制品。治疗性疫苗是通过主动免疫的方式治疗已患病的机体,控制疾病的进一步发展,或是逆转、改善患者的临床过程,甚至使之痊愈。

目前对于肿瘤的治疗方案主要是借助于手术、化疗或者放疗,但是这几种方案均有一定的局限性,且对不良反应非常大。因此,研究者开始致力于研发一种新型的免疫疗法来治疗肿瘤。肿瘤免疫疗法的主要目的是,增强针对恶性肿瘤尤其是靶向肿瘤细胞的获得性免疫应答和天然免疫应答。肿瘤疫苗是将肿瘤抗原以多种形式,如肿瘤细胞、肿瘤相关蛋白或多肽,以及表达肿瘤抗原的基因等导入患者体内,以克服肿瘤引起的免疫抑制状态,增强免疫原性,激活患者自身的免疫系统,诱导机体细胞免疫和体液免疫反应,达到控制或清除肿瘤的目的。细胞、细胞因子、基因及单克隆抗体疗法已日渐成为治疗肿瘤免疫疗法的新方法,并在多种肿瘤的临床前或临床得到证实。2010 年美国 FDA 批准第一个真正的治疗性癌症疫苗"Provenge/ sipuleuce-T",用于治疗晚期前列腺癌,这是第一个自体主动免疫疗法药物。该疫苗的出现在治疗性肿瘤疫苗研究史上具有里程碑式的意义。

3.5.1　细胞疫苗

树突状细胞(dendritic cell,DC)是目前发现的、功能最强大的专职抗原呈递细胞。DC 捕获抗原,经加工处理后迁移至二级淋巴组织,激活辅助 T 淋巴细胞和毒性 T 淋巴细胞。制备 DC 细胞肿瘤疫苗包括为 DC 负载已知的肿瘤特异性抗原、抗原多肽、cDNA 或者从肿瘤细胞中分离的 RNA。但事实证明该方法并不能有效诱导 T 细胞免疫应答,且仅适用于肿瘤抗原已知的情况,而大多数肿瘤抗原或肿瘤特异性多肽表位并不清楚。因此,目前的研究主要集中在寻找更有效的方法,将肿瘤抗原呈递至 DC 细胞内。

一种策略是制备杂交细胞系,将肿瘤细胞与 DC 杂交,制成疫苗。树突状细胞免疫疗法已在临床中被证实其可行、无毒,并在有些病患中非常有效。第一个被用于临床研究的 DC 疫苗是 B 细胞淋巴瘤。目前,DC 肿瘤疫苗已用于黑素瘤、乳腺癌、多发性骨髓瘤、非霍奇金淋巴瘤、淋巴细胞性白血病、前列腺癌、肺癌及肝癌等多种肿瘤的治疗研究。用于治疗晚期前列腺癌的 Provenge/sipuleuce-T 是将粒细胞巨噬细胞集落刺激因子(GM-CSF)与前列腺酸性磷酸酶(PAP,90%—95% 的前列腺癌都表达)构成的融合蛋白,在体外通过脉冲呈递至源于患者的 DC。另外一种策略是将整个肿瘤细胞作为疫苗,采用物理、化学或生物方法(紫外线照射、加热和神经氨酸酶等)处理选取自体或同种异体肿瘤细胞,该类疫苗包含了全系列的肿瘤相关抗原(TAA),富含 CD8⁺ T 细胞和 CD4⁺ 辅助 T 细胞的抗原表位,能同时表达 MHC I 和 MHC II 类限制抗原,引起全面有效的抗肿瘤应答和长效记忆 T 细胞[6],这种策略在肿瘤特异性抗原尚未明确的情况下具有其独特的优势。

3.5.2　抗体肿瘤疫苗

根据依赖抗体细胞介导的细胞毒性作用(ADCC)理论设计的单克隆抗体肿瘤疫苗,是疫苗发展的一个新方向。利用重组 DNA 技术产生的高特异性单克隆抗体已被用于癌症治疗[7]。

目前已有 10 种单克隆抗体被美国 FDA 批准用于肿瘤治疗(表 3-1),有 80 多种抗体正处于试验阶段[8,9]。临床在用的抗体主要是针对表皮生长因子受体(EGFR)、人-EGFR2(HER2)、CD20、CD33、CD52 及血管内皮生长因子(VEGF)。治疗性抗体可通过很多种途径导致肿瘤细胞被消灭,比如抗体依赖性细胞毒作用(ADCC)、吞噬作用、补体依赖性细胞毒作用(CDC)及细胞凋亡。FDA 于 2011 年 3 月批准百时美施贵宝的 YERVOY(3 mg/kg)单药疗法,用于不能手术切除或转移性黑色素瘤患者的治疗,目前该药已获全球 40 多个国家和地区的批准[10]。该药为重组人单克隆抗体,与 CTLA-4 结合后阻断其与其配体 CD80/CD86 的相互作用,进而增强 T 细胞的活化和增殖。

表 3-1　美国 FDA 批准的用于肿瘤治疗的单克隆抗体

抗体名称	靶标	抗体类型	癌症类型	可能机制
Rituximab	CD20	嵌合抗体	乳腺非霍奇金淋巴瘤,慢性淋巴细胞白血病	细胞凋亡,CDC,ADCC
Ofatumumab	CD20	人源化抗体	乳腺非霍奇金淋巴瘤,慢性淋巴细胞白血病	CDC
Ibritumomab tiuxetan	CD20	放射标记的鼠抗体	乳腺非霍奇金淋巴瘤	靶标的放射性治疗
Tositumomab	CD20	放射标记的鼠抗体	乳腺非霍奇金淋巴瘤	靶标的放射性治疗
Gemtuzumab ozogamicin	CD33	人源化抗体	急性粒细胞白血病	细胞毒作用

（续表）

抗体名称	靶标	抗体类型	癌症类型	可能机制
Alemtuzumab	CD52	人源化抗体	B细胞慢性淋巴细胞白血病	细胞凋亡,CDC,ADCC
Trastuzumab	HER-2/neu	人源化抗体	乳腺癌	细胞凋亡,ADCC
Bevacizumab	VEGF	人源化抗体	乳腺癌,肺癌,结肠癌	血管新生抑制剂
Cetuximab	EGFR	嵌合抗体	结肠癌,头颈肿瘤	细胞凋亡,ADCC
Panitumomab	EGFR	人源化抗体	结肠癌	细胞凋亡

3.5.3　基因工程疫苗

基因疗法已应用于很多临床实例中,比如传染性疾病、心血管疾病、神经退行性疾病以及肿瘤[11]。肿瘤基因疗法是指将免疫共刺激分子在体内或者体外转入肿瘤细胞中,该方法已被广泛用于前列腺癌、头颈肿瘤及结肠癌的研究治疗中[12-14]。但由于原代肿瘤细胞的制备比较困难,因此该法在临床中还未成功使用。腺病毒、逆转录病毒及慢病毒载体的应用,大大提高了基因转染效率和表达效率,已被用在了多种肿瘤疫苗的研发中[11,15,16]。但逆转录病毒和慢病毒载体的最大缺点是可能会导致基因突变,病毒基因组随机插入宿主基因组中导致肿瘤基因的激活[17,18]。腺病毒和禽痘病毒载体不存在插入宿主基因组的风险,已被普遍作为基因工程修饰肿瘤细胞的有效方式。但腺病毒载体具有较强的免疫原性,会被宿主快速清除,因此用作治疗载体并不是最理想的选择(表3-2)[11,19-21]。非病毒载体(聚合物载体,脂质体)也被用来呈递肿瘤特异性抗原而进行肿瘤治疗,虽然其没有免疫原性,但是其过低的转染效率也使其使用受到很大限制[22-24]。虽然借助载体本身或者人体基因表达系统,能持续引起特异性的体液免疫和细胞免疫,这是基因工程疫苗较其他肿瘤疫苗无法比拟的优势,但是许多基因转染技术的局限性仍亟待解决。

表3-2　部分进入临床阶段或已上市的肿瘤疫苗品种

肿瘤疫苗	种类	开发进度	适应证	研发机构	研发机构所属国家
基因工程疫苗					
VGX-3100	DNA疫苗	Ⅱ期	宫颈非典型增生	Inovio	美国
WT1	DNA疫苗	Ⅱ期	急性粒细胞白血病,慢性粒细胞白血病	Inovio	美国
KH901	重组腺病毒疫苗	Ⅱ期	前列腺癌	康弘药业	中国

（续表）

肿瘤疫苗	种 类	开发进度	适 应 证	研发机构	研发机构所属国家
多肽疫苗					
Prostvac	基因工程疫苗	Ⅲ期	阉割性前列腺癌	Bavarian-Nordic	丹麦
GV1001	多肽疫苗	Ⅲ期	胰腺癌	KAEL-GemVax	韩国
Gervarix	多肽疫苗	2009年上市	宫颈癌	葛兰素史克	英国
抗体肿瘤疫苗					
YERVOY	单克隆抗体	2011年上市	黑色素瘤	百时美施贵宝	美国
全细胞疫苗					
Provenge	突状细胞疫苗	2010年上市	转移性去势抵抗性前列腺癌	Dendreon	美国

3.6 新型疫苗中的疫苗佐剂

随着生物学技术的快速发展，新型疫苗逐渐成为当今疫苗领域的主攻方向之一。与传统的灭活或减毒活疫苗相比，亚单位疫苗、基因重组疫苗及多肽疫苗等新型疫苗虽纯度高、分子量小、具良好的抗原特异性和低毒性，但其往往也存在免疫原性弱等问题，因此需要添加佐剂以增强其诱导免疫反应的能力及免疫应答的持久性。因此，在疫苗研发中除了疫苗抗原和细胞基质外，疫苗佐剂（vaccine adjuvant）也是疫苗设计的重要内容之一。自1926年格伦尼（A. Glenny）等发现铝盐的疫苗佐剂效应以来，近百年疫苗佐剂使用过程中的经验积累，以及最近20多年分子细胞免疫学的迅速发展，关于疫苗佐剂的研究和应用进展也非常迅速。

3.6.1 疫苗佐剂的概念、分类及发展史

"佐剂"一词源于拉丁语"adjuvare"，意为"帮助或援助"，它是一类与抗原同时或预先应用、能增强机体针对抗原的免疫应答能力或改变免疫反应类型的物质。早在1925年，拉蒙在制备白喉抗毒素时偶然观察到免疫部位发生脓肿的马匹能够产生更高滴度的抗血清，由此提出了疫苗佐剂能够非特异性地增强疫苗抗原免疫应答的最初理念，他在描述"佐剂"时写道"特异性抗原与其联合使用比单独使用抗原会产生更好的免疫效果"[25]。

1926年格伦尼等发现了铝盐具有疫苗佐剂效应，此后近一个世纪来，铝佐剂仍然是使用最广泛的人用疫苗佐剂。铝佐剂最早以氢氧化铝的形式用于白喉和破伤风类疫苗。在此期间，弗罗因德（J. Freund）研制成功两种均为油包水乳剂（water-in-oil emulsion）佐剂：不完全弗氏佐剂（incomplete Freund's adjuvant，IFA）和以其为基础并添加了灭

活结核分枝杆菌的完全弗氏佐剂(complete Freund's adjuvant，CFA)。虽然弗氏佐剂对多种不同抗原具有良好的佐剂活性，但由于其不良反应较大，所以目前仅限用于兽用疫苗和实验研究。

1948 年批准了第一个以铝盐为佐剂的百白破(diphtheria，tetanus，pertussis，DTP)联合疫苗，此后铝佐剂一直是该三联疫苗在世界范围内的通用佐剂。其优点是：① 成本低；② 稳定性好，特别是当吸附抗原后能增强抗原的稳定性，显著延长疫苗有效期；③ 能显著增强体液免疫应答；④ 大规模生产简便易行；⑤ 工艺生产及质量标准明确可控。但是铝佐剂的大规模使用使得其局限性不断显现，存在的问题是：① 主要诱导体液免疫，细胞免疫较弱；② 会诱导 IgE 应答，产生潜在的过敏反应；③ 在注射部位形成结节；④ 存在一定的不良反应，诱导产生神经退行性病变；⑤ 铝佐剂刺激树突状细胞活化的能力较弱，且不能产生白细胞介素-12(interleukin 12，IL-12)；⑥ 不能有效诱导黏膜免疫。所以针对上述问题，国际上广泛开展了代替铝佐剂的新型疫苗佐剂的研究。

1980 年 R. Edelman 提出疫苗佐剂需要达到的安全性标准至少包括：① 不引起自身免疫病和变态反应，不致畸，具可接受的低不良反应发生率；② 化学组成明确，无致癌性，生物可降解；③ 活性特异于疫苗抗原，而不具有广泛的免疫激活作用。油包水乳剂之一CFA 中含有的结核分枝杆菌具有明确的免疫激活作用，这促使研究人员从中分离纯化其活性组分，从而开创了一个崭新的小分子免疫刺激型佐剂研究领域。

对结核分枝杆菌等多种细菌的免疫刺激活性组分的分离纯化研究发现，胞壁酰二肽(muramyl dipeptide，MDP)和单磷酰脂质 A(monophosphoryl lipid A，MPL)等细菌来源的小分子物质，可诱发天然炎症免疫反应来防御机体感染，具有免疫佐剂效应。在此期间，研究发现 poly A：U 和 polyI：C 等合成佐剂对狂犬病疫苗具有良好的佐剂效果。此外还研制成功了靶向抗原提呈细胞，如巨噬细胞，不引起肉芽肿的第二代呈递系统，如脂质体(liposome)，以及可降解纳米微球等。这些研究进展为下一阶段多种人用疫苗佐剂的批准使用奠定了良好基础。

在 C. Janeway 提出的病原微生物模式识别理论的指导下，从 1996 年起发现了包括TLR(toll-like receptor)和 NLR(nod-like receptor)在内的众多模式识别受体(pattern recognition receptor，PRR)。这些受体识别的配体统称为病原相关分子模式(pathogen-associated molecular pattern，PAMP)。除了上述已用于疫苗佐剂研究的 MDP、MPL 和poly I：C 等，脂肽(lipopeptide)、CpG-ODN(CpG oligodeoxynucleotide)和细菌鞭毛蛋白(flagellin)等更多新发现的 PAMP 及其人工合成衍生物也开始进入疫苗佐剂行列，小分子免疫刺激型佐剂以及人工合成佐剂的研究得到了前所未有的发展。其中 CpG-ODN 的表现尤其突出，在基因工程乙肝疫苗、炭疽病疫苗和疟疾疫苗等临床研究中显示了良好的应用前景，目前 Dynavax 公司以 CpG 1018 为佐剂的基因工程乙肝疫苗正在美国和加拿大等多个国家进行Ⅲ期临床研究。

另有研究证明干扰素、IL-2、IL-12 和 GM-CSF 等多种细胞因子作用于相应的免疫受体，能够通过不同的机制促进抗原特异性体液免疫和细胞免疫应答。这是一类不同于微生物来源的 PAMP 及其衍生物的免疫刺激型佐剂,但是这些细胞因子佐剂大多应用于治疗性疫苗研究。

这一时期具有储存、缓释和靶向抗原作用的呈递系统得到了迅速发展。首先是以病毒微体(virosome,由流感病毒包膜制备的脂质体)为佐剂的甲肝疫苗和流感疫苗获得了批准。其次是具有更好安全性的 MF59 和 AS03 等配方和作用机制相似的水包油乳剂(oil-in-water emulsion)被批准在流感疫苗中大规模使用。此外还出现了以皂角苷(saponin)为基础的新一代脂质体佐剂,如 ISCOM 和 ISCOMATRIX 等。该类佐剂不仅能够增强体液免疫,还能够通过促进蛋白抗原的交叉提呈(cross presentation)和交叉致敏(cross priming)诱生有效的细胞毒性 T 淋巴细胞(cytotoxic T lymphocyte,CTL)反应。

随着对疫苗佐剂作用机制的不断了解,研究者试着将两种或多种不同作用机制的佐剂混合使用,即复合佐剂,以期达到强强联合的效果,进一步增强和(或)调节对某一抗原的免疫应答。GSK 公司研制的大多为复合佐剂,主要由铝盐、水包油乳剂、脂质体和免疫刺激型小分子等,通过不同组合而来。AS04 是该公司研制的复合佐剂,由铝盐和 MPL 组成,以其为佐剂的基因工程乙肝疫苗 Fendrix™ 和基因工程 HPV 疫苗 Cervarix™ 已被批准。AS01 和 AS02 是该公司研制的另两个复合佐剂,前者由脂质体和具有免疫刺激活性的 MPL 和 QS21 组成,后者由水包油乳剂、MPL 和 QS21 组成,以其为佐剂的基因工程疟疾疫苗在非洲地区取得了显著临床效果。此外,由氢氧化铝和 CPG 7909 为复合佐剂的基因工程乙肝疫苗和炭疽病疫苗也在美国进行的临床研究中显示出良好的应用前景。

3.6.2 疫苗佐剂的作用机制及分类

(1) 具有储存、缓释和靶向抗原作用的呈递系统

呈递系统能够在注射局部储存和缓释抗原,通过持续刺激免疫系统引起有效的免疫应答。呈递系统应该具有纳米级尺度,可以有效地将抗原靶向到 APC 并促进抗原的加工和提呈,并能在注射局部或引流淋巴结引起局部炎症反应,从而促进抗原的特异性免疫应答。目前批准使用的大多数人用疫苗佐剂,如铝佐剂、病毒微体,以及 MF59 和 AS03 等水包油乳剂,都属于这一类型。

铝盐佐剂虽已使用了近一个世纪,但是其机理还并不清楚。一般认为,它具有抗原缓释的作用,抗原吸附于铝盐颗粒上,稳定性提高,在接种局部储存并缓慢释放,在较长时间内持续刺激免疫细胞,从而维持有效免疫应答过程并最终产生良好的免疫记忆。但是这一理论受到了其他一些研究者的质疑,有报道认为抗原吸附及在注射位点储备并不能产生免疫增强作用[26]。2008 年,Eisenbarth 发现铝佐剂通过刺激炎症复合体 NLRP3 引发免疫应答[27],为佐剂作用机理研究开创了新局面。铝佐剂诱导产生大量尿酸,激活了 Nalp3 炎症体,从而诱导了前炎性细胞因子 IL-1β、IL-18 的产生[28]。NLRP3(NACHT-LRR-PYD-containing protein 3)炎性小体是胞内的一种多蛋白聚合物,其功

能是募集和活化细胞内 caspase-1 及细胞因子前体(如 IL-1β,IL-18)的进一步加工。NLRP3 被铝激活后,刺激炎性 DC 活化,诱导产生包括 IL-1β 在内的几种炎性细胞因子,从而引起后续一系列 Th2 型应答。但是用铝佐剂免疫 NLRP3 缺陷型小鼠做研究,结果表明 NLRP3 缺陷对 T、B 细胞应答并无显著影响。因此,NLRP3 在铝佐剂中的作用还存在争议。

MF59 和 AS03 都是含有角鲨烯的水包油乳剂。MF59 是除铝佐剂外首个用于人的新型佐剂[29],它能增强老年人群中流感的免疫原性[30],于 1997 年在欧洲获得认证作为流感疫苗的佐剂。临床数据表明,Fluad®(以 MF59™ 为佐剂的流感疫苗)有较好的安全性,在老年人群及患有慢性病的人群中,能诱导产生较高水平的抗体[31]。AS03 与 MF59 类似,在欧洲获得认证用于流感疫苗,并在 2009 年 H1N1 流感大流行中得到广泛使用[32]。

ISCOMS 由皂角苷、胆固醇、磷脂及抗原的磷酸盐溶液组成。目前,应用最多的是可溶性抗原与无抗原微粒的混合物,例如 ISCOMATRIX。ISCOMATRIX 不通过 PRR 发挥作用,但能延长抗原的存留时间,诱导活化 DC,促进淋巴结中 DC 摄取抗原,可促进抗原转移至淋巴结,通过诱导 Th1 和 Th2 型免疫应答,并将抗原交叉呈递至 CD8 细胞来激活免疫反应[33~35]。近年来发现,ISCOMATRIX 通过炎性小体依赖性和非依赖性机制诱导 IL-18 的产生[36]。在小鼠中 H7N9 病毒样颗粒疫苗与 ISCOMATRIX™ 佐剂搭配使用可大大增强免疫应答。在 Ⅰ 期临床试验中,接种两种不含佐剂的病毒样颗粒疫苗的个体免疫应答较弱,15 μg 和 45 μg HA 组的 HI 抗体阳转率分别为 5.7%、15.6%,而 H7N9 病毒样颗粒疫苗(5 μg HA)与 ISCOMATRIX™ 佐剂搭配 HI 抗体阳转率峰值可达 80.6%,其抗体几何平均滴度可达 64.3。奇怪的是,当 HA 剂量增加到 15 μg 时,HI 抗体阳转率反而下降,只有 64.7%,抗体几何平均滴度仅有 37.1[37]。ISCOMs 可用于黏膜免疫接种,通过口服引发系统免疫反应,刺激局部 IgA 的产生。它适用于诱导细胞免疫反应的疫苗,正在临床研究中的有流感病毒疫苗、人乳头瘤病毒疫苗。

重组病毒样颗粒(VLP)由病毒被膜蛋白组装而成,不含病毒的遗传物质。通过分子生物学技术改造和优化 VLP 的表面结构,多样化的重复性表面抗原模拟真实的病毒粒子结构特征使其能更好增强免疫应答[38]。来自乙肝病毒的无感染性 VLP,由乙肝病毒表面抗原(HBsAg)组成,能刺激机体产生强烈的免疫应答[39,40]。HBsAg VLP 通过模拟真实的 HBV 病毒粒子表面多样性重复性表位结构,刺激机体产生获得性免疫应答。最近,通过 VLP 技术制成的人乳头瘤病毒疫苗(Gardasil and Cervarix)已被批准用于临床,它们都是以自组装的 L1 颗粒为基础[41~43]。虽然二者均可产生很好的免疫保护效果,但对于其他型的 HPV 并不能产生交叉保护。美国 FDA 于 2014 年 12 月批准的新疫苗 Gardasil 9(9 价 HPV 疫苗)对新覆盖的 5 种高危型 HPV(31、33、45、52、58)引发的宫颈癌、外阴癌、阴道癌的预防有效率为 97%,预防另外 2 种高危型 HPV(16、18)和 2 种低危型(6、11)引发的疾病与 Gardasil 4(4 价 HPV 疫苗)具有类似的效果[44]。VLP 还可通过滴鼻或黏膜有效呈递多种蛋白抗原或 DNA 疫苗[45]。

(2) 激活免疫受体的免疫刺激型佐剂

众所周知,机体对致病性微生物的免疫应答包括天然性免疫和获得性免疫,其中天然免疫是机体防御感染性疾病的第一道防线,参与天然免疫的中性粒细胞和单核吞噬细胞能够吞噬并杀伤病原体,同时释放细胞因子引起炎症反应,并进一步协调宿主的抗感染免疫应答。天然免疫系统的模式识别受体(PRR),尤其是 Toll-样受体(Toll-like receptor,TLR)和 NOD-样受体(NLR)可以通过识别病原体,进而调控体液免疫应答和细胞免疫应答的发生。近几年来,细菌组分,包括 TLR 和 NLR 的配体,被认为是很强的免疫刺激剂,已越来越受到重视。PRR 可识别进化保守的病原体相关分子模式(PAMP)及损伤相关分子模式(DAMP)[46-49]。

病原体相关分子模式及 TLR 在天然免疫应答中发挥着重要作用,吞噬细胞对千差万别的病原体的识别,主要是通过 PAMP 完成的,它是一种存在于低等微生物中结构稳定、进化保守的分子结构。PAMP 是有效的天然免疫活化剂,因此很多免疫刺激佐剂主要由病原体衍生,通过模拟 PAMP 来激活先天免疫系统的细胞。因此,TLR 配体作为佐剂在疫苗佐剂开发中占据了很大一部分,这是目前疫苗佐剂筛选中的一个重要理论依据和研究方向。

哺乳动物中已发现多种 PRR,其中研究最多的是 TLR 和 NLR。

TLR 是一类跨膜受体,在多种细胞均有表达,尤其是在抗原呈递细胞(如巨噬细胞和DC),它在病原体识别及宿主防御方面发挥重要作用。最早知道 TLR 能识别病原体是1996 年在果蝇中发现的[50]。随后,在人类中又发现其他 9 种 TLR 的存在[51]。其配体都是高度保守的细菌分子:如 LPS(被 TLR4 识别)、脂肽(被 TLR2/1 或 TLR2/6 识别)、鞭毛蛋白(被 TLR5 识别)、单链或双链 RNA(被 TLR7/8 或 TLR3 识别)、非甲基化的CpG-DNA(被 TLR9 识别)等[52]。

TLR 通过 MyD88 和 TRIF,激活胞内信号级联转导,最终活化 NF-κB 途径,引发天然炎症性免疫应答[53,54]。TLR 通过识别病原体刺激,产生一些关键的细胞因子来调控获得性免疫应答。具体来说,位于细胞表面的 TLR 会诱导产生 IL-6,IL-12,TNF 及IL-18,而核内的 TLR 会产生 I 型干扰素。

目前,许多临床前及临床研究都以 TLR 激动剂作为潜在的疫苗佐剂,用于增强疫苗的免疫原性[55]。LPS 是 G-细菌细胞壁的主要成分,也是最具有代表性的分子。单磷酰脂质 A(MPL),从 Salmonella minnesota 菌脂多糖纯化而来,是 TLR4 的激动剂,也是目前唯一批准的以佐剂形式用于人抗 HPV、HBV 的疫苗中的 TLR 激动剂。临床研究表明,MPL 与铝佐剂复合使用(即 AS04)比单独使用铝佐剂,更能有效地刺激体液和记忆性 B 淋巴细胞的免疫应答。AS04 能更快速地提高抗体及中和抗体滴度,增强保护率,并可减少抗原用量[56,57]。体外实验发现,AS04 可以活化人类树突状细胞(DC)产生 IL-12,并增强 MHC-II 及共刺激分子的表达。在小鼠体内实验发现,AS04可增强卵清蛋白(OVA)特异性 CD4+ T 细胞的活化,诱导 TH1 型细胞免疫应答[58]。另一进展较快的疫苗佐剂为 TLR9 的配体 CpG-ODN,目前正在进行预防性乙肝疫苗的 HI 期临床研究。

其他一些具有佐剂潜力的 TLR 激动剂也在研究之中。RC529 是一种 TLR4 激动剂与铝佐剂的复合佐剂,用于人类抗 HBV 疫苗中;GLA-SE 是 TLR4 激动剂与水包油乳剂的复合佐剂,用于流感疫苗中;鞭毛蛋白是 TLR5 激动剂,与流感病毒的血凝素蛋白融合,用于流感疫苗中;咪喹莫特和雷西莫特是 TLR7/8 激动剂,目前作为佐剂已用于一些疫苗的 I 期临床研究,包括流感和肿瘤疫苗;CPG 7909 是 TLR9 激动剂,已证明其对慢性病毒感染及肿瘤有一定疗效,其与铝佐剂及纳米乳化剂复合使用可作为疟疾、炭疽及巨细胞病毒疫苗的候选佐剂。继续深入研究 TLR 激动剂作为疫苗佐剂,无论是单独佐剂或者是复合佐剂,都将为黏膜疫苗和治疗性疫苗提供一条新的思路和策略。

NLR 家族是一类胞内传感器,参与胞内各类病原体的识别,并激活相应抗感染炎症反应信号通路。NLR 家族另一类成员包括 NLRP1、NLRP3 和 NLRP4。NLRP1 和 NLRP3 的 N 端均有 PYD 结构域,活化后可通过 NOD 结构域发生寡聚化,并利用 N 端 PYD 结构域,与 ASC 分子的同名结构域结合,招募 ASC,而 ASC 除具有 PYD 结构域外,其 C 端还有一 CARD 区,能与 caspase1 的 CARD 区相结合(NLRP4 则可直接通过其 N 端 CARD 区招募 caspase1)。通过这些蛋白质的相互作用,NLR-PYD-caspase1 这一大分子量蛋白复合体就形成了,称为“炎症小体”(inflammasome)[59],其中 NLRP3 是研究得比较深入的一种。

(3)复合佐剂

将两种或多种不同作用机制的佐剂混合使用,即形成复合佐剂,可以达到强强联合的效果,进一步增强和(或)调节对某一抗原的免疫应答。

AS04 是 GSK 公司研制的第一个人用疫苗佐剂,由 MPL 和铝盐组成。

单磷酰脂质 A(MPL)由 *Salmonella minnesota* R595 株的 LPS 经酸碱水解脱毒和柱层析纯化而来,终产物具有与 LPS 相似的免疫刺激活性,但毒性却极大地降低了。以 AS04 为佐剂,能够在免疫应答过程中,向参与抗原特异性免疫应答的免疫细胞持续提供抗原特异性信号和非特异性免疫刺激信号。在基因工程乙肝疫苗、基因工程 HPV 疫苗、福尔马林灭活的 RSV 疫苗,以及基因工程 EB 病毒疫苗等疫苗的临床前和临床研究中,AS04 与铝佐剂相比,能诱生更高水平的抗体和记忆 B 细胞反应。此外,AS04 还是一种促进 Th1 类免疫应答和 CTL 反应的疫苗佐剂,在福尔马林灭活的 RSV 疫苗免疫棉尾兔后的攻毒试验中,以 AS04 为佐剂诱生的 Th1 类免疫应答具有保护作用,而以氢氧化铝为佐剂诱生的 Th2 类免疫应答则具有疾病加强作用。

AS01 和 AS02 是 GSK 公司研制的另两个复合佐剂,前者由脂质体和具免疫刺激活性的 MPL 和 QS21 组成,后者由水包油乳剂、MPL 和 QS21 组成,以其为佐剂的基因工程疟疾疫苗,在非洲取得了显著的临床效果。此外,由氢氧化铝和 CPG 7909 为复合佐剂的基因工程乙肝疫苗和炭疽病疫苗,也在美国进行的临床研究中显示了良好的应用前景。

3.6.3　已批准和在研的人用疫苗佐剂

（1）铝佐剂

氢氧化铝和其他铝盐（磷酸铝、硫酸铝、明矾、钾明矾等）统称为铝佐剂，被广泛用于人用和兽用疫苗。铝佐剂通过促进抗原特异性抗体的分泌，诱发强烈的体液免疫应答，通过产生针对细菌抗原及病毒抗原的中和性抗体，来获得保护性免疫，以防御白喉、破伤风及 HBV 的侵染。但是，铝佐剂不能有效诱导细胞免疫应答[60]。

铝佐剂自 1926 年被格伦尼等发现，至今仍是使用最广泛的人用疫苗佐剂，包括：HAV（Havrix®，GSK）、HBV（Recombivax BH®，Merck；Engerix-B®，GSK）、甲乙肝联合疫苗（Twinrix®，GSK）、HPV（Gardasil®，Merck）、肺炎球菌缀合疫苗（Prevnar®，Wyeth）、流感嗜血杆菌 b（Hib）（Liquid Pedvax HIB®，Merck）、白喉和破伤风（DT）（Diphthria and Tetanus Toxoids Adsorbed USP，Sanofi Pasteur）、无细胞百白破疫苗（DTap）（Tripedia®，Sanofi Pasteur）、HBV + HIB（Comvax®，Merck）、Dtap + HIB（TriHiBit®，Sanofi Pasteur）等多种人用疫苗。

虽然铝佐剂使用广泛，其安全性和有效性已在 10 种以上人用疫苗的长期大规模接种中得到证实，但是铝盐作为人用疫苗佐剂，仍存在以下不足：① 只能诱生 Th2 类免疫应答和体液免疫，不能诱生 Th1 类免疫应答和 CTL 反应；② 会诱导 IgE 应答，产生潜在的过敏反应；③ 铝佐剂虽有很好的通用性，但仍有一定的抗原特异性，许多研究表明其对流感疫苗没有佐剂效果；④ 存在一定的不良反应，诱导产生神经退行性病变；⑤ 铝佐剂不能冷冻和冻干，只能用于液体疫苗，因此有些含铝佐剂的疫苗稳定性不是很理想；⑥ 不能有效诱导黏膜免疫；⑦ 已在狂犬病疫苗中发现，铝佐剂能延迟接种后早期中和抗体的产生。

关于铝佐剂作用机理的研究也是目前免疫学者关注的热点。铝佐剂注射部位会形成结节，研究者推测其可能是抗原储库。这一推测被 Harrison 证实[61]，利用手术将结节部位转移至其他的初始动物中，其免疫应答也随之转移，这些结果表明，铝佐剂的佐剂作用机理可能跟其所形成的结节有关，这就是"储库理论"的实验基础，铝佐剂在注射部位形成结节缓慢释放抗原，持续不断地刺激免疫系统[61]。进一步对结节结构的分析让人们对储库理论产生了质疑，铝佐剂结节主要是纤维蛋白原组成，而纤维蛋白原缺失的小鼠接种铝佐剂疫苗后同样可以产生正常的免疫应答，这就表明结节并不是铝佐剂发挥其佐剂效应必不可少的条件[62]。Hutchison 等发现，去除铝佐剂产生的结节并不影响抗原特异性 T 细胞和 B 细胞应答，这进一步质疑了储库理论[63]。

炎症复合体假说又为认识铝佐剂作用机理打开了一个新局面。铝佐剂加强免疫应答依赖于 NLRP3，在 NLRP3 炎症复合体缺失小鼠中，细胞募集受损、IL-1β 分泌减少、MHC-Ⅱ 类分子及共刺激分子的表达降低。之外，这类小鼠携带抗原至引流淋巴结的炎性单核细胞减少，铝佐剂诱导产生的抗原特异性 IgG1 抗体减少[64]。但炎症复合体是否为铝佐剂增强免疫应答所必需这一结论仍未得到确切的实验证据[65]。

储库理论及炎症复合体假说之外，还有其他一些理论试图来解释铝佐剂作用机理。

有研究者发现,铝佐剂疫苗可能诱导 IL-4 的产生增加,进而促进单核细胞和嗜中性粒细胞的标志物 Gr1 的产生[66]。还有研究认为,铝佐剂发挥其佐剂效应是因为诱导死细胞释放了尿酸所致[67]。这两种假设都没有明确铝佐剂具体的作用机制,因为并不能说明嗜中性粒细胞的标志物 Gr1 就是铝佐剂产生免疫应答的初始标志物,而且接种疫苗后死细胞所释放的尿酸量并不足以诱导铝佐剂的佐剂效应。还有一种假说认为,铝佐剂随疫苗接种后释放的尿酸和宿主 DNA 作为内源性危险信号,增强了免疫应答[68]。所有这些假说还需要更进一步确切的实验证据来证明。

（2）MF59 和 AS03

与 CFA 和 IFA 等油包水乳剂相比,水包油乳剂具更好的安全性和可接受性。Novartis 公司的 MF59 和 GSK 公司的 AS03 等以鲨烯（squalene）为主要成分的水包油乳剂目前已被批准广泛用于季节性和大流行流感疫苗。

MF59（角鲨烯、tween80 和 span85）是除铝佐剂外,首个用于人的新型佐剂[69],它能增强老年人群中流感的免疫原性[70],于 1997 年在欧洲获得认证,作为流感疫苗（Fluad®,Novartis）的佐剂。MF59 主要成分为 4.3％鲨烯、0.5％Tween 80（水溶性表面活性剂）和0.5％Span 85（脂溶性表面活性剂）,其 3 种主要成分单独都不具有疫苗佐剂活性,但由其制备的乳剂却具有极好的疫苗佐剂活性。研究发现 MF59 主要是靠细胞转运系统转移至引流淋巴结,这一点可能是其作用机制的关键通路[71]。注射部位携带抗原的细胞是未成熟树突状细胞,因此认为 MF59 可能扮演了"呈递系统"角色,加强抗原呈递[71]。接种疫苗前 24 小时在同一部位注射 MF59,其佐剂效应同样存在。许多研究表明,MF59 能在注射局部诱生多种细胞因子和趋化因子,募集并激活多种 APC（巨噬细胞、树突状细胞）参与抗原特异性免疫应答。在敲除 CCR2（主要表达于单核细胞上的化学因子受体）和 ICAM1（主要负责细胞间粘连和血细胞外渗）的小鼠中,无论是单核细胞来源的树突状细胞,还是骨髓来源的树突状细胞,在体外均不能被 MF59 活化[72]。研究表明,MF59的佐剂效应并不依赖于 NLRP3 炎症复合体,而是依赖于 MyD88 和凋亡相关的斑点样蛋白包含 CARD[73,74]。且 MF59 佐剂效应依赖 IL-4 和 Stat-6 并不通过 IFN-γ 信号通路[75,76]。对于 MF59 佐剂作用机理的研究还需更多实验数据来证实。

AS03 佐剂系统是由角鲨烯、Tween80 和维生素 E 组成的水包油乳剂。其作用机制跟 MF59 相似,都是依赖于基于角鲨烯的水包油乳剂,主要不同点是 AS03 含有 α-生育酚（生物相容性非常好的一种维生素 E）,它对 AS03 的佐剂作用起着至关重要的作用[77]。研究发现,α-生育酚可很大程度地增强抗原特异的获得性免疫应答,影响细胞因子的产生,缩短嗜酸性粒细胞和嗜中性粒细胞转移至引流淋巴结的时间,并促进抗原负载至单核细胞表面。另有研究表明,AS03 佐剂组淋巴结 IL-6 表达升高,说明 α-生育酚可能是一种免疫调节剂。

临床前研究表明,MF59 对流感疫苗、乙肝疫苗和 HCMV 疫苗等大多数疫苗均具良好的佐剂效应,能增强抗体水平和血清阳转率,效果优于铝佐剂。然而,MF59 的疫苗佐剂活性仍具一定的抗原特异性,至少临床研究表明,MF59 不能增强 HPV 16 型 VLPs 疫苗的免疫效果。此外,MF59主要诱生Th2类免疫应答和体液免疫,因此,不能用于需要Th1类免疫应答和CTL反应的疫苗,如一些针对胞内感染或肿瘤的治疗性疫苗。

(3) AS04

AS04由MPL和铝盐组成,其中Fendrix™(GSK)含有50 μg MPL和0.5 mg 磷酸铝,Cervarix™含有50 μg MPL和0.5 mg 氢氧化铝。以其为佐剂的基因工程乙肝疫苗Fendrix™在欧洲被批准用于15岁以上的肾功能不全患者,2007年以来使用该佐剂的基因工程HPV疫苗Cervarix™在全球100多个国家上市,并于2009年10月获得美国FDA批准。

MPL是TLR4的激动剂,能增强巨噬细胞、B细胞及T细胞应答,也是目前唯一批准以佐剂用于人类抗HPV、HBV的疫苗中的TLR激动剂。MPL通过激活NF-κB信号通路而直接刺激天然免疫系统,随后刺激表达前炎性细胞因子TNF-α和IL-6,促进APC成熟并刺激Th细胞活化[78]。

2004年,Boland等人做了一个随机试验,给健康个体分别接种两针配以AS04的乙肝疫苗和三针配以铝佐剂的乙肝疫苗,结果发现AS04组在第一针和第二针免疫后,比铝佐剂组第一针和第三针免疫后有更多个体获得血清阳性抗-HBV抗体,且AS04两针免疫组的抗体几何平均滴度是铝佐剂三针组的两倍[79]。对于正在做血液透析的患者,疾控中心增大了HBV的剂量,以保证能诱导保护性免疫应答[80]。比较血液透析前和透析后患者免疫应答水平,AS04四针免疫组明显优于铝佐剂组[81],有更多患者在3个月就获得血清保护性抗体,并可持续至36个月。

GSK公司研发的子宫颈癌疫苗含有AS04佐剂,对HPV16型和18型血清反应阴性的健康妇女随机接种三剂含有AS04佐剂或者铝佐剂的HPV 16型和18型L1病毒样颗粒疫苗,结果显示,AS04佐剂组各时间点总的抗体滴度明显高于铝佐剂组[82]。接种最后一剂后一个月,AS04佐剂组产生的针对HPV 16型和18型的记忆B细胞的比率分别比铝佐剂组高出3.6倍和2倍。

(4) RC-529

RC-529是Corixa公司研制的另一个TLR4激动剂,具有与MPL相似的化学结构和生物学活性,与MPL不同的是RC-529可大规模人工合成。Bema公司以RC-529和氢氧化铝为联合佐剂的汉逊酵母(Hansenula polymorpha)基因工程乙肝疫苗Supervax™于2003年在阿根廷被批准上市。大规模ID期临床研究表明,该疫苗免疫2针后的抗体阳转率为95.5%,而以氢氧化铝为佐剂的对照疫苗的抗体阳转率仅为82.1%。

RC-529类似于LPS和MPL,都是通过激活TLR4信号通路上调细胞表面共刺激分子和受体的表达,促进细胞因子和化学因子的分泌[83-85]。RC-529在体外可促进外周血来源的单核细胞产生IL-1β,IL-10,IL-6,IL-8及TNF-α等细胞因子。临床试验证明,健康人群接种RC-529佐剂的乙肝疫苗比铝佐剂乙肝疫苗可以产生更好的保护作用,其抗体滴度明显高于铝佐剂组[85]。

（5）CpG7909

CpG 寡核苷酸（ODN）是含有非甲基化 CpG 基序的寡聚脱氧核苷酸（oligodeoxynucleotides containing CpG motifs），合成的 CpG ODN 具有与细菌 DNA 类似的免疫刺激作用，是 Toll 样受体-9（TLR9）的激动剂。CpG ODN 可直接激活表达 TLR-9 的 B 淋巴细胞和浆细胞样树突状细胞[86]，它直接作用于 B 细胞，促进其增殖，并能激活初始 B 细胞、生发中心 B 细胞和记忆性 B 细胞，使其对抗原刺激的敏感性大大提高，加速分化为可分泌抗体的浆细胞[87]。CpG ODN 能够促进 DC 细胞成熟，上调 MHC Ⅱ 类分子和共刺激分子的表达，并分泌多种细胞因子和炎症因子（如 IFN-α，IL-12，IL-6 等）[86]。CpG ODN 可间接激活巨噬细胞及单核细胞，促进 Th1 型免疫应答。巨噬细胞被 CpG ODN 活化后分泌 IL-6，IL-12，IL-18，TNF-α 等细胞因子及多种趋化因子[88]，其中 IL-12 等细胞因子可介导 NK 细胞产生 IFN-γ，诱导细胞毒性 T 淋巴细胞（CTL）增殖，从而促进 Th1 型免疫应答。

在乙肝疫苗临床研究中发现，乙肝疫苗 Engerix B 联合 CpG 7909 抗乙肝表面抗体产生的时间比铝佐剂组的早[89]。CpG 7909-炭疽吸附疫苗 BioThrax 的临床研究显示，佐剂组比单独疫苗组抗体滴度增加 6～8 倍，抗体峰值出现时间提前 3 周[90]。对 HIV 患者给予加入 CpG 7909 佐剂的肺炎球菌联合疫苗实验显示，CpG 7909 可能在 HIV 患者诱导了针对肺炎球菌多糖的细胞免疫反应[91]。除此之外，以 CpG ODN 为佐剂的疫苗研究还涉及流感病毒疫苗、呼吸道合胞病毒疫苗、生殖器疱疹病毒疫苗、疟疾疫苗，甚至包括黑色素瘤疫苗、HIV 疫苗等（表 3-3）。

表 3-3　经临床验证的人用疫苗佐剂[92]

名　　称	成　　分	受体/通路	疫　　苗
铝佐剂	氢氧化铝，磷酸铝	NLRP3，尿酸，DNA	白喉，破伤风，肺炎球菌，甲肝，乙肝，炭疽，森林脑炎，C 群脑膜炎球菌，B 群脑膜炎球菌，人乳头瘤病毒
MF59，AS03，AF03，SE	水包油乳剂，角鲨烯及表面活性剂	MyD88，ASC，ATP	季节性流感
病毒微体	脂质体结合病毒的膜蛋白	不清楚	HAV
AS04	铝佐剂，单磷酰脂 A	TLR4	HBV，HPV
RC-529	铝佐剂，TLR4 激动剂	TLR4	HBV
咪喹莫特	小分子咪唑喹啉	TLR7	肿瘤
CpG	合成的 DNA 分子，或与铝佐剂结合	TLR9	HBV，疟疾，流感，炭疽，肿瘤

（续表）

名　　称	成　　分	受体/通路	疫苗
Poly I∶C	合成的双链 RNA	TLR3,MDA5	肿瘤,HIV
鞭毛蛋白	结合血凝素 A	TLR5	流感
AS01	脂质体,单磷酰脂 A,QS21	TLR4	疟疾
AS02	水包油乳剂,单磷酰脂 A,QS21	TLR4	肿瘤,疟疾,结核
AS15	脂质体,单磷酰脂 A,CpG,QS21	TLR4,TLR9	肿瘤
Iscomatrix	角鲨烯,胆固醇	不清楚	HCV,流感,HPV,肿瘤
IC31	DNA,多肽	TLR9 激动剂	结核
CAF01	海藻糖-邻苯二甲酸氢盐[酯],阳离子脂质体	C 型凝集素样受体	结核
GLA-SE	水包油乳剂,合成的单磷酰脂 A	TLR4	流感
Montanide（ISA51,ISA720）,IFA	油包水乳剂,矿物油,表面活性剂	不清楚	疟疾,HIV,肿瘤,流感
CT,LT,LTK63	细菌毒素	GM1	流感（鼻腔免疫）,ETEC,霍乱（口服）

3.7　新型疫苗面临的难点及展望

生物技术药物是一个高技术、高投入、长时间的竞争领域,疫苗研发过程中有很多方面会涉及重要的基础理论问题和关键技术问题,需要多学科长时间研究才能突破,而一旦突破将对疫苗的研发产生革命性的影响。例如疫苗的热稳定性是长期困扰科学家多年的问题,如果通过基础研究找到蛋白质耐热的空间构象机制,则有可能研发出一种新的疫苗热稳定保护剂,使疫苗不再需要冻干,这将大大降低疫苗的运输储藏成本。一个关键技术的突破对疫苗的研发也会产生深远影响。例如美国开发成功的病毒样颗粒技术成功用于乳头瘤病毒疫苗和前列腺癌治疗疫苗的开发,并被美国 FDA 批准上市,同时该项技术还被利用开发了许多新型疫苗。

3.7.1　基础理论研究的突破是新型疫苗研发成功的基础
（1）先天淋巴样细胞研究对疫苗研发的启示
先天淋巴样细胞(innate lymphoid cell，ILC)主要存在于黏膜组织,对微生物感染的先天免疫反应以及淋巴组织的形成、组织重塑和维持组织基质细胞的稳态起到重要作用。其中,ILC2 分泌 IL-5 和 IL-13,ILC17 分泌 IL-17,ILC22 分泌 IL-22,这些细胞因子参与细胞外细菌感染的宿主反应,如果缺失将导致自身免疫疾病。这些基础研究上的突破提示:可以通过 TLR 诱导 ILC17 或 ILC22,以增强或抑制免疫应答。

(2) Th17 细胞研究对疫苗研发的启示

Th17 细胞最重要的效应因子是 IL-17,它是宿主抵抗病原体感染的重要细胞因子。与自身免疫疾病的发生和发展有关,与肿瘤的发生及抗肿瘤有关。大量的实验证据表明,IL-17 在局部组织炎症中的作用,主要是通过诱导细胞释放前炎症因子及动员中性粒细胞的细胞因子而发挥作用。表达 IL-17A、IL-17F、IL-21 和 IL-22,参与细胞外细菌及真菌感染的免疫反应,并同时参与机体自身免疫反应过程。同时,Th17 在自身免疫性疾病及炎性疾病中,包括哮喘、风湿性关节炎、多发性硬化症、炎症性肠病、银屑病等,发挥重要作用。这些发现提示,基于 Th17 细胞的疫苗设计策略有:通过构建肺炎链球菌表达文库,鉴定 Th 细胞识别的抗原表位,以设计针对肺炎链球菌的疫苗。

(3) T 细胞研究对疫苗研发的启示

调控 T 细胞通过分泌 TGF-β 和 IL-10 参与免疫反应调节,抑制效应 T 细胞。参与病毒、细菌和寄生虫的免疫逃逸,造成持续性感染。对调控 T 细胞与肿瘤免疫逃逸关系的研究,为疫苗设计带来了一些新的启示:比如以 CTLA-4＋Ag(CTB-UA)为靶点的治疗性幽门螺杆菌(*Helicobacter pylori*)疫苗的设计。

(4) 对治疗性癌症疫苗研发的启示

通过刺激免疫系统产生抗肿瘤抗体和细胞毒性 T 细胞,后者可靶向性杀伤、清除恶性细胞(如肿瘤细胞)。对治疗性癌症疫苗的设计的启示:癌症疫苗必须按某种方式刺激免疫系统,仅杀伤癌变细胞。癌症疫苗可以是分离抗原,也可以是整个细胞,既可来自患者自身细胞(自体抗原),也可以来自供体异源抗原。对多种肿瘤病毒如 HBV、HCV、EBV 等相关的癌症,可设计治疗性疫苗加以解决。

3.7.2　建立关键技术是新疫苗研发成功的核心

(1) 反向疫苗技术

反向疫苗学是现代疫苗学研究的一种新策略,它通过对基因组序列分析,来筛选重要保守抗原序列,从而鉴定具有一定免疫原性特征的蛋白质。这种方法可提高疫苗筛选效率,因此,反向疫苗学对于传统方法无法制备的疫苗提供了一种新的研究方法和思路,具有十分重要的意义。可以通过了解细菌、病毒等病原的全基因组序列,并运用基因组信息学方法来发现用传统疫苗学方法难以发现的新型抗原成分。这种新的反向疫苗学方法首先被成功地应用于鉴定和筛选 B 群脑膜炎球菌的候选疫苗。

(2) 系统疫苗学技术

系统疫苗学是利用高通量技术获得成千上万的 RNA 分子、蛋白质和代谢产物的整体观,以了解驱动免疫应答的生物网络的整体结构。系统疫苗学已成功用于识别疫苗的免疫原性,加深了对免疫调节机制的理解。疫苗学家开始应用系统生物学手段进行疫苗研究,其中,对黄热病、流感等疫苗的免疫机制和免疫效果预测指标等,进行了开创性的研究,取得了初步成果。新发突发传染病,如严重急性呼吸综合征(sever acute respiratory syndrome,SARS)、中东呼吸综合征(Middle East respiratory syndrome,MERS)病毒等的流行给公众健康造成威胁,急需研发疫苗进行防控。然而主要依靠"经验"研发传统疫苗的思路和方法,在近年来针对获得性免疫缺陷综合征、丙型肝炎和结核等慢性传染病疫苗的研发中遭遇到瓶颈。快速防控突发传染病、快速研制针对 MERS、禽流感(N5N1 和 H7N9)等病毒引起的疾病疫苗的需求,也促使人们依据现代技术更新传统疫苗的研发模式,系统疫苗学为该类疾病疫苗的研制提供了新技术。

(3)免疫信息学技术——计算机辅助的疫苗设计技术

从细胞、分子乃至表位水平对疫苗进行设计与优化的研究和技术已发展成为一门称之为抗原工程的新兴学科。随着人类基因组计划的完成及大量病原微生物基因组的阐明,人类已进入以阐明基因功能为主的后基因组和蛋白组时代。确定病原蛋白的"表位组",绘制相应表位图谱是其中一项重要研究内容。利用免疫信息学方法在合成肽疫苗开发和研究过程中,提供免疫细胞表位的识别和预测方法,并结合分子结合能和分子动力学来提高合成肽疫苗的免疫原性。

(4)结构疫苗学——基于结构的疫苗设计技术

把一些病原体的抗原决定部位嫁接到经过改造的蛋白质骨架上,可能有助于改善针对病原体的保护性抗体的质量。一些病原体的表面可能改变形状,让免疫系统很难识别它们,此即为基于结构的抗原设计的设计思路。有研究人员提取出病原体表面被抗体识别的部分,并把这个表面片段——抗原决定部位——放到一种经过改造的蛋白质骨架上,这种骨架帮助抗原决定部位维持中和抗体识别的形状。他们把这种技术应用到 2F5 抗体识别的 HIV-1 病毒表面的一种能改变形状的抗原决定部位。2F5 抗体已被证明可中和这种病毒,当研究者给豚鼠接种 2F5 抗原决定部位骨架之后,这种骨架不仅引发与 HIV-1 的 2F5 抗原决定部位紧密结合的抗体,而且还诱导产生了灵活版本的这种抗原决定部位,具有类似于被 2F5 抗体识别的抗原决定部位的形状。这些发现描绘了一种使用原子层次的设计、可精确操纵疫苗免疫原,从而改善疫苗的策略。

(乌美妮,孙 静,胡云章)

参考文献

[1] Taylor J, Weinberg R, Tartaglia J, et al. Nonreplicating viral vectors as potential vaccines: recombinant canarypox virus expressing measles virus fusion (F) and hemagglutinin (HA) glycoproteins. Virology, 1992, 187(1): 321-328.

[2] Sullivan N J, Sanchez A, Rollin P E, et al. Development of a preventive vaccine for Ebola virus infection in primates. Nature, 2000, 30: 408(6812): 605-609.

［ 3 ］ 　Sullivan N J，Geisbert T W，Geisbert J B，et al. Accelerated vaccination for Ebola virus haemorrhagic fever in non-human primates. Nature，2003，424(6949)：681-684.

［ 4 ］ 　Barouch D H，Nabel G J. Adenovirus vector-based vaccines for human immunodeficiency virus type 1. Hum Gene Ther，2005，16(2)：149-156.

［ 5 ］ 　赵凯.疫苗研究与应用.北京：人民卫生出版社,2013.

［ 6 ］ 　Chiang C L，Benencia F，Coukos G. Whole tumor antigen vaccines. Semin Immunol，2010，22(3)：132-143.

［ 7 ］ 　Brekke O H，Sandlie I. Therapeutic antibodies for human diseases at the dawn of the twenty-first century. Nat Rev Drug Discov，2003，2(1)：52-62.

［ 8 ］ 　Reichert J M，Valge-Archer V E. Development trends for monoclonal antibody cancer therapeutics. Nat Rev Drug Discov，2007，6(5)：349-356.

［ 9 ］ 　Shashidharamurthy R，et al. Immunotherapeutic strategies for cancer treatment：a novel protein transfer approach for cancer vaccine development. Med Res Rev，2012，32(6)：1197-1219.

［10］ 　Hanaizi Z，van Zwieten-Boot B，Calvo G，et al. The european medicines agency review of ipilimumab（yervoy）for the treatment of advanced（unresectable or metastatic）melanoma in adults who have received prior therapy：summary of the scientific assessment of the committee for medicinal products for human use. Eur J Cancer，2012，48(2)：237-242.

［11］ 　Thomas C E，Ehrhardt A，Kay M A. Progress and problems with the use of viral vectors for gene therapy. Nat Rev Genet，2003，4：346-358.

［12］ 　Ganly I，Kirn D，Eckhardt G，et al. A phase I study of Onyx - 015，an E1B attenuated adenovirus，administered intratumorally to patients with recurrent head and neck cancer. Clin Cancer Res，2000，6：798-806.

［13］ 　Li S，Simmons J，Detorie N，et al. Dosimetric and technical considerations for interstitial adenoviral gene therapy as applied to prostate cancer. Int J Radiat Oncol Biol Phys，2003，55：204-214.

［14］ 　Hamid O，Varterasian M L，Wadler S，et al. Phase II trial of intravenous Cl-1042 in patients with metastatic colorectal cancer. J Clin Oncol，2003，21：1498-1504.

［15］ 　Gastl G，Finstad C L，Guarini A，et al. Retroviral vector-mediated lymphokine gene transfer into human renal cancer cells. Cancer Res，1992，52：6229-6236.

［16］ 　Gansbacher B，Zier K，Cronin K，et al. Retroviral gene transfer induced constitutive expression of interleukin - 2 or interferon-gamma in irradiated human melanoma cells. Blood，1992，80：2817-2825.

［17］ 　Li Z，Dullmann J，Schiedlmeier B，et al. Murine leukemia induced by retroviral gene marking. Science，2002，296：497.

［18］ 　Hacein-Bey-Abina S，Von Kalle C，Schmidt M，et al. LMO2 - associated clonal T cell proliferation in two patients after gene therapy for SCID - XI. Science，2003，302：415-419.

［19］ 　Muruve D A. The innate immune response to adenovirus vectors. Hum Gene Ther，2004，15，1157-1166.

［20］ 　Cross D，Burmester J K. Gene therapy for cancer treatment：past，present and future. Clin Med

Res，2006，3：218-227.

[21] 詹阳,闵涛玲,胡海峰.肿瘤疫苗的设计原则和研究进展.世界临床药物,2014,35(3)：172-177.

[22] Taniyama Y，Tachibana K，Hiraoka K，et al. Development of safe and efficient novel nonviral gene transfer using ultrasound：enhancement of transfection efficiency of naked plasmid DNA in skeletal muscle. Gene Ther，2002，9：372-380.

[23] Wheeler C J，Flegner P L，Tsai Y J，et al. A novel cationic lipid greatly enhances plasmid DNA delivery and expression in mouse lung. Proc Natl Acad Sci USA，1996，93：11454-11459.

[24] Li S，Wu S P，Whitmore M，et al. Effect of immune response on gene transfer to the lung via systemic administration of cationic lipidic vectors. Am J Physiol，1999，276：L796-L804.

[25] Ramon，G. Sur la toxine et sur l'anatoxine diphtheriques. Ann Inst Pasteur，1924，38：1-10.

[26] Noe S M，Green M A，HogenEsch H，et al. Mechanism of immunopotentiation by aluminum-containing adjuvants elucidated by the relationship between antigen retention at the inoculation site and the immune response. Vaccine，2010，28：3588-3594.

[27] Eisenbarth S C，Colegio O R，O'Connor W，et al. Crucial role for the Nalp3 inflammasome in the immunostimulatory properties of aluminium adjuvants. Nature，2008，453：1122-1126.

[28] Kool M，Soullie T，van Nimwegen M，et al. Alum adjuvant boosts adaptive immunity by inducing uric acid and activating inflammatory dendritic cells. J Exp Med，2008，205：869-882.

[29] Sivakumar S M，Safhi M M，Kannadasan M，et al. Vaccine adjuvants-current status and prospects on controlled release adjuvancity. Saudi Pharmaceutical J，2011，19(4)：197-206.

[30] Didierlaurent A M，Morel S，Lockman L，et al. AS04, an aluminum salt — and TLR4 agonist-based adjuvant system，induces a transient localized innate immune response leading to enhanced adaptive immunity. Immunol，2009，183(10)：6186-6197.

[31] Schultze V，D'Agosto V，Wack A，et al. Safety of MF59™ adjuvant. Vaccine，2008，26(26)：3209-3222.

[32] Mbow M，De Gregorio E，Valiante Nm，et al. New adjuvants for human vaccines. Curr Opin Immunol，2010，22(3)：411-416.

[33] Maraskovsky E，Schnurr M，Wilson N S，et al. Development of prophylactic and therapeutic vaccines using the ISCOMATRIX adjuvant. Immunol Cell Biol，2009，87：371-376.

[34] Schnurr M，Orban M，Robson N C，et al. ISCOMATRIX adjuvant induces efficient cross-presentation of tumor antigen by dendritic cells via rapid cytosolic antigen delivery and processing via tripeptidyl peptidase II. J Immunol，2009，182：1253-1259.

[35] Wilson N S，Yang B，Morelli A B，et al. ISCOMATRIX vaccines mediate CD8[+] T-cell cross-priming by a MyD88-dependent signaling pathway. Immunol Cell Biol，2012，90：540-552.

[36] Wilson N S，Duewell P，Yang B，et al. Inflammasome-dependent and — independent IL-18 production mediates immunity to the ISCOMATRIX adjuvant. J Immunol，2014，192：3259-3268.

[37] Fries L F，Smith G E，Glenn G M，et al. A recombinant virus like particle influenza A（H7N9）vaccine. N Engl J Med，2013，369：2564-2566.

[38] Roldao A，Mellado M C，Castilho L R，et al. Virus-like particles in vaccine development. Expert

Rev Vaccines，2010，9：1149-1176.

[39] Gavilanes F，Gomez-Gutierrez J，Aracil M，et al. Hepatitis B surface antigen：role of lipids in maintaining the structural and antigenic properties of protein components. Biochem J，1990，265：857-864.

[40] Gomez-Gutierrez J，Rodriguez-Crespo I，Peterson D L，et al. Antigenicity of hepatitis B surface antigen proteins reconstituted with phospholipids. Biochim Biophys Acta，1995，1233：205-212.

[41] Kim K S，Park S A，Ko K N，et al. Current status of human papilloma virus vaccines. Clin Exp Vaccine Res，2014，3：168-175.

[42] Schiller J T，Lowy D R. Understanding and learning from the success of prophylactic human papillomavirus vaccines. Nat Rev Microbiol，2012，10：681-692.

[43] Tyler M，Tumban E，Chackerian B. Second-generation prophylactic HPV vaccines：successes and challenges. Expert Rev Vaccines，2014，13：247-255.

[44] Merck. Merck newsroom[2015-01-15]. http：∥www. mercknewsroom. com／news-release／prescription-medicine-news／fda-approves-mercks-hpv-vaccine-gardasil9-prevent-cancers-an.

[45] Sivakumar Sm，Safhi Mm，Kannadasan M，et al. Vaccine adjuvants-current status and prospects on controlled release adjuvancity. Saudi Pharmaceutical J，2011，19(4)：197-206.

[46] Janeway C A Jr. Approaching the asymptote? Evolution and revolution in immunology. Cold Spring Harb Symp Quant Biol，1989，54(Pt 1)：1-13.

[47] Janeway C A Jr.，Medzhitov R. Innate immune recognition. Annu Rev Immunol，2002，20：197-216.

[48] Kumar H，Kawai T，Akira S. Pathogen recognition by the innate immune system. Int Rev Immunol，2011，30(1)：16-34.

[49] Medzhitov R. Recognition of microorganisms and activation of the immune response. Nature，2007，449(7164)：819-826.

[50] Lemaitre B，Nicolas E，Michaut L，et al. The dorsoventral regulatory gene cassette spätzle／Toll／cactus controls the potent antifungal response in Drosophila adults. Cell，1996，86(6)：973-983.

[51] Kawai T，Akira S. Toll-like receptors and their crosstalk with other innate receptors in infection and immunity. Immunity，2011，34(5)：637-650.

[52] Kawai T，Akira S. TLR signaling. Cell Death Differ，2006，13：816-825.

[53] Kawai T，Akira S. TLR signaling. Semin Immunol，2007，19：24-32.

[54] Qian C，Cao X. Regulation of Toll-like receptor signaling pathways in innate immune responses. Ann N Y Acad Sci，2013，1283：67-74.

[55] De Gregorio E，d'Oro U，Bertholet S，et al. Vaccines：fundamental immunology. 7th ed. Philadelphia：Lippincott Williams & Wilkins，2013，1032-1068.

[56] Giannini SL，Hanon E，Moris P，et al. Enhanced humoral and memory B cellular immunity using HPV16／18 L1 VLP vaccine formulated with the MPL／aluminium salt combination (AS04) compared to aluminium salt only. Vaccine，2006，24(33-34)：5937-5949.

[57] Tong N K，Beran J，Kee S A，et al. Immunogenicity and safety of an adjuvanted hepatitis B vaccine in pre-hemodialysis and hemodialysis patients. Kidney Int，2005，68(5)：2298-2303.

[58] Didierlaurent A M, Morel S, Lockman L, et al. AS04, an aluminum salt — and TLR4 agonist-based adjuvant system, induces a transient localized innate immune response leading to enhanced adaptive immunity. J Immunol, 2009, 183(10): 6186-6197.

[59] Martinon F, Burns K, Tschopp J, et al. The inflammasome: a molecular platform triggering activation of inflammatory caspases and processing of proIL-beta. Mol Cell, 2002, 10 (2): 417-426.

[60] De Gregorio E, Tritto E, Rappuoli R, et al. Alum adjuvanticity: unraveling a century old mystery. Eur J Immunol, 2008, 38: 206820-206871.

[61] Harrison W T. Some observations on the use of alum precipitated diphtheria toxoid. Am J Public Health Nations Health, 1935, 25: 298-300.

[62] Munks M W, McKee A S, Macleod M K, et al. Aluminum adjuvants elicit fibrin-dependent extracellular traps in vivo. Blood, 2010, 116: 5191-5199.

[63] Hutchison S, Benson R A, Gibson V B, et al. Antigen depot is not required for alum adjuvanticity. Faseb J, 2012, 26: 1272-1279.

[64] Eisenbarth S C, Colegio O R, O'Connor W, et al. Crucial role forthe Nalp3 inflammasome in the immunostimulatory properties of aluminium adjuvants. Nature, 2008, 453: 1122-1126.

[65] Franchi L, Nunez G. The Nlrp3 inflammasome is critical for aluminium hydroxide-mediated IL-1beta secretion but dispensable for adjuvant activity. Eur J Immunol, 2008, 38: 2085-2089.

[66] Jordan M B, Mills D M, Kappler J, et al. Promotion of B cell immune responses via an alum-induced myeloid cell population. Science, 2004, 304: 1808-1810.

[67] Kool M, Soullie T, van Nimwegen M, et al. Alum adjuvant boosts adaptive immunity by inducing uric acid and activating inflammatory dendritic cells. J Exp Med, 2008, 205: 869-882.

[68] Bianchi M E. DAMPs, PAMPs and alarmins: all we need to know about danger. J Leukoc Biol, 2007, 81: 1-5.

[69] Sivakumar S M, Safhi M M, Kannadasan M, et al. Vaccine adjuvants-current status and prospects on controlled release adjuvancity. Saudi Pharmaceutical J, 2011, 19(4): 197-206.

[70] Didierlaurent A M, Morel S, Lockman L, et al. AS04, an aluminum salt — and TLR4 agonist-based adjuvant system, induces a transient localized innate immune response leading to enhanced adaptive immunity. Immunol, 2009, 183(10): 6186-6197.

[71] Dupuis M, Murphy T J, Higgins D, et al. Dendritic cells internalize vaccine adjuvant after intramuscular injection. Cell Immunol, 1998, 186: 18-27.

[72] Dupuis M, Denis-Mize K, LaBarbara A, et al. Immunization with the adjuvant MF59 induces macrophage trafficking and apoptosis. Eur J Immunol, 2001, 31: 2910-2918.

[73] Seubert A, Calabro S, Santini L, et al. Adjuvanticity of the oil-in-water emulsion MF59 is independent of Nlrp3 inflammasome but requires the adaptor protein MyD88. Proc Natl Acad Sci USA, 2011, 108: 11169-11174.

[74] Ellebedy A H, Lupfer C, Ghoneim H E, et al. Inflammasome-independent role of the apoptosis-associated speck-like protein containing CARD (ASC) in the adjuvant effect of MF59. Proc Natl Acad Sci USA, 2011, 108: 2927-2932.

[75] Hui G S, Hashimoto C N. Adjuvant formulations possess differing efficacy in the potentiation of antibody and cell mediated responses to a human malaria vaccine under selective immune genes knockout environment. Int Immunopharmacol, 2008, 8: 1012-1022.

[76] Caproni E, Tritto E, Cortese M, et al. MF59 and Pam3CSK4 boost adaptive responses to influenza subunit vaccine through an IFN type I-independent mechanism of action. J Immunol, 2012, 188: 3088-3098.

[77] Morel S, Didierlaurent A, Bourguignon P, et al. Adjuvant system AS03 containing alpha-tocopherol modulates innate immune response and leads to improved adaptive immunity. Vaccine, 2011, 29: 2461-2473.

[78] Didierlaurent A M, Morel S, Lockman L, et al. AS04, an aluminum salt — and TLR4 agonist-based adjuvant system, induces a transient localized innate immune response leading to enhanced adaptive immunity. J Immunol, 2009, 183: 6186-6197.

[79] Boland G, Beran J, Lievens M, et al. Safety and immunogenicity profile of an experimental hepatitis B vaccine adjuvanted with AS04. Vaccine, 2004, 23: 316-320.

[80] Fabrizi F, Tarantino A, Castelnovo C, et al. Recombinant Hepatitis B vaccine adjuvanted with AS04 in dialysis patients: a prospective cohort study. Kidney Blood Press Res. 2015, 40(6): 584-592.

[81] Tong N K, Beran J, Kee S A, et al. Immunogenicity and safety of an adjuvanted hepatitis B vaccine in pre-hemodialysis and hemodialysis patients. Kidney International, 2005, 68: 2298-2303.

[82] Giannini S L, Hanon E, Moris P, et al. Enhanced humoral and memory B cellular immunity using HPV16 / 18 L1 VLP vaccine formulated with the MPL / aluminium salt combination (AS04) compared to aluminium salt only. Vaccine, 2006, 24: 5937-5949.

[83] De Becker G, Moulin V, Pajak B, et al. The adjuvant monophosphoryl lipid A increases the function of antigen-presenting cells. Int Immunol, 2000, 12: 807-815.

[84] Ismaili J, Rennesson J, Aksoy E, et al. Monophosphoryl lipid A activates both human dendritic cells and T cells. J Immunol, 2002, 168: 926-932.

[85] Evans J T, Cluff C W. Enhancement of antigen-specific immunity via the TLR4 ligands MPL adjuvant and Ribi. 529. Expert Rev Vaccines, 2003, 2: 219-229.

[86] Kadowaki N, Antonenko S, Liu Y J, et al. Distinct CpG DNA and polyinosinic-polycytidylic acid double-stranded RNA, respectively, stimulate CD11c-type 2 dendritic cell precursors and CD11c+ dendritic cells to produce type I IFN. J Immunol, 2001, 166(4): 2291-2295.

[87] Jung J, Yi A K, Zhang X, et al. Distinct response of human B cell subpopulations in recognition of an innate immune signal, CpG DNA. J Immunol, 2002, 169(5): 2368-2373.

[88] Hartmann G, Krieg Am. Mechanism and function of a newly identified CpG DNA motif in human primary B cells. J Immunol, 2000, 164(2): 944-953.

[89] Gupta K, Cooper C. A review of the role of CpG oligodeoxynucleotides as Toll-like receptor 9 agonists in prophylactic and therapeutic vaccine development in infectious diseases. Drugs R&D, 2008, 9(3): 137-145.

［90］ Rynkiewicz D，Rathkopf M，Sim I，et al. Marked enhancement of the immune response to BioThrax（R）（Anthrax Vaccine Adsorbed）by the TLR9 agonist CPG 7909 in healthy volunteers. Vaccine，2011，29(37)：6313-6320.

［91］ Offersen R，Melchjorsen J，Paludan S R，et al. TLR9 - adjuvanted pneumococcal conjugate vaccine induces antibody-independent memory responses in HIV-infected adults. Hum Vaccin Immunother，2012，8(8)：1042-1047.

［92］ Maisonneuve C，Bertholet S，Philpott D J，et al. Unleashing the potential of NOD — and Toll-like agonists as vaccine adjuvants. Proc Natl Acad Sci USA，2014，111(34)：12294-12299.

第 2 篇

疫苗相关的遗传学理论和技术

第4章 人类基因组研究和遗传标记

4.1 基因、基因组和人类基因组多样性

4.1.1 基因

基因是在 DNA 或 RNA 上的一个座位(locus)或是一段区域,是一段可遗传的分子单位[1]。基因传递到生物体子代的过程是保证生物体表型特性得到延续的物质基础。大多数生物的表型特性受到多个基因的影响,并受到基因-环境相互作用的调节。基因控制的表型涵盖生物体各个方面,如眼睛的颜色、肢体的数量、血型、肤色以及数千种基础的生物合成代谢途径。基因的表达和环境的相互作用塑造了形形色色的生物体。

在基因代代相传的过程中,核苷酸会发生突变,导致基因形成各种不同的变异体。在一个群体中,同一基因座位上会有不同的变异体,称其为等位基因(allele)。这些基因变异体在自然选择的影响下,在群体中保留下来或消失,使得同一群体中的基因存在多样性。

基因的概念其实是随着对基因结构和表现的不断发现而一步步完善的。如基因调节区域的发现使得人们认识到其也是基因的一部分,虽然这些区域通常远离蛋白质编码区域;一些病毒的基因是由 RNA 编码而不是由 DNA 编码。因此基因的概念延伸为任何可遗传的、能通过表达产物或调节表达产物,来影响生物表型的可遗传元件,它们均可被认为是基因[2]。

基因的结构和组成复杂,不同类型的生物基因结构不同。一般地说,生物越高等,其基因结构也越复杂。以真核生物为例,其基因可包括:编码蛋白质的区域(coding region,通常由外显子和内含子组成),其 5′和 3′端有非翻译区(5′UTR 和 3′UTR),它们共同组成基因的转录本,在基因表达时可转录为 RNA 并被进一步加工;基因的可转录本上游有启动子区(promoter),为转录因子和 RNA 聚合酶的结合位点,是转录调节区域;另一个转录调节区为增强子/抑制子(enhancer/silencer)结合区域,可位于转录区上下游较远的地方。

4.1.2 基因组

基因组是生物体内所有的可遗传物质,可由 DNA 或 RNA 组成,包括基因及非基因

区。基因组包括染色体 DNA、线粒体 DNA 或叶绿体 DNA。这一概念由 Winkler 于 1920 年提出[3]，旨在同时命名基因及染色体。一些生物有多拷贝的染色体：二倍体，三倍体……当我们提出此生物的"基因组序列"概念时，一般指其中一整套的常染色体、每种性染色体中的一条，以及生物体包含的线粒体、叶绿体或各种质粒的一份。

生物体的基因组大小、碱基数量及所含基因的多少均不同。现在已知的生物体中，基因组拥有的基因都在 6 万个以内。以人基因组为例，其有 23 对染色体，每条染色体含有 4 800 万—25 000 万碱基对，共由 32 亿碱基对组成，包括 16.5 千碱基（kb）对的线粒体。基因组中含有非重复性 DNA 及重复性 DNA。在原核生物中有 85%—90% 的为非重复性 DNA，大部分为编码 DNA，少部分为非编码 DNA。真核生物中，特别是哺乳动物和植物，重复性 DNA 占很大部分，这些重复性 DNA 主要集中在端粒、逆转录转座子等 DNA 元件中。

4.1.3　生物多样性与人类基因组遗传多样性

（1）生物多样性

生物多样性是"生物"和"多样性"的综合体，通常指地球生命的多样性和多变性。据联合国环境规划署称，生物多样性的变化可以反映在遗传水平、物种水平或生态系统水平等多个层次。生物多样性在地球上分布不均匀，热带地区最为丰富，只占地球表面面积不到 10% 的热带森林生态系统，却包含了全世界约 90% 的物种。在海洋表面温度最高的西太平洋沿岸和所有海洋中纬度带，其中的海洋生物多样性往往最高。

生物多样性是 35 亿年来生命演化的结果。一些证据表明，生命可能早在地球形成后的几亿年内就已经确立。直到大约 6 亿年前，所有的生命都由古菌、细菌和单细胞原生动物和原生生物组成。生物多样性的历史始于寒武纪爆发期间的快速增长，许多多细胞生物的门类都首次在那时候出现。在接下来的 4 亿年左右时间里，无脊椎动物多样性呈现总体增长不明显，脊椎动物多样性呈现整体指数趋增。这种多样性的显著增加标志着周期性的、大规模的多样性丧失，被归类为大规模灭绝事件。自从地球有生命出现以来，几次大规模灭绝事件和一些次要事件的发生，导致生物多样性大幅度突然下降。在石炭纪，热带雨林的坍塌导致植物和动物多样性发生巨大损失；2.5 亿年前的二叠纪到三叠纪的灭绝事件，更使得脊椎动物多样性大大减少；6 500 万年前白垩纪末的生物灭绝事件导致了恐龙的灭绝。人类出现以来的生物多样性持续减少和遗传多样性的丧失则被命名为全新世灭绝，此时生物多样性减少主要是由于人类活动的影响，特别是生物栖息地的破坏。人类已经认识到自己在生物多样性减少方面的有害作为，开始着手保护生物多样性。2010 年，联合国大会把 2011—2020 年确定为"联合国生物多样性十年"。

生物的遗传多样性是生物多样性的基础，生物的遗传多样性也用来衡量生物多样性。遗传多样性和生物多样性（就物种多样性而言）相互依赖，物种内的遗传多样性对于维持物种多样性是必要的，反之亦然。生物基因型和表型多样性在蛋白质、DNA 和生物体水平均有所表现。本质上，这种多样性是非随机的，结构严密的，并与环境变化和压力相关。物种多样性和遗传多样性之间的相互依赖性很微妙：物种多样性的变化导致环境的变化，导致其余物种的适应；遗传多样性的变化，例如物种损失，会导致生物多样性的丧失。

遗传多样性的重要性是双重的。首先，增加的遗传多样性直接归因于一个物种的适应能力。其次，一个群体的适应度与其杂合度密切相关。说明遗传多样性重要性的最好方法是强调缺少遗传多样性时发生的情况。通常，与遗传多样性丧失有关的问题是近亲繁殖，由于通过密切相关个体的重复交配或自交，使其杂合度降低，导致种群的繁殖适应性下降。当杂合性最小化时，近交可能导致近交衰退，以至于使有害等位基因在群体中出现的频率增高，从而降低了群体的适应度。

（2）人类遗传多样性的概念

一般认为人类遗传多样性（human genetic diversity）是指人群中或者人群之间的遗传差异。对于一个基因，如其在人群中出现多个突变，且其频率大于1%，就称为具有"遗传多样性（genetic polymorphism）"。人类遗传多样性关注的是可遗传的特征，并且是一个群体的概念。遗传多样性是生物多样性的重要组成部分和核心问题，广义上是指生物携带遗传信息的总和，狭义上是指生物种间或种内分子、细胞和个体水平的遗传变异度，是生物物种在进化过程中积累起来的遗传变异[4]。

人们很早以前就认识到人群中或人群之间存在可遗传的性状差异。如肤色、发色和瞳孔颜色。以肤色为例，现代人类依据肤色分为四大人种：欧罗巴人种（又称白色人种、高加索人种、欧亚人种），蒙古人种（又称黄色人种、亚美人种），尼格罗人种（又称黑色人种、赤道人种）和澳大利亚人种（又称棕色人种、大洋洲人种）。Chaplin 绘制了肤色的世界地图（图 4-1），发现了现代人类肤色的分布规律，越靠近赤道越深，越远离赤道越浅[5]。这一遗传多样性的形成被认为是自然选择的结果。肤色的深浅由皮肤细胞中的黑色素多少决定。一般认为黑色素有两个作用：其一是保护细胞免受紫外线伤害，降低了皮肤

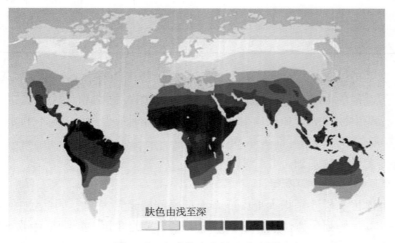

肤色由浅至深

图 4-1 人类肤色的地理分布图

癌的发病率,例如白色人种中恶性黑色素瘤(malignant melanoma)的发病率约 13/10 万人,而在黑色人种中黑色素瘤的发病率约为 1/10 万人;另一作用是防止叶酸的降解和调节维生素 D 的合成,由于越靠近赤道终年日照时间长,为保护机体,人的皮肤细胞产生的黑色也越多,皮肤也越黑。

(3) 人类遗传多样性的产生

随着对表型与基因型研究的深入,现在认为大多数群体间表现出的遗传多样性性状是由其基因组上的突变或多态性造成的,虽然这些突变只是在不久前才被发现。例如对人类肤色的遗传多样性的认识是逐步深入的,1993 年促黑素细胞刺激激素受体(melanocyte stimulating hormone receptor,MC1R)基因被发现能够控制黑色素细胞制造色素的比例,其多态性能够影响小鼠的毛色[6],到 1995 年,有人发现此基因的多态性与人类红发和白皮肤的形成有关[6]。2005 年 Makova 等对不同人群中的该基因多态性进行了研究,发现在亚洲及欧洲人中此基因的多态性增高,亚洲人中 Arg163Gln 多是非同义突变,而在欧洲群体中则存在 30 多种非同义突变。他们认为这些突变导致黑色素合成减少,从而影响皮肤颜色。但是在非洲人群中该基因的多态性非常低,且净化选择(purifying selection)在维持该基因序列稳定性中扮演了重要的角色。有两种假设试图解释这一现象(表 4-1)。假设 1:欧洲人群中该基因的多态性增加使得黑色素合成减少,是更有利于合成维生素、叶酸,自然选择维持了这种多种多样的功能丧失性突变。假设 2:亚洲和欧洲人群中,处于一种宽松的选择状态(功能限制性较小),基因多样性增多。对于非洲群体,两种假设均认为白色皮肤生存适应性低,整个基因处于净化选择,非同义突变减少。

表 4-1　MC1R 基因的多态性及在人群中发生的选择作用比较

人群/地区	非　洲	亚　洲	欧　洲
编码区多态性	低	高	高
选择作用	净化选择	可能存在多样化选择(功能限制性较小)	可能存在多样化选择(功能限制性较小)
其他	缺少同义突变	高频率的 Arg163Gln	>30 非同义突变

由上述例子可以看到,突变的产生与自然选择的压力存在联系,但不依赖其存在。按照现代分子遗传学中 Kimura 提出的中性理论:DNA 复制和传代过程中产生的突变是中性的。这些中性的突变如果有利于生物的生存,则被保留下来,不利于生物生存和传代的"有害突变"则被去除,而大量既不有利也不有害的中性突变也保存了下来,形成了基因组遗传多样性的基础。

(4) 人类遗传多样性的衡量

既然人类遗传多样性是指人群中或者人群之间的遗传差异。因此,如何定义群体就必须先讨论。群体的划分方法有很多,可以从生态学的角度,如居住于同一时间同一空间中的一群人;也可以从进化的角度,如可以进行通婚的特定时间和空间的一群人;还有从统计学的角度,或从其他角度来划分[7]。

群体划分后,要讨论群体间的遗传多样性,就涉及量化群体多样性。有多个不同的统计遗传学参数被用来衡量群体间的遗传差异或遗传距离。这里简单介绍最常用的亚群体间的固定指数 FST。如果一个群体无限大,且又具备随机交配、没有突变、没有选择、没有遗传漂变等条件时,群体内一个位点上的基因型频率和基因频率将代代保持不变,称该群体处于遗传平衡状态,即 Hardy-Weinberg 平衡群体。而现实中的群体往往由于各种因素的影响(如有选择的交配、突变应对压力选择、遗传漂变等),其基因频率偏离于 Hardy-Weinberg 平衡。偏离的系数就称之为固定指数 F,而两个亚群间的固定指数则用 FST 表示,这一参数也就体现了两群体间的遗传背景差异,及可用于衡量人群间的遗传多样性差异。针对用不同遗传标记衡量遗传差异的方法,人们又设定了多种遗传参数以期适应不同分析[8]。

4.1.4 人类基因组多样性计划

在单个基因组测序完成后,人们将研究的重点转入人类基因组间的多样性研究。国际单体型图计划(HapMap 计划)的实施是其中一个重要的标志性事件。2002 年 10 月美国、英国、日本和中国的主要测序中心,与加拿大、尼日利亚的团队一起宣布启动 HapMap 计划,鉴定非洲、欧洲和亚种三种人群中频率大于 5% 的核苷酸变异,以期在更高水平上衡量人类群体的遗传多样性。此计划第一期工作于 2005 年完成,鉴定了 100 多万个常见核苷酸变异位点;2007 年第二期工作完成,鉴定变异增加至 300 万个;2010 年第三期工作完成,分析的样本扩大到 1 184 个个体。

人类基因组多样性计划(human genome diversity project,HGDP)[9],是在世界范围内研究人类遗传多样性,并最终理解这个多样性是如何形成的项目。20 世纪初,遗传学家想将人口学、地理学和遗传学的信息结合在一起研究。实际上,直到人类基因组计划完成后,这些研究才逐渐系统化。

人类基因组计划初步完成后,人类基因组组织(The Human Genome Organisation,HUGO)主席 Sir W. Bodmer 倡议设立"人类基因组多样性的研究计划"。1997 年此计划得以进行,主要工作就是收集特定地域、特定表型或特定民族群体的淋巴细胞,用 EB 病毒转化,使其永生化成为淋巴母细胞系,从而保存有代表性的人群基因组。现在已有 150 多篇 SCI 论文采用了这些细胞样品。

这些工作中也有许多涉及中国的民族群体,或是由中国人完成的,并使用了中国遗传多样性计划收集的样本。如 2006 年《自然-遗传》(Nature Genetics)杂志发表的文章[10]利用 HGDP-CEPH 提供的 52 个人群 927 个个体作为研究对象,对大约 12 Mb 区域内的 3 024 个单核苷酸多态性(single nucleotide polymorphism,SNP)进行分型,分析检测区域内的连锁不平衡关系及单倍型多样性,此 52 个人群中有 14 个中国少数民族群体。2008 年《科学》(Science)杂志发表了用全基因组多态性分析法研究世界人群间关系的文章[11],同样包括了中华民族这 14 个中国少数民族群体。2009 年又有学者用全基因组芯片研究东亚人群遗传结构[12]，该论文通过 SNP 分析获得亚洲人类 SNP 遗传多样性图谱，并以此分析了亚洲人群的历史迁移路线，其中东亚人群中来自中国的少数民族群体。

4.2　人类基因组研究常用的遗传标记

广义的遗传标记是指可反映受基因控制的遗传多样性的生物特征，并可用有效方法进行测量；狭义的是指反映生物个体或种群间基因组差异的 DNA 序列[4,13]。

衡量遗传多样性的标记随着技术的发展不断更新。刚开始用形态学标记进行群体遗传性的研究，形态学标记是具有质量性状或数量性状的、可遗传的生物外部特征，如肤色和发色等体质形态学标记。其后是生化和免疫学标记，如同工酶、免疫蛋白、红细胞抗原、白细胞抗原等。现在主要运用 DNA 标记进行群体遗传多样性研究和群体背景调查。

DNA 标记是对基因核苷酸序列变异的直接反映。其数量丰富、不受环境影响、遗传稳定、多态性高等特点，决定了它成为目前的主流遗传标记。形态学指标其实是一个或多个基因共同作用的结果，如肤色；同工酶也是由 DNA 编码基因所表达的产物。因此，使用 DNA 标记对遗传多样性进行分析，比前两种方法更直接。随着 PCR 技术的发展，人们将研究人群间的遗传多样性转入到研究 DNA 的多态性上，DNA 犹如设计个体的一张详细"蓝图"，所有选择压力、人口学改变引起的群体改变也最终将在这一"蓝图"上反映出来。人的基因组较大，用人的整个基因组来进行人群多态性的研究显然不适合，所以在染色体上挑出一些基因座位（locus），通过一个或多个这样的"座位"来衡量群体间的遗传差异，这些座位称为"DNA 标记（DNA marker）"。从 DNA-PCR 技术出现以来，这一标记技术按发展时间通常分为三代。

4.2.1　第一代遗传标记

通常将限制性片段长度多态性（restriction fragment length polymorphism，RFLP）称为第一代遗传标记，即以核酸序列变异导致限制性内切酶酶切片段长度变化，并用 Southern 杂交或琼脂糖凝胶电泳为检测手段进行分析。RFLP 可对全基因组、基因组打断产物或 PCR 产物等 DNA 携带的突变进行分析。以 PCR-RFLP 为例，对染色体上同一区域用 PCR 扩增目的条带，并选择合适的酶对 DNA 上的突变进行酶切，通过分析酶切产物大小来确定目标位点有无突变产生。比如某序列中本来含有 *EcoR* I 酶切位点的序列 GAATTC，如果序列的第 2 个碱基 A 突变成了 C，序列突变为 GCATTC，此时 *EcoR* I 酶的酶切位点消失，突变的等位基因不能被 *EcoR* I 酶酶切，这样在凝胶电泳时就表现为不同的条带分布。随着限制性内切酶种类的不断丰富，此方法能鉴定的突变大大增加。酶切位点的寻找可借助 Watcut 软件进行（http：／／watcut. uwaterloo. ca／template.php?act = restriction_new）。

RFLP 方法起源于早期的 DNA 指纹分析。DNA 指纹分析是用打断了的 DNA 进行限制性酶酶切,从而区分不同的个体,早期常用于亲子鉴定和法医学个人鉴定。虽然现在有各种商业化的较便宜的突变检测方法,但 RFLP 仍然是较为经济的方法,也是对专业设备要求最少的 DNA 突变分析方法,至今仍有研究者用这一方法来鉴定 DNA 突变。如 2016 年 Engin 等用 RFLP 方法对克里米亚-刚果出血热病毒的突变进行检测[14]。

RFLP 方法因为基于限制性内切酶酶切位点的突变,因此也有其一定的局限性。不是每个研究的突变均落于酶切位点中,虽然可通过设计特殊的 PCR 引物来改造 PCR 产物,制造人工的酶切位点来进行 RFLP 分析,但操作仍不够简便快捷。

4.2.2 第二代遗传标记

短串联重复序列(short tandem repeat,STR)或称微卫星(microsatellite),被认为是第二代遗传标记。微卫星是一串有 2～5 个碱基序列重复 5～50 次组成的串联序列[15],它们在人类基因组中广泛分布,其突变率约在 5×10^{-4} [16],远远高于其他位置的DNA[17]。STR 突变形式主要以重复次数的变化为主,当然在某些位点也可能发生点突变,从而改变重复序列的组成。微卫星与更长的小卫星(minisatellites)统称末端重复可变序列(variable number of tandem repeat,VNTR),微卫星 DNA 和小卫星 DNA 均可称为卫星 DNA,这是由于早期在对基因组 DNA 进行离心时,发现它们像卫星一样分布于 DNA 离心主条带周围。

由于微卫星的高突变性,它们在人群中某一基因座位上拥有多个等位基因。不像点突变,微卫星变异一般以整个重复单位的增加或减少为基础,如两碱基重复突变TATATATATATA(6 次重复),其突变体可能为 TATATATATATATATA(8 次重复)或 TATATATATA(5 次重复)。这种重复单位的次数变化的多态性可能是在 DNA复制时,由于 DNA 聚合酶沿模板链滑动造成的(图 4-2)[18]。现在有两种关于微卫星多态性形成的模型:一种为逐步突变模型[19],即微卫星的突变以重复单位为基准逐步增加或递减,如 6 次重复的微卫星突变为 8 次重复,必须先由 6 次重复变为 7 次重复,再变为

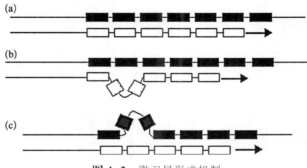

图 4-2 微卫星形成机制

方块代表微卫星的重复单元,箭头代表新 DNA 链的合成及合成方向。(a) 正常的无突变 DNA 复制;(b) DNA 复制时 DNA 聚合酶发生滑动,新 DNA 链多加入一个重复单元;(c) DNA 复制时 DNA 聚合酶发生滑动,新 DNA 链少合成了一个重复单元。[18]

8 次重复。另一种模型为滑动模型,认为微卫星重复次数的突变并不需要逐步进行,或有更加复杂的突变模式。[20]

　　大多数微卫星位于 DNA 非编码区,并不影响生物的表型。但也有一些微卫星位于 DNA 编码区或调控区从而使其引起疾病。哺乳动物中 20％～40％的蛋白质含有重复序列[21]。DNA 编码区的微卫星通常以三碱基重复形式存在,这些微卫星的突变通常引起蛋白质长度的变化,如其重复过长,会引起蛋白质功能异常或难以降解,导致疾病。特别是一些神经退行性病变,如阿尔茨海默病或脊髓小脑共济失调[22]。当然一些位于基因调节区的微卫星也能够改变基因的表达情况。

　　微卫星成为第二代遗传标记,一方面是因为其高度的多态性。在单一基因座位上,可能有 5 个甚至更多的等位基因,因此只要选 10 个左右的微卫星,就可以使得个体识别率达到 99.99％以上。这一特性非常有利于亲子鉴定和犯罪现场生物残留物鉴定,因此在法医学上被广泛运用。现在,对实验室细胞株的遗传一致性检测也常以微卫星分型为标准。

　　微卫星成为第二代遗传标记的另一个原因是其易检测性。因为微卫星是 DNA 长度的多态性,可用凝胶电泳的方法进行分型。早期,人们对四碱基重复的微卫星标记采用聚丙烯酰胺凝胶电泳的方法进行鉴定。随着技术的发展,特别是毛细管电泳和荧光标记的发明,微卫星的检测更加快捷方便。多个微卫星可同时进行 PCR 扩增和毛细管电泳检测,比如包含多个两碱基重复微卫星的检测,基于荧光颜色的 PCR 片段大小,一个实验组合最多可同时扩增和检测 6 个微卫星位点(图 4-3)。2002 年用这种方法对全世界人群的 377 个微卫星进行了检测[23]。现在用微卫星进行病毒或微生物遗传背景调查的研究仍然非常多,特别是对宿主的遗传背景的调查。因此第二代标记微卫星是遗传学重要的研究工具之一。

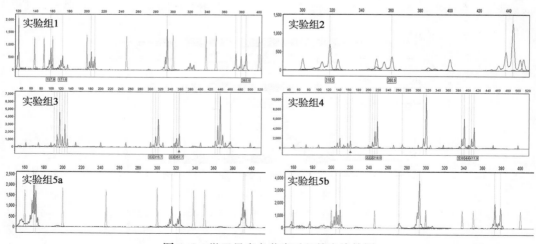

图 4-3 微卫星多色荧光毛细管电泳检测

4.2.3 第三代遗传标记

SNP 标记称为第三代 DNA 分子标记。SNP 是出现在基因组特定位置上的单个核苷酸变异,其突变频率在人群中大于 1%。一般在同一座位会有两种等位基因型。如在人群中大部分人携带 C(主要等位基因,major allele),而在对应的位置少部分人仍携带 A(次要等位基因,minor allele)。当一般次要等位基因频率大于 1% 时,此位点就称为单核苷酸多态性。当然在某些位点也存在三碱基或碱基突变,但数量相对较少。

SNP 相对应的概念是稀有突变,或稀有变异。一般稀有的点突变频率均小于 1%,且大多数疾病相关突变均为稀有突变。如导致囊性纤维化的 CFTR 基因 551 位密码子由甘氨酸变为天冬氨酸(Gly551Asp)[24]。而另一些引起疾病的突变,如地中海贫血在某些人群中为稀有突变,但在另一些人群中的频率大于 1%。人类基因组中约 1 kb~2 kb 就会有一个 SNP。整套人类基因组大概有 142 万个 SNP(表 4-2)[25]。随着人群测定量的不断增大,这一数字仍在增长。

表 4-2 人各条染色体上的单核苷酸多态性数量

染色体	长度(bp)	全部 SNP 数	每个 SNP 的碱基对数	SNP 合计数	千碱基对含有的 SNP 数
1	214 066 000	129 931	1.65	75 166	2.85
2	222 889 000	103 664	2.15	76 985	2.90
3	186 938 000	93 140	2.01	63 669	2.94
4	169 035 000	84 426	2.00	65 719	2.57
5	170 954 000	117 882	1.45	63 545	2.69
6	165 022 000	96 317	1.71	53 797	3.07
7	149 414 000	71 752	2.08	42 327	3.53
8	125 148 000	57 834	2.16	42 653	2.93
9	107 440 000	62 013	1.73	43 020	2.50
10	127 894 000	61 298	2.09	42 466	3.01
11	129 193 000	84 663	1.53	47 621	2.71
12	125 198 000	59 245	2.11	38 136	3.28
13	93 711 000	53 093	1.77	35 745	2.62
14	89 344 000	44 112	2.03	29 746	3.00
15	73 467 000	37 814	1.94	26 524	2.77
16	74 037 000	38 735	1.91	23 328	3.17
17	73 367 000	34 621	2.12	19 396	3.78
18	73 078 000	45 135	1.62	27 028	2.70

（续表）

染色体	长度(bp)	全部 SNP 数	每个 SNP 的碱基对数	SNP 合计数	千碱基对含有的 SNP 数
19	56 044 000	25 676	2.18	11 185	5.01
20	63 317 000	29 478	2.15	17 051	3.71
21	33 824 000	20 916	1.62	9 103	3.72
22	33 786 000	28 410	1.19	11 056	3.06
X	131 245 000	34 842	3.77	20 400	6.43
Y	21 753 000	4 193	5.19	1 784	12.19
总 计	2 710 164 000	1 419 190	—	887 450	—

　　相比第二代标记,在每一个基因座位上,SNP 的多样性远远小于 STR。但 SNP 的最大优势在于,它们在染色体上的分布密度非常高。一些基于连锁的分析,用 SNP 所得到的精细度远远大于用 STR 的。因此,全基因组关联研究(genome-wide association study,GWAS)选择用 SNP 作为定位标记来分析各种疾病的致病基因。现在已经对 829个表型进行了 GWAS 分析(http://www.gwascentral.org/)。基于 SNP 适合进行多位点的联合分析的特性,从之前的基因芯片,到现在的二代测序技术,均采用了大规模的全基因组分析 SNP 的方法。

　　在二代测序技术飞速发展的今天,对少量 SNP 的分析方法也日益发展。其中较新的方法有单碱基测序法(如 Applied Biosystems 公司的 SNPshot)、杂交法(Taqman 法)、质谱法,它们均能很好地进行中小量 SNP 分析。这些方法适用于对少数目标 SNP 进行精确分析,且相较二代测序技术,其成本低,可进行大样本量的分析,是将来对已知功能SNP 再分型或进行医疗鉴定的重要手段。

4.3　基因组测序技术的研究进展

　　DNA 测序技术是生命科学领域中最常用的技术,它的出现极大地推动了生命科学的发展。同时,生物医学应用的迫切需求(如人类基因组研究、无创产前基因检测、高血压、肿瘤等的个体化治疗检测等)也使得近年来 DNA 测序技术有了飞速的发展。

4.3.1　第一代测序技术

　　1977 年桑格(F. Sanger)发明了双脱氧链终止 DNA 测序技术,其原理是:核酸模板在 DNA 聚合酶、引物、4 种脱氧核苷三磷酸(dNTP,其中一种用放射性[32]P 标记)和一种双脱氧核苷三磷酸(ddNTP)存在条件下复制时,由于 ddNTP 缺乏延伸所需的 $3'$-OH 基团,使得延长的寡聚核苷酸选择性地在 G、A、T 或者 C 处终止,从而获得一些具有共同起点、但终止在不同核苷酸上的长几百至几千碱基对的链终止产物,再通过高分辨率凝胶电泳分离长短不一的片段,经过放射自显影后,根据片段 3′端的双脱氧核苷便可依次阅读合成片段的碱基排列顺序(图 4-4)。桑格因此获得 1980 年诺贝尔化学奖。桑格法以其操作简便、读取长度(read length)长、稳定性好、可靠性高等特点得到了广泛的应用,人类基因组的图谱便是采用桑格测序技术测定的。20 世纪 90 年代,全自动荧光标记 DNA测序仪的诞生将 DNA 测序带入了自动化测序时代。荧光自动测序技术是在桑格测序法的基础上,用荧光标记代替同位素标记,并用成像系统自动检测。以桑格法为基础的测序方法也称为第一代测序技术。

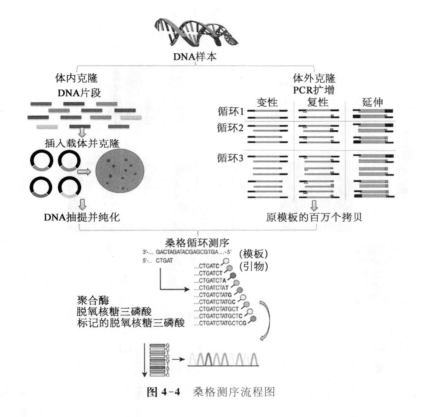

图 4-4　桑格测序流程图

4.3.2　第二代测序技术

随着人类基因组计划的完成,基因组学研究进入到功能基因组时代,传统的测序方法已不能满足深度测序和重复测序等大规模基因组测序的需求,这促使了新一代 DNA测序技术,即第二代 DNA 测序技术(next generation sequencing,NGS)(图 4-5)的诞生。NGS 是高通量(high-throughput sequencing)的测序方法,相对于桑格测序法,其成本更低(US＄0.000 1/bp)、通量高且速度快(机器运行一次产生的数据量达到几吉碱基对)。目前有三个 NGS 平台:Roche 公司的 454 测序仪(Roch GS FLX Sequencer)、Illumina公司的 Solexa 基因组分析仪(Illumina Genome Analyzer)和 ABI 公司的 SOLiD 测序仪(ABI SOLiD Sequencer)。

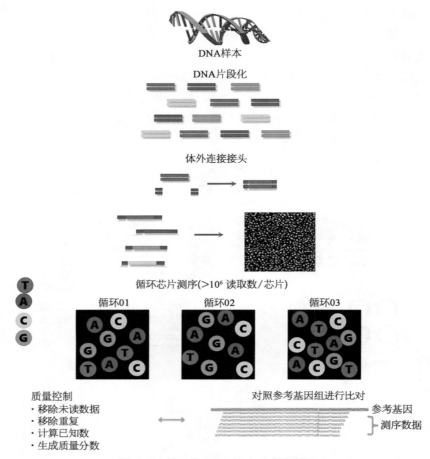

图 4-5　第二代 DNA 测序技术流程图

　　第二代测序技术广泛应用于基因组重测序、基因组 SNP 检测、转录组及表达谱的分析、非编码小 RNA 以及转录调控的研究工作中(图 4-6)。所谓基因组重测序,是对已知基因组序列的物种进行不同个体的基因组测序,并在此基础上对个体或者群体进行差异分析。NGS 可以快速完成一个基因组的重测序。2008 年,由中国、美国和英国共同启动的"千人基因组计划(1 000 Genomes Project)"是人类基因组计划的延续,也是迄今为止最大的基因组重测序计划。该计划对来自全世界不同国家约 1 200 个人的基因组进行重测序。Roche、ABI 和 Illumina 共同参与了该计划的实施。NGS 以其通量高、成本低的优势,对较多的个体测序很容易得到大量的单核苷酸多态性(SNP)位点,千人基因组计划获得了众多的人类基因组 SNP 位点(表 4-3)[26-28]。

　　基因表达谱(gene expression profile)是指细胞在特定条件下表达的所有基因。第二代测序技术可对组织或细胞中所有 RNA,即整个转录组进行整体测序,对每个细胞中表达 1—50 000 个拷贝 mRNA 的基因都能够检测,该技术还可检测到新的基因或新的转录本(transcript),定量测定基因的表达模式[29]。

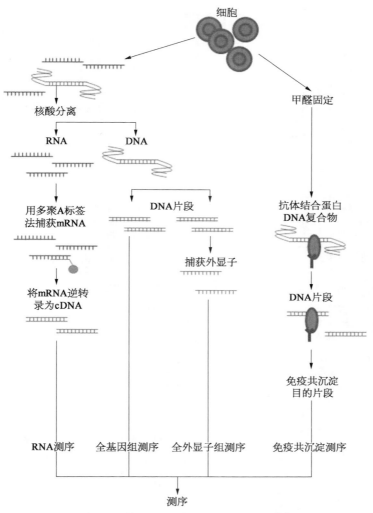

图 4-6　第二代 DNA 测序技术的应用[29]

表 4-3　千人基因组计划中的 26 个群体

群　　　体	英　文　全　称	缩　　写
美国西南部的非洲祖先人群	African Ancestry in Southwest US	ASW
非洲加勒比海的巴巴多斯人群	African Caribbean in Barbados	ACB
孟加拉国的孟加拉人群	Bengali in Bangladesh	BEB
英国的英格兰和苏格兰人群	British in England and Scotland	GBR
中国西双版纳的傣族人群	Chinese Dai in Xishuangbanna，China	CDX
哥伦比亚的麦德林人群	Colombian in Medellin，Colombia	CLM

（续表）

群　　　　体	英 文 全 称	缩　写
尼日利亚的伊桑人群	Esan in Nigeria	ESN
芬兰的芬兰人群	Finnish in Finland	FIN
冈比亚西部的冈比亚人群	Gambian in Western Division, The Gambia	GWD
美国休斯敦的古吉拉特语印第安人人群	Gujarati Indian in Houston, US	GIH
中国北京的汉族人群	Han Chinese in Beijing, China	CHB
西班牙的伊比利亚人群	Iberian populations in Spain	IBS
英国的印度泰卢固人群	Indian Telugu in the UK	ITU
日本东京的日本人群	Japanese in Tokyo, Japan	JPT
越南胡志明市的科尼人群	Kinh in Ho Chi Minh City, Vietnam	KHV
肯尼亚委拜耳的鲁雅人群	Luhya in Webuye, Kenya	LWK
塞拉利昂的门德人群	Mende in Sierra Leone	MSL
美国洛杉矶的墨西哥裔人群	Mexican Ancestry in Los Angeles, US	MXL
秘鲁利马的秘鲁人群	Peruvian in Lima, Peru	PEL
波多黎各的波多黎各人群	Puerto Rican in Puerto Rico	PUR
巴基斯坦拉合尔的旁遮普语人群	Punjabi in Lahore, Pakistan	PJL
中国南方的汉族人群	Southern Han Chinese, China	CHS
英国的斯里兰卡泰米尔人群	Sri Lankan Tamil in the UK	STU
意大利的托斯卡尼人群	Toscani in Italy	TSI
美国犹他州的北欧和西欧血统人群	Utah residents with Northern and Western European ancestry, US	CEU
尼日利亚伊巴丹的约鲁巴人群	Yoruba in Ibadan, Nigeria	YRI

　　同样二代测序技术也可以用于测定非编码 RNA(non coding RNA,ncRNA)。[30]这些非编码 RNA 包括 microRNA、lncRNA、rRNA、tRNA、snRNA 等多种已知功能的和未知功能的 RNA,其不编码蛋白质,NGS 技术可对 ncRNA 进行检测并发现新的 ncRNA。对于蛋白质-DNA 相互作用即转录调控的研究,以往都采用染色体免疫共沉淀(chromatin immunoprecipitation,ChIP)的方法,且往往需要集合芯片技术即 ChIP-on-chip,但是该技术无法检测与未知序列的相互作用,目前 ChIP 技术与 NGS 技术相结合,即 ChIP-sequencing(ChIP-Seq)可在基因组水平上检测到某种蛋白质所结合的 DNA 序列,全面解析蛋白质与 DNA 相互作用。

4.3.3　第三代测序技术

NGS 在广泛应用的同时,第三代测序技术(next-next-generation sequencing)出现了。第三代测序技术是指单分子测序技术,测序不需要经过 PCR 扩增,就可实现对每一条 DNA 分子的单独测序。主要技术是 PacBio 公司的 SMRT 测序技术和 Oxford Nanopore Technologies 公司的基于纳米孔的单分子读取技术。这种特殊的纳米孔孔内,有用经共价键结合的分子接头,当 DNA 碱基通过纳米孔时,电荷发生变化,会短暂地影响流过纳米孔的电流强度,由于每种碱基所影响的电流变化幅度不同,灵敏的电子设备通过检测细微的电流变化,来鉴定所通过的碱基种类。

斯坦福大学科学家花费 4.8 万美元的试剂和 4 个星期的时间,对一名白人男子的基因组进行了测序。测序覆盖度达 28 倍,即基因组上每个位点平均被检测了 28 次。覆盖了 90% 的人类参考基因组。序列读长 24—70 bp,平均读长 32 bp,鉴定出 280 万个 SNP 位点和 752 个拷贝数变异[31]。

目前还有一种基于半导体芯片的新一代革命性测序平台——Ion Torrent 个人基因组测序仪(personal genome machine,PGM)。该技术平台使用了一种布满小孔的高密度半导体芯片,一个小孔就是一个测序反应池。当 DNA 聚合酶把核苷酸聚合到延伸中的 DNA 链上时,会释放出一个氢离子,反应池中的 pH 发生改变,位于池下的离子感受器感受到 H⁺ 离子信号,H⁺ 离子信号再直接转化为数字信号,从而读出 DNA 序列(图 4-7)。该方法成本较低,操作简单,测序速度也很快,整个上机测序时间在 2—3.5 h,但是通量有限,目前是 10 G 左右,非常适合小基因组和外显子验证的测序。

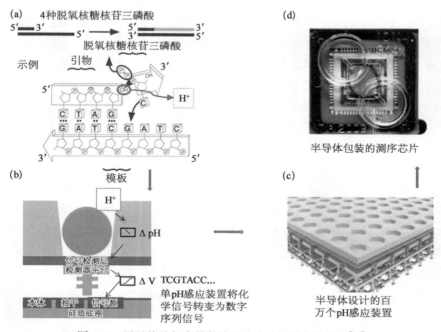

图 4-7　通过检验氢离子释放的边合成边测序法原理[32]

4.4　基因组学研究

人类基因组计划（Human Genome Project，HGP）1990 年正式启动，美、英、法、德、日、中六国在 2000 年绘制出人类基因组序列的工作草图；2003 年，第一个人类基因组的完整遗传图谱和物理图谱绘制完成，人类 3 万多个基因的信息以及相应的染色体位置被阐明，HGP 成为医学和生物制药产业知识和技术创新的源泉。HGP 完成后，美、英、日等国纷纷启动各种后基因组计划项目，如美国的"生命基因组计划（The Genomes to Life Program）"[33]，其主要目的在于"识别执行关键生命功能的多蛋白质复合物，分析其调控网络特征"，从而引发了蛋白质组学（proteomics）研究。在人类基因组计划中，还包括对若干甚至几十个模式生物（model organism）基因组（如大肠杆菌、酵母、线虫、果蝇和小鼠）和代表性物种基因组研究的模式生物基因组计划（Model Organism Genome Project，MOEP）[34]，完成了大肠埃希氏菌（*Escherichia coli*）、酿酒酵母（*Saccharomyces cerevisiae*）、果蝇（*Drosophila melanogaster*）、水稻（*Oryza sativa* L.），以及小鼠（*Mus musculs*）等的基因组全序列测定和图谱绘制。HGP 为人们了解生命起源、物种进化、生命体生长发育规律、种属间和个体间的差异和多样性、疾病的发生机制提供了科学依据。

4.4.1　各类组学的兴起与发展

HGP、人类基因组单体型图计划（HapMap Project）和全基因组关联研究的相继启动和完成，标志着生物医学进入了基因组时代，基因组学成为生命科学乃至生物产业的先遣学科，一改传统"模型导向"的研究模式，凸显"数据导向"的特点[35]。基因组学的快速发展，对生命科学其他领域产生了广泛而深刻的影响，无论是分子生物学、细胞生物学、生物化学，还是免疫学、微生物学、遗传学，各领域各个方向的研究工作或多或少都与基因组学相关，并利用了基因组学的研究结果。基因组学以信息的收集、处理和分析为核心，其系统性、合作性的优势带动了各类"组学"，如功能（或结构）基因组学、蛋白质组学、比较基因组学、药物基因组学等重要研究方向的蓬勃兴起[35]。

人类基因组学研究从静态碱基测序的结构基因组学，进一步转入动态基因组与环境相互作用研究，并阐明基因组的功能及调控机制，即功能基因组学，表明人类基因组学进入了一个新的阶段。功能基因组学的内容包括[36]：① 基因组多样性，建立以 SNP 为代表的 DNA 序列变异的系统目录，揭示人类疾病和其他生物学性状（如对药物的反应性等）的遗传学基础；② 基因组的表达及其调控机制，认识基因组在转录和翻译水平的表达及其调控机制；③ 模式生物基因组研究，通过对进化不同阶段的生物体基因组序列的比较，发现基因组结构组成和功能调节的规律，利用各种模式生物体的基因剔除和转基因揭示基因的功能。

基因芯片（gene chip）和 NGS 是目前两种重要的高通量基因组学研究技术，它们对于揭示基因组的结构和功能起着重要的推动作用，基因芯片技术以其高度并行性、多样性、微型化和自动化的特点，在功能基因组、系统生物学、药物基因组的研究中得到了广泛的应用，NGS 技术因其庞大的测序能力，已应用到基因组学（包括测序和表观基因组学)和功能基因组学研究的许多方面。

比较基因组学以跨物种、跨群体的基因组数据为主体,研究物种的进化、基因功能的演化和基因的调控。进化基因组学将以研究基因组的动态变化和基因的变异为依据,推演出精确的分子时钟和基因组进化的机制与时间。应用基因组学将以基因组的数据为依据,以信息的利用和开发为目标。蛋白质组学将运用基因组和基因的 DNA 测序数据,鉴定特定细胞的所有蛋白质并精确地定量其表达水平。

4.4.2 基因组多样性

基因组学研究的一个重要内容是基因组多样性。人类是具有高度多样性的群体,不同群体和个体的生物学性状以及对疾病的易感性/抵抗性、药物的反应性存在着差别。SNP(基因组上单个核苷酸的变异)是基因组中最广泛存在的一种多样性,它反映了进化过程中基因组与内、外环境相互作用的结果。人类全基因组中估计有 $3 \times 10^6 \sim 10 \times 10^6$ 个 SNP。一般来说,SNP 的变异频率大于 1% 时,其位于基因编码序列中可引起蛋白质重要部位的氨基酸变异,从而导致蛋白质功能的改变;而位于基因调控序列中,可能导致表达剂量的改变。人体许多表型差异、对药物或疾病的易感性等,都可能与 SNP 有关。研究 SNP 是人类基因组计划走向应用的重要一环,其作为一个强大的工具,已广泛应用于连锁分析、基因定位、疾病的关联研究、个体识别和亲子鉴定、致病机理研究、生物进化和物种间的关系等方面的研究。为阐述人类的起源、进化和迁徙;疾病的易感性、致病机制、治疗和预后;药物的有效性和不良反应差异机制、药物的设计和测试等研究提供了线索和信息。目前各国科学家利用全基因组芯片、全基因组测序等手段在复杂性状疾病遗传易感性研究,以及药物反应性差异的研究中取得了突破性的进展。

近年来,基因组多样性研究方向备受关注的新领域是药物基因组学(phamacogenomics)。药物的疗效和不良反应受到机体多种因素的影响,尤其是药物代谢酶、转运体、受体和其他药物靶点蛋白,而编码这些蛋白质的基因在不同个体间又存在着遗传多样性,其基本形式也是 SNP。药物基因组学旨在阐明药物代谢酶、转运体和受体等药物相关基因突变对药物疗效和毒性的影响,寻找影响药物安全性和有效性的新生物遗传标记,促进新药的发现;或者根据个体的遗传背景来优化药物治疗方案,亦即"个体化治疗",同时也能使某些药物找到合适的治疗人群。随着高通量基因芯片/测序技术和全基因组关联分析生物统计/信息平台的建立和发展,对多个样本同时进行 10 万~180 万个基因组 SNP 分型成为可能。GWAS 等研究策略可从大样本临床研究中发现药物安全性、毒副反应性的新候选基因,区分特异质人群,指导不同遗传背景的人群安全用药。目前已有 70 余种药物被美国 FDA 批准贴上了遗传标签,用于指示不同基因型的患者在用药时对疗效和毒性的预测作用[37],这标志着药物基因组学研究已实现向个体化治疗的转化。

4.4.3 DNA 序列的生物信息学分析

HGP 以大规模的序列信息产生为基本特征,其快速发展也依赖于生物信息学的同步发展。生物信息学最早常被称为基因组信息学,1987 年出现了"bioinformatics"这一词汇,其内容是将遗传密码与计算机信息处理工具相结合,通过各种程序软件计算、分析核酸、蛋白质等生物大分子序列,揭示遗传信息,并通过查询、搜索、比较、分析生物信息,理解 DNA 大分子序列的生物学意义和生物遗传进化信息。DNA 双螺旋结构的发现者之一克里克指出:"计算机技术的进展使基因组大规模测序成为可能,推动生物学成为一门'大科学'。"生物信息学是 HGP 顺利完成的技术支撑,也是基因组学的重要组成部分,高度自动化大规模测序、DNA 分子数据获取与分析处理、序列拼接、新基因发现、基因组结构与功能预测,以及基因组进化等研究的各个环节都与生物信息学紧密相关。

生物信息学的发展也包括建立和健全各种 DNA 分子数据库,目前国际上有三大生物信息中心:美国的生物技术信息中心(NCBI)、欧洲生物信息学研究所(EBI)和日本 DNA 数据库(DDBJ)。三个中心建立和维持了源自数百种生物的 DNA 序列的大型数据库,如 EMBL 核酸数据库、GenBank 基因序列数据库等等。这些数据库资源使得后期在全基因组基础上,对基因序列及其表达产物的全面深入分析、挖掘成为可能,进而获得有用的遗传信息、进化信息及基因结构、表达和功能等相关信息。

随着基因组学衍生为各类"组学"研究,生物信息学也相应地产生功能(或结构)基因组学信息学、蛋白质组信息学、比较基因组信息学、药物基因组信息学等分支,使得生物信息学横贯整个生物学研究领域,涵盖了 DNA 分子和蛋白质分子序列比较、编码区分析、生物分子进化、基因组结构分析、代谢网络分析、基因表达谱网络分析、蛋白质组数据分析处理、蛋白质结构与功能分析以及药物靶点筛选分析等方面的内容,有助于人们系统性、高通量和大规模地研究基因组与蛋白质组的功能。

在基因组学研究浪潮的推动下,不仅对人类或者其他高等动物可以从基因上解读其分子功能或表型,也可以对一些微生物,如病原微生物全基因组或病原入侵后对人体整个基因组的表达影响进行全面的组学研究,甚至也可对一群微生物的遗传多样性进行系统分析,如最近兴起的对肠道菌群的遗传多样性与多个疾病的关联分析[38]。这些有利条件可能也有助于疫苗的研究,以此开展疫苗基因组学的研究,将人类基因组多样性研究与病原微生物基因结构研究相结合,设计更有效,甚至更个性化的疫苗。

(孙　浩,吴晋元,褚嘉祐)

参考文献

[1]　Slack J. Genes:A Very Short Introduction. New York:Oxford University Press,2014,15.

[2]　Pennisi E. Genomics:DNA study forces rethink of what it means to be a gene. Science,2007,316(5831):1556-1557.

[3]　Winkler H. Verbreitung und ursache der parthenogenesis im pflanzen-und tierreiche. Jena:G. FIscher,1920,165. https://www.biodiversitylibrary.org/bibliography/1460♯/summary.

[4]　杨昭庆,褚嘉祐.中国人类遗传多样性研究进展.遗传,2012,(11):1351-1364.

[5]　Chaplin G. Geographic distribution of environmental factors influencing human skin coloration.

Am J Phys Anthropol, 2004, 125(3): 292-302.

[6] Robbins L S, Nadeau J H, Johnson K R, et al. Pigmentation phenotypes of variant extension locus alleles result from point mutations that alter MSH receptor function. Cell, 1993, 72(6): 827-834.

[7] Valverde P, Healy E, Jackson I, et al. Variants of the melanocyte-stimulating hormone receptor gene are associated with red hair and fair skin in humans. Nat Genet, 1995, 11(3): 328-330.

[8] Waples R S, Gaggiotti O. What is a population? An empirical evaluation of some genetic methods for identifying the number of gene pools and their degree of connectivity. Mol Ecol, 2006, 15(6): 1419-1439.

[9] Cavalli-Sforza L L. The Human Genome Diversity Project: past, present and future. Nat Rev Genet, 2005, 6(4): 333-340.

[10] Conrad D F, Jakobsson M, Coop G, et al. A worldwide survey of haplotype variation and linkage disequilibrium in the human genome. Nat Genet 2006, 38(11): 1251-1260.

[11] Li J Z, Absher D M, Tang H, et al. Worldwide human relationships inferred from genome-wide patterns of variation. Science, 2008, 319(5866): 1100-1104.

[12] Abdulla M A, Ahmed I, Assawamakin A, et al. Mapping human genetic diversity in Asia. Science, 2009, 326(5959): 1541-1545.

[13] Nei M. Molecular Evolutionary Genetics. New York: Columbia University Press, 1987, 265.

[14] Engin A, Arslan S, Ozbilum N, et al. Is there any relationship between Toll-like receptor 3 c.1377C/T and −7C/A polymorphisms and susceptibility to Crimean Congo hemorrhagic fever? J Med Virol, 2016, 88(10): 1690-1696.

[15] Turpenny P D. Emery's Elements of Medical Genetics. 14th ed. Philadelphia: Elsevier/Churchill Livingstone, 2005, 135.

[16] Estoup A, Rousset F, Michalakis Y, et al. Comparative analysis of microsatellite and allozyme markers: a case study investigating microgeographic differentiation in brown trout (*Salmo trutta*). Mol Ecol, 1998, 7(3): 339-353.

[17] Zhang D X, Hewitt G M. Nuclear DNA analyses in genetic studies of populations: practice, problems and prospects. Mol Ecol, 2003, 12(3): 563-584.

[18] Forster P, Hohoff C, Dunkelmann B, et al. Elevated germline mutation rate in teenage fathers. Proc Biol Sci, 2015, 282(1803): 20142898.

[19] Estoup A, Jarne P, Cornuet J M. Homoplasy and mutation model at microsatellite loci and their consequences for population genetics analysis. Mol Ecol, 2002, 11(9): 1591-1604.

[20] Dieringer D, Schlotterer C. Two distinct modes of microsatellite mutation processes: evidence from the complete genomic sequences of nine species. Genome Res, 2003, 13(10): 2242-2251.

[21] Marcotte E M, Pellegrini M, Yeates T O et al. A census of protein repeats. J Mol Biol, 1999, 293(1): 151-160.

[22] Sun H, Satake W, Zhang C, et al. Genetic and clinical analysis in a Chinese parkinsonism-predominant spinocerebellar ataxia type 2 family. J Hum Genet, 2011, 56(4): 330-334.

[23] Rosenberg N A, Pritchard J K, Weber J L, et al. Genetic structure of human populations.

Science，2002，298(5602)：2381-2385.

[24]　Hamosh A，King T M，Rosenstein B J，et al. Cystic fibrosis patients bearing both the common missense mutation Gly → Asp at codon 551 and the delta F508 mutation are clinically indistinguishable from delta F508 homozygotes，except for decreased risk of meconium ileus. Am J Hum Genet，1992，51(2)：245-250.

[25]　Sachidanandam R，Weissman D，Schmidt S C，et al. A map of human genome sequence variation containing 1. 42 million single nucleotide polymorphisms. Nature，2001，409(6822)：928-933.

[26]　Sudmant P H，Rausch T，Gardner E J，et al. An integrated map of structural variation in 2，504 human genomes. Nature，2015，526(7571)：75-81.

[27]　Auton A，Brooks L D，Durbin R M，et al. An integrated map of genetic variation from 1，092 human genomes. Nature，2012，491(7422)：56-65.

[28]　Auton A，Brooks L D，Durbin R M，et al. A global reference for human genetic variation. Nature，2015，526(7571)：68-74.

[29]　Handel A E，Disanto G，Ramagopalan S V，Next generation sequencing in understanding complex neurological disease. Expert Rev Neurotherapeutics，2013，13(2)：215 - 227.

[30]　Niedringhaus T P，Milanova D，Kerby M B，et al. Landscape of next-generation sequencing technologies. Anal Chem，2011，83(12)：4327-4341.

[31]　Pushkarev D，Neff N F，Quake S R，Single-molecule sequencing of an individual human genome. Nat Biotechnol，2009，27(9)：847-50.

[32]　Kohn A B，Moroz T P，Barnes J P，et al. Single-cell semiconductor sequencing. Methods Mol Biol (Clifton，N. J.)，2013，1048：247-284.

[33]　Frazier M E，Johnson G M，Thomassen D G，et al. Realizing the potential of the genome revolution：the genomes to life program. Science，2003，300(5617)：290-293.

[34]　杨焕明，汪建，刘斯奇，等.人类基因组计划与生命科学及生物产业.遗传，2000，(4)：273-275.

[35]　Collins F S，Green E D，Guttmacher A E，et al. A vision for the future of genomics research. Nature，2003，422(6934)：835-847.

[36]　Poland G A，Kennedy R B，McKinney B A，et al. Vaccinomics，adversomics，and the immune response network theory：individualized vaccinology in the 21st century. Semin Immunol，2013，25(2)：89-103.

[37]　Ikediobi O N，Shin J，Nussbaum R L，et al. Addressing the challenges of the clinical application of pharmacogenetic testing. Clinical Pharmacology Therapeutics，2009，86(1)：28-31.

[38]　杨焕明.基因组学.北京：科学出版社，2017，256.

第 5 章　人类白细胞抗原系统与疫苗

疫苗用于预防传染性疾病的效果,已被天花的根除、脊髓灰质炎(小儿麻痹)在全球很大部分国家和地区被消灭、麻疹的有效控制及多种传染病的有效防治所证实。以往对疫苗刺激机体产生特异性免疫的认识大多限于一般免疫学原理,即抗原刺激后产生的体液免疫和细胞免疫。这两种主要的免疫反应及发挥的作用为抵御病原体的入侵或致病的效果是肯定的,而对于产生体液免疫和细胞免疫反应细致精确的环节和机理的了解并不十分深入、清晰。在使用疫苗预防或治疗传染性疾病过程中,其结果有时表现得较差或无效,有些传染病的发生在不同民族间的感染发病率也存在明显差异(如乙肝在傣族人群中的感染率和发病率低于同地区其他民族的人群),就其产生的原因可能是多方面因素所致,对于此类问题的研究一般要从客观和主观两方面考量。客观方面有自然环境、历史条件、生活习惯、病原体特性、遗传背景等因素;主观方面需要探讨机体多个系统,特别是免疫系统对客观因素所产生的应答及应答差异。

传统免疫学原理主要涉及一些重要免疫器官,如胸腺、淋巴系统、骨髓、脾脏等;细胞水平上也主要是 B 淋巴细胞和 T 淋巴细胞及由此产生的非特异性抗体(先天免疫)及特异性抗体(获得性免疫)、细胞因子等。然而,以往的理论已不能完全解释一些现象,近年来多学科、多系统研究发现,机体免疫反应的建立,不仅与疫苗或抗原物质的免疫原性有关,也不仅与解剖学意义上的组织、器官相关,而且还与细胞受体、传导信号、机体免疫网络协调等均有关。在众多这些细致精确的环节中,人类白细胞抗原(human leukocyte antigen，HLA)与其关系密切,例如 HLA 等位基因的多态性影响着多种传染病的易感性,HLA 与感染性疾病如结核、麻风、HIV / AIDS、病毒性肝炎、疟疾、利什曼病、血吸虫都有相关性;易感性差异与疫苗效果一般具有相关性,究其原因可能是基因多态性造成编码氨基酸序列差异,导致 HLA 分子结合与提呈抗原的能力不同,进而影响机体对抗原物质的免疫应答。

5.1　人类白细胞抗原系统概述

5.1.1　人类白细胞抗原系统

HLA 是目前所知人体内最复杂的多态系统。自 1958 年 J. Dausset 发现第一个 HLA

抗原以来,到 20 世纪 70 年代,HLA 便成为免疫遗传学、免疫生物学和生物化学等学科的一个重要新兴研究领域。目前已基本弄清其系统的组成、结构和功能,阐明了其理化性质和生物学作用。HLA 其化学本质为一类糖蛋白,由一条 α 重链(被糖基化的)和一条 β 轻链非共价结合而成。其肽链的氨基端向外(约占整个分子的 3／4),羧基端穿入细胞质,中间疏水部分在胞膜中。HLA 按其分布和功能,分为 Ⅰ 类抗原和 Ⅱ 类抗原。经典的 HLA Ⅰ 类基因集中在远离着丝点的一端,按序包括 B、C、A 三个座位(图 5-1)[1],产物称为 HLA Ⅰ 类分子。Ⅰ 类基因仅编码 Ⅰ 类分子异二聚体中的重链,轻链称为 β2 微球蛋白(β2 microglobulin,β2m),由第 15 号染色体上的基因编码。HLA Ⅱ 类分子由 HLA Ⅱ 类基因编码,经典的 HLA Ⅱ 类基因在染色体靠着丝点一侧,结构较复杂,顺序由 DP、DQ 和 DR 三个亚区组成。每一亚区又包括 A 和 B 两种功能基因座位,分别编码分子量相近的 HLA Ⅱ 类分子的 α 链和 β 链,形成 α／β 异二聚体蛋白(DPα／DPβ、DQα／DQβ 和 DRα／DRβ)。

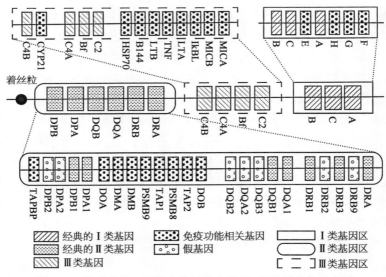

图 5-1　位于人第 6 号染色体短臂上的 HLA 基因结构示意图

5.1.2　人类白细胞抗原的命名和数据库

HLA 抗原的命名是由世界卫生组织(World Health Organization,WHO)命名委员会确定的[2],每个特异性抗原均以其基因位点的字头附以适当的数字(按抗原被发现或官方认可的顺序)表示。标有"w(workshop)"的为暂用名,得到认可后将其删除。1991年决定:新特异性的申报要有明确的 DNA 顺序,并根据 DNA 间关系命名,故取消 w。现在所保留的 w 已非当初实验室暂定名的含义,例如保留 Cw 以示与补体缩写区别,保留 Dw 和 DPw 以示其用细胞学方法检测。后面有括号的,表示该特异性由括号内的特异性分解而来,括号内为早期确认的抗原,包含多个特异性。具体的 HLA 命名规则如下[3]。

（1）以基因座位名后接 4 个数字（二者之间以 * 号间隔）表示某一等位基因的名字。例如 HLA-A* 2402，4 个数字的前两位代表该等位基因对应的血清型，后两位是该等位基因的序号。

（2）如果某一等位基因在不同个体间只在非编码区存在无义突变等差异，但不影响所编码的抗原分子，则在 4 位数字编码基础上再加一到两位数字，如 HLA-B* 39011。

（3）若序列差异发生在内含子或非翻译区，则再增加编码数字加以区分，如 HLA-DRB1* 13010102。

（4）若现有技术不能对某一基因进行精细分型，可以低分辨特异性的等位基因标号所示，如 A2 抗原家族的 100 多种等位基因，都可简单地写作 HLA-A* 02。

（5）有时在新的等位基因编号后用字母 N、L、S、C、A、Q 等后缀，表示该基因的表达情况。N（null）表示不表达的无效基因；L（low）表示在细胞表面相对正常水平低表达；S（secreted）表示不在细胞表面表达的可溶性分泌型分子；C（cytoplasm）表示基因产物只出现在细胞质中；A（aberrant）表示基因表达异常；Q（questionable）表示等位基因中存在突变，有疑问而不能确定[3]。

尽管如此，HLA 系统的命名一直是一个十分复杂的问题，至今仍然被 WHO 命名委员会定期作评估和修订。

为向全世界 HLA 研究提供便利，国际上相关 HLA 数据保存库有：国际免疫遗传学数据库（ImMuno GeneTics Database，IMGT Database），它是人类主要组织相容性复合物系统序列的一个专题数据库，包括 WHO HLA 系统因子命名委员会正式认可并命名的全部 HLA 序列；6 号染色体数据库，曾称为 MHC-DB，它是英国剑桥大学桑格中心提供的 HLA 区域基因组结构的数据库，综合了各个研究小组关于 6 号染色体测序的数据[4-6]；Wu-Kabat 数据库是免疫学相关序列的蛋白质数据库，也包含一些 HLA 序列；Histo 数据库（http：//www.histo.cryst.bbk.ac.uk）提供最初产生于 HLA-DB 的序列排列工具和一些分子模拟工具。HLA 序列也可从主要的 DNA 数据库——EMBL、GenBank、DDBJ 和 GSDB 上查到。与其他 HLA 数据库相比，IMGT／HLA 数据库可通过互联网进入，且还有许多相关工具伴随序列一起提供，方便数据分析，它还允许在线直接提交 HLA 新的和证实了的等位基因序列给 WHO HLA 系统因子命名委员会[7]。上述数据库都包括等位基因报告、序列排列工具和所有来源细胞等详细数据。

5.1.3　人类白细胞抗原系统的分子结构及功能

（1）HLA 的分子结构[1,2,8]

HLA 基因复合体的基因群位于第 6 对染色体短臂 q21.31-q21.32 之间，长约 3 600 kb。整个复合体上有近 60 个基因座，包含 450 个基因，每 8 kb 就有一个基因，目前已正式命名的等位基因 278 个。与小鼠 MHC 相似，根据编码分子的特性不同，可将整个复合体的基因分为三类：HLA Ⅰ 类、HLA Ⅱ 类和 HLA Ⅲ 类。HLA Ⅰ 类基因区位于 6 号染色体着丝点的远端，包括经典的 HLA-A、B、C 位点，编码经典的 HLA Ⅰ 类分子的重链，同时还包括非经典的 HLA-E、F、G、H 基因等，其中 HLA-E 和 HLA-G 编码的蛋白质分子可被 NK 细胞识别。HLA Ⅱ 类基因区位于着丝点近端，是结构最复杂的一个区，主要由 DR、DQ、DP 三个亚区构成，此外还包括 DO、DM 等亚区和与抗原呈递相关的 PSMB 和 TAP 区域，每个亚区又有若干个位点，其第二外显子区的核苷酸序列高度变异，存在大量等位基因，某些疾病的易感基因和保护基因在此区域。HLA Ⅲ 类基因区介于 HLA Ⅰ 类基因和 HLA Ⅱ 类基因之间，是基因分布最集中的一个区域，且所编码的已知功能蛋白质很大一部分属于分泌蛋白，主要包括补体成分 C2、C4、B 因子、肿瘤坏死因子（TNF）、热休克蛋白 70（HSP70）和 21 羟化酶的基因（CYP21A 和 CYP21B）。需要说明的是，无论是在小鼠中，还是在人类中，MHC Ⅲ 类基因无论在结构和功能上，与 MHC Ⅰ 和 MHC Ⅱ 类分子的基因都存在很大差异，平时提到的 MHC（或者是 HLA）基因（分子）往往指经典的 Ⅰ 类和 Ⅱ 类基因或分子。

HLA 基因编码 HLA 分子，它们参与抗原的处理和提呈、免疫细胞之间的相互作用，以及免疫应答的遗传控制，其中 HLA Ⅰ 类分子和 HLA Ⅱ 类分子在机体移植免疫、免疫应答和免疫调节中起关键作用。HLA Ⅰ 类分子分布于所有有核细胞表面，主要识别并提呈病毒等内源性抗原给细胞毒性 CD8$^+$ T 细胞，对细胞毒性 T 淋巴细胞（cytotoxic T lymphocyte，CTL）的识别起限制作用。HLA Ⅱ 类分子主要分布于 B 细胞、巨噬细胞（macrophage）、树突状细胞（dendritic cells，DC）等抗原提呈细胞及活化的 T 细胞等表面，能识别和提呈外源性抗原物质给 CD4$^+$ T 细胞，对辅助性 T 细胞（helper T cell，Th cell）的识别起限制性作用。从结构分类，HLA 可分为 HLA Ⅰ 类和 HLA Ⅱ 类分子。

（2）HLA Ⅰ 类分子结构

HLA Ⅰ 类抗原是由两条多肽链通过非共价键组成的异二聚体膜蛋白，可分为五个区域：α1、α2、α3（细胞外结构域）、TM（跨膜区）和 CY（胞浆区）。组成 HLA Ⅰ 类抗原的 α 链（重链）由 HLA Ⅰ 分子编码，约含 350 个氨基酸，具高度多态性；Ⅰ 类抗原的另一条多肽链（轻链）——β2 微球蛋白（β2m）基因位于第 15 号染色体上，约 100 个氨基酸，没有多态性。经典的 HLA Ⅰ 类分子指 HLA-A、B 和 C 基因编码的分子，完整表达于细胞表面的 HLA Ⅰ 类分子是由非共价键连接的两条肽链组成的糖蛋白。α 链分子量为 45 000，根据其在细胞上的分布，可分为胞外区、跨膜区和胞内区，氨基端游离于细胞膜外，羧基端位于胞质内。α 链的膜外区肽段经空间折叠形成三个功能区：α1、α2、α3 区；每个功能区约含 90 个氨基酸残基，α1 和 α2 区的氨基酸顺序变化较大，是决定 HLA Ⅰ 类分子多态性的部位，α3 区结构较为保守，其结构与免疫球蛋白超家族分子相似，具有种属特异性，也是与 CD8 分子结合的部位。β2m 既不穿过细胞膜，也不与细胞接触，而以非共价形式附着于 α3 的功能区上。虽然 β2m 不直接参与与 Ⅰ 类分子的抗原呈递，但它能促进内质网中新合成的 HLA Ⅰ 类分子向细胞表面运输，并对 HLA Ⅰ 类分子的结构稳定和在细胞表面的表达起到辅助作用。

经典的 HLA Ⅰ类分子(图 5-2)分布于几乎所有的有核细胞表面,但不同组织细胞的表达水平差异很大。淋巴细胞表面 HLA Ⅰ类抗原的密度最高,肾、肝、肺、心及皮肤次之,肌肉、神经组织和内分泌细胞上抗原最少,而成熟红细胞、胎盘滋养层细胞上未检出 HLA Ⅰ类分子的表达。在血清、尿液、汗液、脑脊液及初乳等体液中也有可溶性的 HLA Ⅰ类抗原分子的存在。

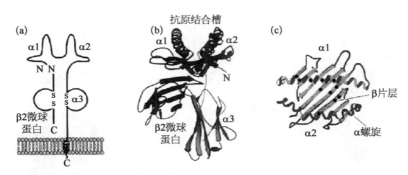

图 5-2 HLA Ⅰ类分子的结构[8]

(a) 结构模式图;(b) 侧面观;(c) 抗原结合槽极面观,其中,圆点表示 α 螺旋和 β 片层中氨基酸序列变异最大的部位。

HLA Ⅰ类分子的抗原结合槽由 α 链的 α1 和 α2 结构域组成,每个结构域折叠成一个 α 螺旋和四条 β 片层。2 个 α 螺旋组成凹槽的壁,8 条 β 片层构成凹槽的底,凹槽两端封闭。进入 HLA Ⅰ类抗原结合槽内的抗原肽有两个基本特点:① 抗原肽一般由 9 个氨基酸残基组成,9 肽与 HLA 分子的结合亲和力比大于或小于 9 肽的抗原肽高 100~1 000 倍;② 抗原肽一般含有一段与某个特定 HLA 分子结合的部位,称为锚着位,位于该部位上的氨基酸则称为锚着残基。

HLA Ⅰ类分子的生理功能主要是向 CD8$^+$ T 细胞提呈抗原,即 CD8$^+$ T 细胞只能识别与 HLA Ⅰ类分子结合的抗原肽。这些肽段多来自内源性的蛋白抗原,如病毒抗原、肿瘤抗原等。以病毒抗原为例,当病毒感染了抗原提呈细胞后,病毒蛋白抗原可在细胞内被加工成一些短肽片段,后者在内质网与新合成的 Ⅰ类分子结合后表达于抗原提呈细胞表面,被 CD8$^+$ T 细胞识别;HLA Ⅰ类分子对 CD8$^+$ T 细胞抗原识别功能的限制性作用产生机制在于,CD8$^+$ T 细胞在胸腺发育中经历了 MHC Ⅰ类分子参与的阳性选择,这赋予了 T 细胞识别抗原的 MHC 限制性(MHC restriction)。HLA Ⅰ类分子在免疫效应阶段参与了 CD8$^+$ 杀伤性 T 细胞(Tc 细胞)的细胞毒作用,这也是介导移植排斥反应的重要移植抗原之一。

(3) HLA Ⅱ类分子结构

HLA Ⅱ类分子由 α 和 β 两条糖蛋白链组成异二聚体,α、β 链分别由 200 个氨基酸残基组成,两条链均为跨膜蛋白,膜外部分又由 α1α2 及 β1β2 两个螺旋区域组成。已经明确 HLA Ⅱ类分子包括 HLA-DR、DP 和 DQ 分子,由两条以非共价键连接的多肽链,即 α 链

和 β 链组成异二聚体。α 链分子量约 34 000，β 链约 29 000。两条多肽链的基本结构和Ⅰ类分子的 α 链相似，氨基端在胞外，羧基端在胞内，胞外部分占整条肽链的 2/3。Ⅱ 类分子的两条多肽链也分为肽结合区（包括约 90 个氨基酸残基长度的 α1 和 β1 结构域）、Ig样区（α2 和 β2）、跨膜区（含 25 个氨基酸残基）和胞内区（含 10～15 个氨基酸残基，游离在胞浆中）（图 5-3）。

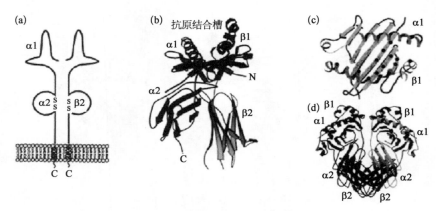

图 5-3　HLA Ⅱ类分子结构[8]

（a）模式图；（b）侧面观；（c）抗原结合槽极面观，圆点表示 α 螺旋和 β 片层中氨基酸序列变异最大的部位；（d）HLA-DR1 分子双二聚体（左右两侧各半）。

HLA Ⅱ 分子主要分布于抗原提呈细胞（antigen presenting cell，APC）、B 细胞、巨噬细胞、部分活化的 T 细胞、某些上皮细胞和乳腺细胞的表面，所作用的靶细胞为 CD4+ 的调节性 T 细胞（regulatory T cell，Treg）及辅助 T 细胞和抑制性 T 细胞（suppressive T cells，Ts）。HLA Ⅱ 类基因的表达具有组织特异性，并受发育调控。稳定表达的 HLA Ⅱ 类分子的细胞只限于免疫系统，包括成熟 B 细胞和专职 APC。T 淋巴细胞在受激活时可表达 HLA Ⅱ 类分子。当受 γ 干扰素（interferon γ，IFN-γ）或其他细胞因子诱导时，别的细胞也会表达 HLA Ⅱ 类分子。受发育调控的 HLA Ⅱ 类分子的表达发生在血细胞生成过程中。

与Ⅰ类分子不同，Ⅱ 类分子的抗原结合槽，分别由 α 链的 α1 结构域和 β 链的 β1 结构域结合，各自构成 2 条 α 螺旋和 8 条平行 β 片层的一半，凹槽形状与Ⅰ类分子凹槽极相似，二者几乎可以重叠。HLA Ⅱ 类分子和抗原肽的结合特点是：① 肽长为 13～18 个氨基酸残基，抗原结合槽的两端是开放的；② 抗原肽通常有一段 9 个氨基酸残基组成的核心结合序列，直接参与与 MHC 分子结合，并显示供 TCR 识别的表位；③ 以氢键与 HLA Ⅱ 类分子结合的锚着位较多，包括核心结合序列中间的氨基酸残基。Ⅱ 类分子结构的另外一个重要特点是 α/β 异二聚体可以相互作用再形成一个双二聚体，其中两个抗原结合槽反向相互结合。这种复合分子可能有利于 2 个 TCR/CD3 和 2 个 CD4 分子发生多聚作用，启动信号传导。

HLA Ⅱ 类分子的功能和其表达格局相对应，主要是在免疫应答的初始阶段，将经过处理的抗原多肽提呈给未致敏 CD4$^+$ T 细胞。正如 CD8$^+$ T 细胞只能限制性识别与自身 HLA Ⅰ 类分子结合的抗原肽段一样，CD4$^+$ T 细胞只能限制性识别与自身 HLA Ⅱ 类分子结合的抗原肽段，显示其 T 细胞识别抗原的 Ⅱ 类 MHC 限制性。HLA Ⅱ 类分子主要参与外源性抗原的提呈，同时可以通过"交叉提呈"来提呈内源性抗原。HLA Ⅱ 类分子也是引起移植排斥反应的重要靶抗原，包括引起宿主抗移植反应（HVGR）和移植物抗宿主反应（GVHR）。在免疫应答中，HLA Ⅱ 类分子及其提呈的抗原肽还可影响 CD4$^+$ T 细胞的分化，并进而调节细胞免疫和体液免疫，决定免疫应答的格局和结果。

（4）HLA Ⅰ 类和 HLA Ⅱ 类分子的比较

尽管这两类分子的一级结构、亚基大小和组成差别较大，但两者的三级结构却有许多相似之处，其抗原结合部位皆由 8 条反向平行的 β 折叠链和 2 条 α 螺旋组成。两者在分子结构上的差别主要是：Ⅱ 类分子中抗原结合槽的两端是开放的，而 Ⅰ 类分子中抗原结合槽的两端是封闭的，这就解释了为什么 Ⅰ 类分子只能容纳 8～9 个氨基酸残基的肽，而 Ⅱ 类分子则能结合长达 13～18 个氨基酸残基的肽。Ⅰ 类分子的 α1、α2 结构域和 Ⅱ 类分子 α1、β1 结构域，分别构成抗原肽结合位点，表现出特异性，且它们的多态性影响了与其结合的多肽的结构。

根据目前研究，HLA Ⅰ 类和 HLA Ⅱ 类的分子结构、肽结合结构域、在细胞组织中的分布，以及功能列表如下（表 5-1）。

表 5-1　HLA Ⅰ 类和 HLA Ⅱ 类的结构、功能和分布

	HLA Ⅰ 类	HLA Ⅱ 类
抗原类别	A,B,C	DR,DQ,DP
分子结构	α 链；β2m	α 链；β 链
肽结合结构域	α1 + α2	α1 + β1
组织分布	所有有核细胞表面	抗原提呈细胞，活化 T 细胞等
功能	识别和提呈内源性抗原肽，与辅助受体 CD8 结合，对 CD8$^+$ T 细胞的识别起限制作用	识别和提呈外源性抗原肽，与辅助受体 CD4 结合，对 CD4$^+$ T 细胞的识别起限制作用

5.1.4　人类白细胞抗原的等位基因多态性[1,2,8]

HLA 复合体是人体最复杂的基因系统，呈高度的多态性，主要原因之一是由于 HLA 复合体的复等位基因所致。某一个体同源染色体上对应位置的一对基因称为等位基因（allele）；当群体中位于同一位点的等位基因多于两种时，称为复等位基因（mutiple allele）；人群中在某一基因位点上存在着两个或者两个以上不同等位基因的现象称为多态性（polymorphism）。HLA 复合体 Ⅰ 类和 Ⅱ 类基因位点多为复等位基因，使得 HLA 复合体成为人体最复杂的基因系统之一，呈现高度的多态性。

HLA 复合体中很多基因座位的 DNA 序列在人群中存在许多变异体。近年来,随着各种分子生物学检测手段的应用,被鉴定和正式命名的 HLA 等位基因数目迅速增加,数量之大,增长之快,已达到十分惊人的地步。截至 2016 年 3 月,国际免疫遗传学信息系统数据库(IMGT／HLA)中记录的 HLA Ⅰ 类等位基因为 10 730 个,HLA Ⅱ 类等位基因为 3 743 个。HLA 复合体中,大多数有功能的 HLA 经典基因位点为复等位基因。经典的 HLA 基因以及部分与免疫应答密切相关的非经典 HLA 基因,都存在或多或少的基因多态性,例如 HLA-B 位点等位基因数量最多可达 3 000 多个。尽管每个个体中每个等位基因的种类只能是一种,但是不同的 HLA 基因座位上存在的等位基因的不同组合,构成了人群中数量极其庞大的 HLA 复合体组合方式。因此,HLA 多态性体现了 HLA 分子在人类种群中的复杂性和多样性。如此庞大的等位基因,一方面表明 HLA 是人类多态性最为丰富的基因系统,另一方面揭示了人群中两个无亲缘关系个体间其 HLA 等位基因相同的概率非常低。因为对每一个个体,任何一个 HLA 座位只能有 2 个等位基因,分别来自父母亲,这些等位基因均能得到充分的表达,成为共显性,由于人类是随机婚配的杂合群体,从人群整个 HLA 等位基因库中获取这两个基因应该是随机的,如以HLA-B 为例,意味着从近 3 000 个等位基因中任取两个,两个个体获得完全相同的 B 座位等位基因的概率自然很小,如果再加上多个 HLA 座位皆有数量庞大的等位基因,经过不同的排列组合,两个无亲缘关系个体全部 HLA 等位基因相同的概率几乎为零。因此,每个个体所具有的特异 HLA 等位基因,可以作为该个体显示个体性(individuality)的标志,这也形成了一个个体的生物学"身份证"。

HLA 复合体之所以是人类基因中最复杂的系统,除了因为 HLA 基因具有多态性的特征外,还在于 HLA 基因具有单倍型遗传、表达的共显性和连锁不平衡等特点。

(1) 单倍型遗传

单倍型遗传(genetic haplotype)指 HLA 以单倍型形式向下传递(遗传)。单倍型(haplotype)是指一条染色体上 HLA 各位点基因紧密连锁组成的基因单位。人体细胞为二倍体型,两个单倍型分别来自父亲和母亲,共同组成个体的基因型(genotype)。由于一条染色体上 HLA 各位点的距离非常近,很少发生同源染色体之间的交换。因此,父母的 HLA 以单倍型为单位,将遗传信息传递给子代。例如父亲的基因型为 AB,母亲的为CD,则子代可能有 4 种基因型:AC,AD,BC,BD。某一个体获得任一单倍型的可能性都是 1／4,两个同胞有完全相同或完全不同 HLA 单倍型的可能性都是 1／4;一个单倍型相同的可能性是 1／2。而子代和亲代总是共有一个相同的单倍型(图 5-4)。因此,在种群中寻找到单倍型相同的器官供体的概率极低,而在家庭成员中找到单倍型相同或至少一半相同的器官供体的概率较高。

(2) 共显性遗传

HLA 基因的表达呈现共显性遗传(co-dominance)特点。共显性是指一个个体同源染色体相同位点上的等位基因不论是杂合子还是纯合子,均能同等表达,两者的编码产物都可在细胞表面检测到。故每个位点可表达两个抗原,可能相同,也可能不同。这些

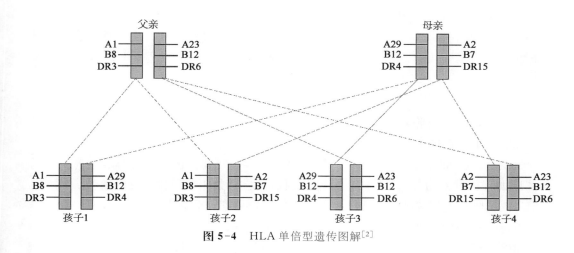

图5-4 HLA单倍型遗传图解[2]

抗原组成了个体的表型(phenotype)。HLA的表达呈现出共显性遗传的特点,所以,在一个个体细胞表面,根据HLA等位基因的数量,可推测细胞表面表达的HLA分子的种类,如一个个体的HLA Ⅰ类和HLA Ⅱ类基因的三个等位基因座位上均为不同的等位基因(即杂合子),则在细胞表面表达的HLA Ⅰ类和HLA Ⅱ类分子可以达到12种(6种HLA Ⅰ类分子和6种HLA Ⅱ类分子)(图5-5)。多数个体的HLA位点都是杂合子,但当父亲和母亲在某位点上具有相同的等位基因时,其子代的这个位点就成为纯合子。

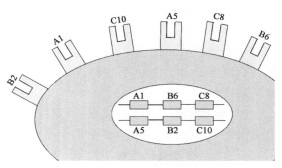

图5-5 HLA共显性遗传图解[2]

(3)连锁不平衡

遗传学上,位于同一个染色体(单倍型)上的基因称为连锁(linkage)。HLA基因是在同一条染色体上紧密连锁的一组基因,通过对大样本人群中的HLA分析,可获得HLA不同基因座位的各等位基因在单倍型中出现的频率。人群中如果HLA两个等位基因在所有单倍型中的分布是随机的,那么这两个等位基因在同一个单倍型中出现的频率,应该是两个等位基因在单倍型中独自出现频率的乘积。然而在很多情况下,预期的单倍型频率往往与实际检测的频率相差很大,某些HLA等位基因在单倍型中不能随机分布导致连锁不平衡,在不同地区或不同的人群,某些基因相伴出现的频率特别高,这种现象称为连锁不平衡(linkage disequilibrium),连锁不平衡的程度可由连锁不平衡参数来表示。HLA系统中经典的Ⅰ类区域座位和Ⅱ类区域座位均存在连锁不平衡。如在白人中,HLA-A1基因频率为0.275,HLA-B8基因频率为0.157,A1与B8在同一单体型上的预期频率为0.043(0.275×0.157),但在群体中A1-B8在同一单体型上的实际频率为0.098,连锁不平衡参数为0.055(0.098 - 0.043)。HLA基因连锁不平衡的发生机制目前尚不清楚,但已经发现某些疾病的发生与 HLA 复合体中某些特定的等位基因密切相关;某些连锁不平衡倾向于出现在某些区域、某些人种和某些民族。深入探讨连锁不平衡的发生机制无疑将有助于对某些疾病的诊断和治疗,亦将为人类学研究增添新的内容。

5.2　人类白细胞抗原与人类健康

5.2.1　人类白细胞抗原与组织相容性

组织相容性(histocompatibility)是指器官或组织移植时,供体与受体相互接受的程度,相容则不产生相互排斥,不相容就会出现排斥反应,其中诱导排斥反应的抗原称为组织相容性抗原。人和各种哺乳动物的组织相容性抗原都十分复杂,但有一组抗原起决定性作用,称为主要组织相容性抗原(major histocompatibility antigen,MHA),其余的称为次要组织相容性抗原(minor histocompatibility antigen,mHA)。编码 MHA 的基因是一组呈高度多态性的基因群,集中分布在染色体上的特定区域,称为主要组织相容性复合体(major histocompatibility complex,MHC)。MHC 编码的产物称为 MHC 分子,它分布于不同类型细胞的表面,介导白细胞,也就是免疫细胞与其他白细胞或体细胞间的相互作用,在机体细胞间识别和区分自己与异己中扮演着重要角色。MHC 分子作为表达于细胞表面的抗原提呈结构,影响着不同来源的抗原的 T 细胞反应。因此,MHC 在一定程度上决定了个体对于感染物抗原的免疫应答,也涉及对疾病的易感性和自身免疫反应的发生。

MHC 基因的结构十分复杂,其中包含的基因数目众多,基因座位相近,所编码的产物具有相似的结构或功能,呈现多基因性的结构特点。经典的 I 类基因和经典的 II 类基因,它们的产物具有抗原提呈功能,有丰富的多态性,直接参与 T 细胞的激活和分化,参与调解适应性免疫应答。免疫功能相关基因包括传统的 III 类基因及新近确认的多种基因,无多态性或有限多态性,主要参与调控固有免疫应答。

迄今,除了人和哺乳动物之外,已在脊椎动物及两栖动物中均发现各自独特的 MHC 系统。除小鼠的 MHC 称为 H-2 外,大多数哺乳动物的 MHC 以白细胞抗原(leukocyte antigen,LA)命名。例如人的 MHC 为 HLA,猪的称为 SLA,恒河猴的为 RhLA,狗的为 DLA,家兔的为 RLA,豚鼠的为 GPLA 等[1]。对 MHC 的研究和认识是免疫学发展中的重要里程碑之一。MHC 是免疫细胞识别自我和非我的关键组成分子,它不仅可以决定免疫应答的类型,也是决定免疫应答结局的关键。MHC 分子在种系中的高度复杂性特征,成为人们探索疾病发生发展的重要线索之一。

5.2.2　人类白细胞抗原的分型[9]

HLA 检测已用于组织配型、器官移植、疾病相关性研究、人类学及法医学等领域。在 HLA 检测中,HLA 分型是其重点工作之一。HLA 分型过去主要采用血清学和细胞学方法,但随着 PCR 技术、基因芯片技术及分子生物学技术的发展,目前已建立了从基因水平上进行的 HLA 分型技术。

（1）HLA 血清学分型

HLA 血清学分型是一种传统分型方法。该法于 1956 年由 P. Gorer 提出，1964 年由 P. Terasaki 等人进行改良。其原理是当淋巴细胞表面具有 HLA 抗原时，特异性抗体（IgG 或 IgM）与淋巴细胞膜上相应的 HLA 抗原结合，激活补体，改变细胞膜的通透性，造成细胞死亡，染色剂容易进入细胞。如果淋巴细胞膜上无相应的 HLA 抗原，则不会改变细胞膜的通透性，细胞存活，染色剂不进入细胞。因此，可根据染色结果反映淋巴细胞上的 HLA 抗原情况。WHO-HLA 系统命名委员会发布的资料显示：该方法检测特异性的 HLA 抗原有 161 种。血清学分型法主要用于 HLA I 类抗原的分型，有便捷、经济、有效等优点，目前仍是许多实验室常用的分型技术。但由于血清学分型存在标准分型抗体来源困难、亲和力较弱、效价较低、易产生交叉反应、缺少某些单价抗血清等缺陷，所以，HLA 的血清学分型正逐渐被分子生物学的分型方法所取代。

（2）DNA 水平的 HLA 分型技术

20 世纪 80 年代初开始使用的限制性片段长度多态性（RFLP）分析法，使得 HLA 直接在基因水平上分型成为可能。1991 年在第 11 届国际人类白细胞抗原专题讨论会正式提出 HLA 的 DNA 分型和命名方法，并得到迅速推广。DNA 分型技术就是在 PCR 技术基础上，以样品基因组 DNA 为模板，或者用序列特异的引物直接扩增目的 HLA 基因，或在 PCR 基础上进行寡核苷酸探针杂交、特异性酶切、序列测定等，实现 HLA 等位基因的分型。分子生物学方法具有快速、高效、高特异性的特点，能检测到血清学无法检测到的基因型。常用的分子生物学 HLA 分型技术包括 PCR-SSP（序列特异性引物扩增法）、正／反向 PCR-SSO（正／反向序列特异的寡核苷酸探针杂交法）、PCR-RFLP（限制性片段长度多态性检测法）和 PCR-SBT（PCR 扩增产物直接测序法）。前三种方法是目前最常用的 HLA 分子分型技术，可对已知等位基因进行分子分型，而基于测序的分子分型方法近年来随着测序技术的不断发展得到了迅速发展，具有高分辨率、高通量等优势，并能通过测序结果直接发现新的等位基因。

5.2.3 人类白细胞抗原与疾病的关联

HLA 是人体对疾病易感的主要免疫遗传学成分。带有某些特定 HLA 等位基因或单体型的个体易患某一疾病（称为阳性关联）或对该疾病有较强的抵抗力（称为阴性关联），皆称为 HLA 和疾病关联[1]。这一关联，可通过对患者群和健康人群作 HLA 分型后用统计学方法加以判别。通过在群体中调查比较患者与正常人某些特定等位基因及其产物出现的频率，是研究遗传基因决定疾病易感性的主要方法。某些 HLA 等位基因在一般人群中导致患某些疾病的频率要高出很多。1964 年 Lilley 在动物实验中最先发现了小鼠 Gross 病毒所致白血病与 HLA 相关，至今已发现有 500 多种与特殊 HLA 等位基因相关的疾病，包括自身免疫性疾病、某些感染性疾病、补体系统紊乱、神经性失常和一些不同性质的炎症过敏[10]。

然而,HLA 等位基因与疾病发生之间的关系是复杂的。例如,是否会发生强直性脊柱炎,不同个体对疾病的易感性的差异在很大程度上是由遗传因素所决定的。在美国白种人中 90％的强直性脊柱炎患者为 HLA-B27,而正常人中 HLA-B27 仅为 9％,但是携带 HLA-B27 的个体不一定会患病。另外 HLA 与感染性疾病如结核、麻风、HIV／AIDS、病毒性肝炎、疟疾、利什曼病、血吸虫都有相关性。因此,在进行 HLA 与疾病关联分析的时候,选择合适的正常人群对照也非常重要,因为 HLA 的分布与民族、人种、地理环境等有关,研究对象的选择必须遵循随机、无亲缘关系等原则。

HLA 与疾病易感性或抵抗性相关的分子机制目前尚不明确,可能与 HLA 分子与抗原肽的结合能力差异相关[2]。如在自身免疫病中,携带特定 HLA 等位基因的抗原,比较容易与某些自身抗原的抗原片段结合,更容易诱导免疫应答,从而导致疾病的发生,所以带有该特异性 HLA 分子的个体较易发生自身免疫疾病。而在感染性疾病中,如果病原菌产生的抗原(肽)正好与自身抗原相似或相同(如异嗜性抗原),那么可能导致两种结局:或者特定个体的 HLA 分子具有更强的抗原提呈能力,在诱导针对病原菌免疫应答的同时,也导致对自身组织的破坏;或者 HLA 分子将病原菌作为自身抗原而不能有效识别和清除,使病原体逃脱免疫系统的监视,从而导致机体对该病原体所致的感染性疾病的易感性增强。

目前对 HLA 和疾病关联的机制研究,主要集中在以下几个方面[1]:① 分析特定 HLA 等位基因编码分子参与提呈疾病相关抗原肽的机制;② 寻找自身抗原的 T 细胞表位和 B 细胞表位,分析携带这些表位的肽段和特定 HLA 分子结合的共同基序;③ 分析不同 MHC 等位基因产物(易感的和抵抗的)在 T 细胞抗原受体库的发育和中枢耐受中的作用,以寻找识别特定抗原肽-MHC 分子复合物的 T 细胞克隆,确定其特性;④ 分析调节性 T 细胞数量和活性改变,与疾病易感基因间的关系。

5.2.4　人类白细胞抗原与器官移植

事实上,HLA 的研究原先是在器官移植研究推动下开展起来的,故此,HLA 又称移植抗原。临床实践表明,同种异体移植(除同卵双生子外)的排斥是器官移植成功的最大障碍。遗传学中 MHC 是作为一个遗传单位,按照孟德尔定律分离或自由组合定律,向后代遗传的,因此,同胞之间可能有 HLA 相同、半相同和不同三种情况。实践证明,HLA 相同的同胞供者的肾移植,90％以上效果良好;单体型不同的供者,效果明显下降;两单体型皆不同者则很少存活。

MHC 的发现伴随着人们对器官移植的认识,MHC 与器官移植的关系极为密切,移植供体与受体 MHC 的相似程度直接反映两者的相容性,也决定移植体存活的概率。供体与受体间的 MHC 相似性越高,移植成功的可能性越大。在移植过程中,HLA 是决定移植排斥反应高低的重要因素,HLA Ⅰ 类和 HLA Ⅱ 类抗原分子是介导移植排斥反应的主要移植抗原,所以,在进行骨髓和其他器官移植时,供者和受者之间的 HLA 相容程度越高,排斥反应的发生率就越低,移植成功率和移植器官长期存活率就越高;反之,就越容易发生排斥反应。据美国加州大学移植中心统计[8],肾移植 10 年存活期与供受者之间的 HLA 相容性关系密切。如果仅以血清学方法对 HLA-A、B、DR 三个座位抗原进行分型,发现供受者之间三个座位 6 个抗原均无错配,即完全相同时,10 年存活率为 62%;而一个抗原错配降为 47%,两个抗原错配降为 45%,三个抗原错配降为 40%,6 个抗原全部错配,即供受者在所测的 HLA 抗原上无一相同时,10 年存活率为 33%。

5.2.5 人类白细胞抗原对免疫应答的调节[8]

HLA 除了与器官移植关系密切,还与某些疾病发生发展密切相关,其最重要的功能就是参与免疫应答、免疫调节和 T 淋巴细胞发育等生物学功能。

(1) 参与抗原的加工和提呈、启动免疫应答

经典的 MHC Ⅰ 类分子和 MHC Ⅱ 类分子将蛋白质抗原经抗原呈递细胞加工后,提呈给 T 细胞,从而激活 T 细胞,启动适应性免疫应答。$CD8^+$ T 细胞可限制性识别自身 MHC Ⅰ 类分子提呈的抗原肽,而自身 MHC Ⅱ 类分子提呈的抗原肽只能被 $CD4^+$ T 细胞识别。MHC 提呈抗原作用是其参与免疫应答最重要的功能。MHC 等位基因的多态性和 MHC 分子与抗原肽结合的灵活性,保证了免疫系统能够对绝大多数的非己抗原产生有效的免疫应答。MHC 分子的表达也在一定程度上决定了机体对疾病的免疫应答结果。所以,MHC 分子在一些疾病如肿瘤、病毒感染中的表达下调,可以使它们逃脱免疫监视,导致肿瘤和炎症的发生;而在自身免疫性疾病中,MHC 分子对自身抗原的异常提呈,则与自身免疫性疾病的发生相关。

(2) 参与 T 细胞发育,确保 T 细胞成熟

T 细胞起源于骨髓的淋巴样多能干细胞,在胸腺发育成熟后,成为成熟的初始 T 细胞(naive T cell),进入外周循环。进入胸腺的 T 细胞(成为胸腺细胞)会发生一系列的基因重排,并经过阳性选择和阴性选择,才成为具有自身限制性和自我耐受的初始 T 细胞[11]。能够识别基质细胞表面自身 MHC 的胸腺细胞发生阳性选择而存活下来,不能识别自身 MHC 的胸腺细胞发生凋亡;既能识别自身 MHC,也能识别自身抗原肽的胸腺细胞发生阴性选择,接收凋亡信号后被淘汰。

对于占 T 细胞绝大多数的 $CD4^+$ 或 $CD8^+$ αβT 细胞,其胸腺细胞的发育可划分为三个阶段:早期双阴(double negative,DN-$CD4^- CD8^-$)阶段、双阳(double positive,DP-$CD4^+ CD8^+$)阶段与成熟的单阳(single positive,SP-$CD4^+$ 或 $CD8^+$)阶段。其发育过程可简述如下:未成熟 DN 细胞进行 TCR(T cell receptor)β 链基因重组 → 表达 pre-TCR → 经历 β 链的选择 → 表达 CD4 和 CD8 → 进行 TCRα 链基因重组 → 表达 TCRαβ 异二聚体于细胞表面。这些 DP 细胞将进一步进行阳性选择与阴性选择。选择决定的胸腺细胞的命运有以下三种:① TCR 与抗原肽/MHC 复合物结合,表达自身 MHC Ⅰ 类限制性的 T 细胞经历阳性选择分化为 CD8 细胞系,表达自身 MHC Ⅱ 型限制的 T 细胞经历阳性选择分化为 CD4 细胞系,最后,T 细胞发育成为成熟的 SP 细胞,进而输出至外周;② 表达与胸腺中自身抗原有过高亲和力受体的 T 细胞因阴性选择而删除或无能;③ 缺

乏自身 MHC 限制的 T 细胞因忽视而凋亡。胸腺细胞经历了上述与 MHC 相关的复杂选择过程,才分化为成熟的、具有 MHC 限制性识别能力、具有自身耐受性的 CD4$^+$ CD8$^-$ 或 CD4$^-$ CD8$^+$ 单阳性 T 细胞,即具有免疫功能的成熟 T 细胞[12,13]。

（3）调节免疫应答

最早发现 MHC 分子参与免疫应答的调节作用,来自不同品系的小鼠对同一抗原的免疫应答能力不同的现象观察。后来免疫学家发现,MHC 分子参与免疫应答的调节机制在于 MHC 分子,特别是 MHCⅡ类分子将抗原提呈给 CD4$^+$ T 细胞后,CD4$^+$ T 细胞的分化决定了免疫应答的种类和方向:如果向 Th1 细胞分化,那么最终以细胞免疫应答为主;如果向 Th2 细胞分化,那么免疫应答以体液免疫应答为主。因此,MHC 分子的抗原提呈,对免疫应答的格局和效应体现方式有重要影响。

MHCⅠ类分子几乎在所有有核细胞都有表达,其经典功能是提呈抗原给 CD8$^+$ T 细胞,激活获得性免疫应答。同时 MHCⅠ类分子也能够通过结合 NK 细胞表面抑制性受体,保护自身细胞不被杀伤。这些过程中,MHCⅠ类分子都是作为一种配体发挥作用,但是 MHCⅠ类分子也可以作为一种受体,逆向传递信号,从而影响和调节细胞的生长、增殖、凋亡等进程[14-18]。MHCⅠ类分子逆向信号可以减弱巨噬细胞由 TLR 配体激发的下游 MyD88 和 Trif 信号通路的活化,减少炎症细胞因子和Ⅰ型干扰素的分泌。选择性剪接存在于大多数基因尤其是免疫相关的基因中,研究发现超过 90% 的人类基因存在选择性剪接。MHCⅠ类分子在不同的物种中均会发生不同程度的选择性剪接,产生新的剪接异构体[19]。研究人员发现,HLA-A11 存在新的剪接异构体——HLA-A11svE4（HLA 第 4 外显子缺失的异构体）,具有抑制 NK 细胞活化和对靶细胞杀伤的免疫功能[20]。在 HIV-1 感染者和正常人群的对照实验中发现,HIV-1 可以显著上调 HLA-A11svE4 的表达,因此研究人员提出了一个全新的假说模型:HIV-1 通过上调 HLA-A11svE4 的表达从而抑制 NK 细胞的活化,保护感染的 HIV-1 靶细胞。另外,在 HBV、HSV、CMV 体外感染实验中发现,病毒感染可以上调 HLA-A11svE4 的表达,因此这个假说模型也适用于其他病毒的感染。

5.3　人类白细胞抗原系统对疫苗的影响

疫苗被认为是 20 世纪最重要的公共卫生成果之一。在未来,新型疫苗和新型疫苗接种技术将从根本上改变预防及治疗疾病的方式。免疫遗传学的研究表明,宿主遗传因素在疫苗接种后所引起的免疫反应中发挥着重要的作用。除了年龄、性别及人种等人口统计学因素可影响疫苗接种后的免疫反应外,接种人群的遗传多态性是造成对疫苗天然免疫和适应性免疫应答差异的主要决定因素。

5.3.1　人类白细胞抗原在免疫反应中的作用机制

适应性免疫应答,又称获得性或特异性免疫应答,是机体发挥防御机制,对抗外源性病原微生物的重要途径。依据其参与成分和功能,分为两种类型:抗体介导的体液免疫和 T 细胞介导的细胞免疫。抗体通过识别整个抗原,继而经各种效应机制清除携带抗原的病原微生物;而 T 细胞通过识别抗原呈递细胞表面 MHC 分子结合的抗原多肽,达到识别"自我"与"非我"的目的。只有当 MHC 分子结合合适的抗原肽,且被 TCR 识别后,才能刺激 T 细胞分化,引起免疫应答,此抗原肽称为 T 细胞表位(epitope)。在 T 细胞介导的细胞免疫中,表位肽-MHC 分子-TCR 三元复合物是特异性免疫应答的分子基础。环境因素和宿主遗传因素均会影响机体对疫苗的适应性免疫应答。在影响疫苗适应性免疫应答的遗传因素中,HLA 系统作为抗原加工和呈递的中枢,在对特定疫苗的免疫应答中起着核心作用[21]。

人类的 MHC 称为 HLA 复合体,是迄今已知的人体最复杂的基因复合体,它内部的每一个基因座位均存在众多的复等位基因,而且其每一个等位基因均为共显性,大大增加了人群中 HLA 表型的多样性。HLA 是个体组织细胞的遗传标志,在识别、结合和呈递抗原方面起着非常重要的作用。HLA 基因多态性可引起其编码的氨基酸序列不同,导致 HLA 分子结合与提呈抗原肽的能力差异,进而影响机体的免疫应答。多肽与 HLA 分子的结合实验表明,每个 HLA 等位基因编码的蛋白质分子特异性识别一系列严格限制的多肽,且在 100—200 条多肽中仅有一条多肽可能与特定的 HLA 分子结合[22]。例如,研究表明与接种乙肝疫苗后无(或)低应答关联的基因主要位于 HLA Ⅱ类基因区,即 DP、DQ、DR 基因。乙肝疫苗的 HBsAg 是一种外源性的抗原分子,需要经过 HLA Ⅱ类分子途径在 APC 内完成抗原的水解,并与 HLA Ⅱ类分子形成抗原肽复合物,之后才能被提呈给 CD4$^+$ Th 细胞。HLA Ⅱ类分子的胞外区是抗原肽结合的区域,也是同种异型抗原决定基存在的部位。该区丰富的等位基因多态性使得 HLA Ⅱ类分子能够结合多种不同的抗原肽分子,并提呈给 CD4$^+$ Th 细胞,引发各种抗原特异性的免疫应答反应。同时该区域的等位基因多态性也可以造成抗原肽结合区域的形状或者结合力发生改变,进而影响抗原结合和提呈的能力,改变免疫应答的结果。在胞外区与抗原肽结合区相邻的还有一个免疫球蛋白样区,当 APC 与 CD4$^+$ Th 细胞接触并相互作用时,HLA Ⅱ类分子可以通过该区域结合 T 细胞表面的 CD4 分子。该区域等位基因多态性可能会影响 HLA Ⅱ类分子与 CD4 分子的结合,使得 T 细胞活化受到影响,进而改变免疫应答的结局[23]。

5.3.2 人类白细胞抗原对接种预防性疫苗的影响

(1) 人类免疫缺陷病毒疫苗

获得性免疫缺陷综合征(acquired immunodeficiency syndrome,AIDS),又称艾滋病,是由人类免疫缺陷病毒(human immunodeficiency virus,HIV)引起的疾病。HIV 主要型别为 HIV-1 和 HIV-2,艾滋病大多由 HIV-1 引起。该病毒自 1981 年首次被报道以来,已累计导致超过 2 400 万人死亡,目前全球仍有超过 3 670 万人次感染,严重威胁着人类健康。发展能预防和阻断 HIV-1 感染的疫苗一直是 HIV-1 研究的核心科学问题。然而,HIV-1 极易发生突变,并可通过多种方式逃避机体的免疫系统;同时,HIV-1

亚型众多,不同地域的人群感染的 HIV-1 亚型具有不同的流行特点,不同人种的 HLA 限制性也相差甚远,这些因素都使得 HIV-1 疫苗的研发困难重重。

对人群 HLA 的深入了解可帮助指导 HIV 疫苗的研发。HIV-1 疫苗研发工作已经历了 30 多年的发展,可分为三个阶段:诱导中和抗体(1988—2003)阶段、诱导 CTL 应答(1995—2007)阶段和不同免疫应答结合(2007—　　)阶段[24]。至今,HIV-1 疫苗相关的临床实验超过 218 项,涉及不同的初免-加强相结合的免疫策略,随后又出现蛋白质及多肽疫苗、痘病毒载体疫苗、DNA 疫苗、腺病毒载体疫苗等[25]。但只有 5 种疫苗进入 II 期 b 和 III 期临床试验。但是到目前为止,仍然没有一个有效的疫苗问世,主要因为病毒能够通过多种途径逃逸机体的免疫监控和杀伤[26,27]:① HIV-1 极易发生突变,尤其以包膜蛋白(envelope protein,Env)的突变频率更高,同一病毒亚型内变异程度可达15%～20%[28,29],不同亚型之间甚至可达 35%;② HIV-1 病毒不仅为细胞内寄生,甚至还可以整合到宿主细胞的基因组中,从而逃过机体的免疫监视[30,31];③ 病毒在感染早期经过大量复制后便进入长期潜伏期,在机体内形成隐蔽的储存库[32,33];④ HIV-1 亚型众多,分布具有地域性,部分地域,如非洲中部甚至同时流行多种亚型的病毒[34-36];⑤ HIV-1 病毒可以感染并杀死机体 CD4$^+$ T 淋巴细胞、降低细胞表面 MHC 分子的表达,从而直接损伤机体的免疫系统[37-39]。再者,目前对 HIV-1 病毒致病及免疫逃逸的机制仍然存在许多不了解的地方,因此发展一种安全有效的疫苗还需要更多的努力。

无论是欧美国家的 RV144 疫苗,还是中国自主研发的天坛株候选疫苗,均仅从病原体角度出发,进行疫苗设计,而忽略了受试人群对疫苗适应性的问题。个体 MHC 限制性因素对 HIV-1 感染后的疾病进程具有显著影响,如果在疫苗设计中同时考虑人群 MHC 限制性的因素,将更有利于该候选疫苗在特定人群中发挥功效。HLA II 分子对抗体的产生具有重要的作用,RV144 疫苗因为含有 2 个 Env(V1-V2)的表位,而这两个表位中包含 HLA-DRB1、DQB1 和 DPB1 等位基因,2 种表位诱导的体液免疫反应都与特异的 HLA II 类分子等位基因相关,这些等位基因对调节疫苗诱导的免疫反应具有重要的作用,从而对疫苗的保护作用产生重大的影响。对 RV144 临床试验的 760 位试验参与者的 HLA 基因型进行分析后发现[40],带有一种 HLA 基因变异株(称作 DPB1*13)的患者会产生一种保护性抗体反应,即抗 Env 的特异性 IgG 抗体。对这些患者来说,该疫苗的功效估计可激增至 71%。但带有另外一种基因变异株(DQB1*06)的人则情况会变得更糟,他们会产生抗 Env 特异性的 IgA 抗体,使得自己更容易感染 HIV-1。对这一发现合理的解释就是:HLA II 类分子能够结合特异的抗原肽分子,并提呈给 CD4$^+$ Th 细胞,引发抗原特异性的免疫应答反应,并产生了不同的 IgA 抗体亚型。这一发现令人尤其担心即将在南非进行的试验,因为在当地的一般人群中,该 HLA-DQB1*06 变异株比在泰国的更常见,比例分别为 32.4% 和 10.3%。对人群 HLA 的深入了解可帮助指导疫苗研发,并通过选择具有保护性 HLA 变异株的患者来设计未来的试验,因为这些患者会最大限度地受益于该 HIV 疫苗。

对人群 HLA 的深入了解可帮助我们更好地研究 HIV 的传播和致病机理,解析宿主免疫压力和病毒进化的动力学特征。

理想的抗 HIV-1 疫苗除了诱导有效体液免疫,还可诱导有效的 T 细胞免疫反应,使血液内病毒量长期控制在低水平状态,甚至如果早期引发较强的免疫反应,还有可能根除感染。因此,充分了解宿主的 HLA 分子多态性和 HIV-1 感染早期特异性 CTL 与疾病进程的关系、HIV-1 的免疫逃逸的规律,对 HIV-1 疫苗的设计及免疫效果评估具有重要的意义。HLA Ⅰ类分子与 HIV 病毒表位结合,以肽-MHC 复合物(pMHC)的形式表达在感染细胞的表面,被识别后启动 CTL 适应性免疫应答。研究显示,通过母婴传播的 HIV-1 在婴儿体内会发生低水平的进化,来自父本的 HLA 分子限制性 CTL 反应是驱使病毒进化的主要原因[41]。HLA Ⅰ类分子与病毒多样性最为相关,通过研究 HLA 分子限制性免疫压力与病毒序列的关联程度可以预测感染者体内的病毒载量,这说明 HLA 分子限制性免疫反应对病毒复制有重要影响[42]。在 HLA Ⅰ类限制性分子中,HLA-B 类分子被认为是影响 HIV 疾病进展的最重要因素,与病毒稳定点(setpoint)、CD4+ T 细胞绝对计数显著相关[43]。对 HIV-1 全基因组 CTL 表位的详细分析发现,HLA-B 类分子限制性表位比 HLA-A 类分子限制性表位更加保守,B 类分子限制性表位包含更多逃逸突变和回复突变[44],而且 HLA-B 类分子胞浆区对 Nef 介导的下调作用比 HLA-A 类分子更耐受[45]。携带 HLA-B* 57 和 HLA-B* 27 等与疾病控制相关的 HLA Ⅰ基因的 HIV 感染者,在 Nef 下调 HLA Ⅰ类分子表达之前,CTL 会识别病毒感染细胞,在感染早期产生 Gag 特异性免疫反应。表达保护性分子 HLA-B* 57、HLA-B* 27 和 HLA-B* 51 的 HIV-1 感染者能够更好地控制病毒载量[46]。病毒复制适应性在有保护性 HLA Ⅰ类分子的人群中显著低于没有保护性 HLA Ⅰ类分子的人群[47],保护性 HLA 分子限制的 CTL 应能持续控制病毒血症[48],阻止病情向获得性免疫缺陷综合征期(AIDS)恶化。HIV-1 在 CTL 特异性识别表位发生突变,造成正常的表位加工、提呈或 TCR 识别过程被破坏,从而迅速逃逸 CTL 介导的免疫压力,导致机体失去对病毒血症和疾病进程的控制。在表达 HLA-B* 27 分子的患者体内发现,针对野生型 KK10 表位的高亲和力特异性 CTL 克隆的强大免疫压力导致病毒在该表位发生 R264 突变,血浆病毒载量显著升高,R264 突变是表达 HLA-B* 27 分子感染者体内病毒载量的决定因素[49]。HIV-1 感染早期特异性 CTL 对疾病进程至关重要,病毒通过在 CTL 靶向的表位发生逃逸突变,来躲避 CTL 介导的免疫压力,这导致了 HIV-1 传播病毒的方式极其多样。传播病毒突变的频率和速率是评价疫苗作用的重要标准,它体现了疫苗诱导免疫压力对病毒的选择作用。研究 HIV 的传播和致病机理,解析宿主免疫压力和病毒进化的动力学特征是设计有效的 HIV 疫苗的关键,这也是人类 HIV 研究面临的挑战。

(2) 乙型肝炎病毒疫苗

乙型病毒性肝炎(viral hepatitis type B)是由乙型肝炎病毒(hepatitis B virus,HBV)引起的以肝脏损害为主的传染病,可发展成为慢性肝炎、肝硬化和肝癌,是世界范围内严重威胁人类健康的重要传染病之一,全球有 3.3 亿~4 亿人感染乙型肝炎病毒。2006 年我国人群病毒性肝炎血清流行病学调查结果显示,1—59 岁人群中,乙肝病毒表面抗原

（HBV surface antigen，HBsAg）流行率为 7.18％。据此推算，我国有 9 300 万人携带 HBsAg，每年约有 30 万人死于与 HBV 感染有关的慢性疾病[50]。目前，接种乙肝疫苗（Hepatitis B Vaccine，HepB）是最有效的预防和控制乙型肝炎的方法[51]。我国 HepB 的研发和使用经历了血源性 HepB（HepB-P）和重组 HepB 两个阶段。第一代的 HepB-P 在 1986 年正式批准上市。1992 年开始批量生产我国自主研发的重组 HepB——HepB-CHO。1996 年，从美国默克公司引进重组 HepB——HepB-SCY。为使接种 HepB 更安全，我国于 1998 年 6 月 30 日停止生产 HepB-P，于 2000 年停止使用。以接种 HepB 为主的综合性防控措施的实施，使我国乙肝的防控取得了举世瞩目的成就。2006 年，全国乙肝血清流行病学调查结果显示[50]，我国 1—59 岁人群的 HBsAg 携带率由 1992 年的 9.75％下降到 7.18％，1—4 岁人群的 HBsAg 携带率由 1992 年的 9.67％下降到 1％以内，表明我国儿童的 HBV 感染率有了大幅度下降，达到了很低水平。2012 年 5 月，经 WHO 西太平洋区的正式确认，我国实现了在 2012 年将 5 岁以下儿童的慢性 HBV 感染率降至 2％以内的目标。根据 2006 年全国乙肝血清流行病学调查的 HBsAg 携带率和 HBV 流行率估算，1992—2006 年，全国感染 HBV 减少约 2 亿人，HBsA 携带者减少约 2 000 万人。

WHO 规定，接种一定剂量疫苗后产生大于 10 mIU／ml 的抗体即为应答，能够保护机体免受乙肝病毒威胁[51,52]。大多数个体在完成乙肝疫苗基础免疫后，都能产生大于 10 mIU／ml 的抗体。然而，仍有 5％～10％的接种者无法产生保护性抗体[53]。这类个体暴露在 HBV 环境下，感染乙型肝炎的危险极高。此外，由于乙肝表面抗体滴度会随着时间下降，原来处于低应答状态的个体可能会变为无应答者，这些个体同样面临感染的风险[54]。乙肝疫苗免疫低（或）无应答现象的存在给乙型肝炎预防工作带来了挑战。乙肝疫苗免疫低（或）无应答现象的出现，是由多方面因素造成的，包括疫苗自身因素、接种剂量、接种部位、接种间隔时间；个体接种时的生理状态，如年龄、性别、体重、吸烟史，是否存在免疫系统疾病等；接种者的遗传背景也起到重要的作用。有研究表明，在影响乙肝疫苗免疫应答的所有因素中，遗传因素的影响程度超过 77％[55]。

早在 1981 年，研究者就发现，在接种乙肝疫苗后呈现免疫低（或）无应答的高加索人群中，HLA-DR7 等位基因的频率显著高于高应答者。由此推断，乙肝疫苗免疫低（或）无应答可能与人类 MHC 相关联[56]。此后，越来越多学者开始针对 HLA 复合体的等位基因多态性，进行乙肝疫苗免疫低（或）无应答遗传易感性研究。从现场流行病学和分子生物学结合研究，发现无（或）低应答者的一级亲属对 HBsAg 疫苗的反应性显著低于高应答者的一级亲属，无（或）低应答与 HLA-DR7、B54 有关（52.2％：9.1％；21.7％：0），且大多数 DR7 阳性的无（或）低应答者的 DR7 等位基因均为杂合型，通过显性方式遗传[57]。对 52 名湖北汉族人群接种乙肝疫苗后的研究发现，无应答者与 HLA-B39 呈显著正相关，与 HLA-B62 呈显著负相关[58]。为解决血清学研究方法不能把疾病的易感基因定位到分子水平的缺陷，至 20 世纪 90 年代初，国际上已全面转入 DNA 分型研究，重点是 HLAⅡ的基因分型。1998 年发现西方人群的 HBsAg 的反应主要由 HLA-DR、DP

和 DQ 基因决定,且 HLA 分子间的相互作用与低应答有关[59]。无(或)低应答与 HLA-DRB1 * 07、DPB1 * 0301、DQB1 * 020 呈正相关,与 HLA-DRB1 * 010、DR5、DPB1 * 040、DQB1 * 0301 和 DQB10501 呈负相关。多数研究认为,其中 DRB1 * 0701、DQB1 * 020 与无(或)低应答的关联程度最高。对中国人的研究发现,52 名湖北汉族人群接种乙肝疫苗后,对其中 37 人进行了 HLA-DRB1 基因分型,发现无应答与 HLA-DRB1 * 001 基因显著正相关[60]。

从以上研究结果可以看出,在 HLA 三类基因中,大部分与乙肝疫苗应答相关的多态性位点都位于 HLA II 类基因区的 DR、DQ、DP 亚区。乙肝疫苗的 HBsAg 是一种外源性的抗原分子,需要经过 HLA II 类分子途径在抗原呈递细胞内完成抗原的加工,并与 HLA II 类分子形成抗原肽复合物,之后被呈递给 CD4+ Th 细胞。HLA II 分子抗原结合槽区域具有丰富的等位基因多态性,使得 HLA II 类分子能够结合多种不同的抗原肽分子,并呈递给 CD4+ Th 细胞,引发各种抗原特异性的免疫应答反应。同时该区域的等位基因多态性也可能造成抗原肽结合区域的形状或者结合力的改变,从而影响抗原结合和呈递的能力,改变免疫应答的结果。在 HLA II 胞外区,与抗原肽结合区相邻的还有一个免疫球蛋白样区。当 APC 与 CD4+ Th 细胞接触并相互作用时,HLA II 类分子可通过该区域结合 T 细胞表面的 CD4 分子。该区域等位基因的多态性也可能会影响 HLA II 分子与 CD4 分子的结合,使得 T 细胞活化受到影响,改变免疫应答的结局。虽然目前关于 HLA 基因多态性与乙肝疫苗免疫低(或)无应答的关联研究获得了一些一致性的结果,但是由于各项研究中存在研究人种、研究对象的分组和样本量不同等因素,造成研究结果有差别。

(3) 丙型肝炎病毒疫苗

丙型肝炎病毒(hepatitis C virus,HCV)的感染呈世界性分布。1989 年,Choo[61] 等采用差异展示分析法,首次获得人 HCV 的 cDNA 克隆,并证实它是输血传播的非甲非乙型肝炎的主要病原体。HCV 基因组变异较大,分为基因型、亚基因型、分离株、准种四个层次。世界范围的 HCV 主要有六个基因型、80 多个亚基因型,流行情况与地理和人群分布相关。我国主要为 1b、2a、3b 型,其中以 1b 型为最多。全球 HCV 感染率约为 3%,每年新发病例约 3.5 万例。我国人群抗 HCV 阳性率约为 3.2%,急性感染者中 50%～80%发展成慢性,其中约 20%会发展为肝硬化或肝癌[62]。当前,丙型肝炎公认的标准疗法是聚乙二醇干扰素和利巴韦林联合治疗。此方案不良反应多,只有 50%的持续病毒学应答,对基因 1 型感染者应答率更低[63],且不良反应大,费用昂贵,停止治疗后仍有很高的复发率。丙型肝炎的严重性和药物治疗方案的不尽人意,使疫苗的研制更加受到关注。

由于 HCV 疫苗研究的必要性和迫切性,自 1989 年 HCV 基因获得克隆以来,人们一直在致力于疫苗的研究,但进展缓慢。早先注重发展 HCV 胞膜糖蛋白或多肽亚单位疫苗,同 HIV 疫苗的研究一样,由于 HCV 胞膜糖蛋白高度的变异特性,使得以产生中和性抗体控制病毒感染和复制的研究遇到困难,其主要原因归纳为以下三点:① HCV 基因组变异率较高,病毒准种多,缺乏保护性抗体,不能阻止黑猩猩和人类恢复的患者再次感染,传统的预防性疫苗的研究遇到困难;② HCV 复制能力差,感染力弱,使体内病毒滴度较低,在体外又不易传代培养,加之对病毒复制感染过程及发病机制的认识不够清楚,且 HCV 编码的不少蛋白质,如核心蛋白和 NS 蛋白还可能与 HCV 的致癌性有关,免疫原的选择以及强度均受到一定的限制;③ 缺乏理想的体外感染细胞模型,动物模型除黑猩猩外,其他动物,即使灵长类动物,如狒狒、恒河猴等都不能被 HCV 所感染,限制了对疫苗评价的研究。近 10 年来,HCV 疫苗研究的焦点主要集中在核酸疫苗、病毒载体疫苗、重组多表位疫苗、以抗原提呈细胞为载体的 DC 疫苗等。通过各国学者的不懈努力,这些 HCV 疫苗的研究都取得了一定进展,也使我们对 HCV 各区基因所激发的细胞与体液免疫反应有了更深入的了解,为预防和治疗 HCV 感染带来了希望。其中,由于 HCV 具有显著异源性和高度可变性,以抗原表位预测和人工合成抗原表位基因为基础的多表位疫苗研究是近年来新的研究方向趋势[64-66]。

重组多表位疫苗,因其可同时携带多个相关目标抗原及辅助性表位,能够有效地应对病原微生物变异和免疫反应中 HLA 的限制性等不利因素[67]。已在肿瘤疫苗、HIV 疫苗和 HCV 疫苗的研究上进行了探索,显示其在诱导细胞免疫反应方面具有独特的优势。HCV 急性感染后,机体针对病毒产生了由中和抗体、CD4[+] Th 细胞和 CD8[+] CTL 介导的适应性免疫反应,但仍然缺乏有效的保护性免疫,使多数患者转成慢性感染。由于 HCV 包膜蛋白的高度变异性,使产生的中和抗体难以有效阻止和清除病毒感染,从而使得细胞免疫的作用尤为突出。人体感染 HCV 后,大多数人的细胞免疫应答很弱,因此发展为慢性肝炎,但是也有少数人的细胞免疫应答较强,可以清除病毒,完全康复[68]。越来越多的研究表明,特异性 CTL 反应在清除 HCV 和组织病毒传播中,起到最关键的作用。因此,HCV 的 CTL 免疫表位研究和利用,将对预防和治疗性 HCV 疫苗的研制起到关键作用。在 HCV 基因组中,C 区基因最为保守,抗原表位较为集中,刺激产生的应答最强,是 HCV 疫苗的必需组分。核心区存在多个不同 HLA 限制性 CTL 表位,主要集中在氨基端。报道最多的是 A2 限制性 35—34 aa,90—98 aa,132—140 aa[69]。HCV E 区存在中和抗原表位,是产生体液免疫的关键区域,但是 HCVE2 区存在高变区(HRV1)。因此,在研制针对 E 区产生中和抗体为主的预防性疫苗的研究一直进展缓慢。HCV 非结构区存在多个优势 CTL 表位,经多种方法证实,尤其是 HLA-A2 限制性的 CTL 表位,在诱导特异性的细胞免疫应答方面起重要作用。

为了诱导出针对多个 HCV 表位的特异性细胞免疫反应,选择 HCV 基因组中不同区的多表位,进行科学设计、合理组合是目前 HCV 疫苗开发研究的侧重点。越来越多的证据表明,要获得具有较强免疫原性的 HCV 多肽,必须能广泛地激发机体的 CD4[+] 和 CD8[+] T 细胞介导的免疫反应,即具有良好识别反应率和交叉反应性的中和抗体,能全面而有效地进行 HLA 限制性 T 应答[70],因此这种疫苗必须具有 HCV 不同区段的多个表位。同时,细胞免疫反应无论是 CTL 还是 Th 反应,免疫原在抗原呈递细胞内都要经过一个复杂的加工及由 MHC 提呈的过程。在多表位疫苗的设计中,还要考虑所选择的表位必须能覆盖不同人群的 HLA 限制型,才能使疫苗对绝大多数个体都有作用。

多表位疫苗的发展最终要将 HLA 限制性人源性表位优化组合后,实现其在人体内诱发强烈细胞免疫反应的目的。因而,采用 HLA 限制性表位组合,利用转基因动物研究 MHC 分子一致性的表位所引起的免疫应答反应,将是 HCV 表位疫苗研究发展的必然。研究表明,表位的加工效率是影响多表位疫苗免疫原性的关键,因而要对各个成分表位进行修饰,以提高它们被加工提呈的效率。现已证明 HLA-A2、HLA-A3 和 B7 型限制的 T 细胞表位覆盖世界人口 80% 以上的基因型[71],但是中华民族是一个基因复杂多变的群体,各表位的覆盖率不能单纯等同于世界范围内。因此需要通过具体研究,预测中国人群 HLA-I 类限制性 HCV 特异性 CTL 表位组合的理论免疫应答率,来指导丙型肝炎多表位疫苗的研制与应用。Vider-Shalit 等[66]据 CTL 表位由 MHC I 类分子呈递抗原的分子免疫学知识,基于基因组学和生物信息学分析工具,以互联网上登录的 HCV 蛋白数据库 LANL(包含已报道的所有 HCV 基因型)为对象,依次运用模拟退火算法计算肽切割的概率、应用残基结合能线形组合方法计算与 TAP 结合的概率、应用 BIMAS 算法计算与包含所有 HLA 多态性的 MHC 结合概率,从中选取一些覆盖大多数人群的 HLA 限制性表位。然后运用 HLALigand、MHCBN、AntiJen 等数据库去验证,在此基础上分析这些表位在所有已报道 HCV 基因型中的保守性,以及去除与人自身肽相似性强的表位,将这些候选的表位按照遗传学算法进行串联,两个表位通过切割潜在的氨基酸序列来鉴别。这样获得的多表位组合来自几乎所有 HCV 基因型及亚型,同时既能被有效呈递,又能覆盖大多数人群的 HLA 多态性。

5.3.3 人类白细胞抗原对接种治疗性疫苗的影响

治疗性疫苗是指在已感染病原微生物或已患有某些疾病的机体中,通过诱生机体的免疫应答,达到治疗或防止疾病恶化的天然、人工合成或用基因重组技术表达的产品或制品。简单地说,治疗性疫苗就是指用于治疗的疫苗。最常用于那些免疫系统需要激活或提高的疾病,特别是癌症和包括乙型肝炎病毒感染在内的感染性疾病以及高血压等慢性病[71]。与传统的预防性疫苗相比,治疗性疫苗显著不同[72]。治疗性疫苗的作用机制还尚未完全研究清楚,目前有两种观点:一种认为,在某些感染病原体的机体内由于免疫系统缺陷,不能发挥免疫反应,从而导致疾病的发生。治疗性疫苗通过不同的途径把微生物抗原呈递给免疫系统,来弥补或激发机体的免疫反应,从而达到清除病原体的作用。另一种认为,机体接受治疗性疫苗后,刺激 T 细胞、B 细胞增殖,激活巨噬细胞,促进自然杀伤细胞杀伤病原体,从而发挥免疫增强作用,如利用卡介苗治疗肿瘤,就是通过增强机体免疫系统对肿瘤细胞的杀伤作用,来辅助治疗肿瘤。现阶段治疗性疫苗的研究开发大多倾向于对肿瘤的治疗,根据分析研究表明,如今全部在研的治疗性疫苗中,治疗肿瘤的占 60.6%,达 200 多种[73],随着对肿瘤免疫机制研究的深入,肿瘤疫苗成为临床预防和治疗肿瘤有效方法的趋势日益明显。尽管肿瘤疫苗的有效性在动物实验中取得了振奋人心的效果,但其在临床研究中的治疗结果尚未令人满意。

抗肿瘤免疫应答的关键是：抗原呈递细胞将肿瘤相关抗原呈递 T 细胞，激活机体的细胞免疫系统来清除肿瘤细胞。肿瘤抗原肽疫苗、抗原肽刺激的树突状细胞瘤苗，以及体外培养后回输的抗原特异性 T 细胞，能否产生抗肿瘤免疫作用，均取决于与 HLA 分子和抗原决定簇的良好结合[74]。精确的抗原配型是肿瘤疫苗成功起效的关键因素。已证实肿瘤抗原的提呈必须先经 APC 降解为短肽，然后与 MHC 分子结合，形成肽-MHC-TCR 复合物后提呈在细胞表面，才能为 T 细胞识别，并激发特异性 T 杀伤细胞反应，这也为抗原肽疫苗提供了理论依据[75,76]。HLA 与抗原表位的有效结合是免疫治疗的开始。已有研究显示，评估一个肿瘤抗原肽的免疫原性时，其 HLA 的亲和度比在抗原提呈中的其他机制更重要[77]。因此，以个体化肿瘤抗原肽为基础的免疫治疗必须有精确的 HLA 分型作为前提。

5.4　人类白细胞抗原与疫苗相关研究进展及发展方向

5.4.1　研究进展

进入 21 世纪，政府工作的重点为保障全民的健康。但是新发突发传染病如严重急性呼吸综合征（severe acute respiratory syndrome，SARS）等的流行给公众健康造成威胁，急需研发疫苗进行防控。传统疫苗的思路和方法在近年来针对获得性免疫缺陷综合征、丙型肝炎和结核等慢性传染病疫苗的研发中遭遇到瓶颈，快速防控突发传染病、快速研制针对 SARS、禽流感（H5N1）、登革热（dengue fever）、寨卡（Zika）、埃博拉（EBOV）等病毒引起的疾病疫苗的需求，也促使人们需要依据现代技术来更新传统疫苗的研发模式。

（1）表位疫苗

一个病原体发挥免疫学功能主要是依靠抗体和 T 细胞识别抗原蛋白上的抗原决定簇，抗原决定簇由数量不等的抗原表位（epitope）组成。表位疫苗（epitope vaccine）是用抗原表位制备的疫苗，它减少了疫苗的不良反应，提高了安全性，增强了免疫针对性，是目前研制感染性疾病和恶性肿瘤疫苗最有发展前景的方向。然而，由于 HLA 在人群中呈高度多态性，受特定 HLA 限制的表位疫苗通常不能在所有个体中引起预期的免疫反应。因此，对任何具有 HLA 基因多态性的目标群体而言，在研制表位疫苗时，设计同时携带多个目标抗原的多表位疫苗（multi-epitope vaccine）是非常必要的，其每一表位对部分人群是有效的，精心组合的多表位疫苗可以被多种遗传背景的 HLA 分子识别并结合，从而得到高效提呈。这种使用确定的、最小的 CTL 抗原表位，研制出来的疫苗具有下述几种潜在优势：① 可以利用在某一特定亚型或多亚型间比较保守的抗原表位来设计疫苗；② 疫苗中可以使用针对多个病毒结构基因和附属基因产物的多个抗原表位，来诱导具有足够宽度的细胞免疫应答；③ 可以通过改变抗原表位之间的免疫优势关系，人为地提高机体对于亚免疫优势抗原表位的识别，从而进一步加大细胞免疫识别的宽度；④ 内源性表位提呈避免了 CTL 表位肽的降解，可有效地进行定位运输；⑤ 可除去抗原中非相关或多变异区域，减小免疫耐受及产生自身免疫的可能性，安全性更好；⑥ 每一抗原通常有几种针对不同表位的变异株,但表位变异株的数目不是无限的,常常限制在 1~3 个保守区域,因此使用多表位疫苗可以使免疫效应集中在高度保守的特异性表位,防止抗原调变导致免疫逃避;⑦ 由于 CTL 表位仅由数个氨基酸残基组成,在单一载体中易于容纳多个不同抗原和不同 HLA 限制性 CTL 表位,因此使疫苗具有针对不同 HLA 人群的"广谱"性[78,79]。

然而,目前该类疫苗仍存在免疫效力低下等问题,其原因是多方面的,如多肽在体内降解较快或诱导了机体的免疫耐受、表位的筛选与鉴定、免疫佐剂的使用、HLA 基因限制性等一系列问题[78]。其中最为关键的因素是 HLA 基因限制性问题。制备 T 细胞表位疫苗的关键是要确定出可被 T 细胞识别的等位基因特异或非特异的多肽。由于 HLA 基因的高度多态性,任意选择的两个个体不太可能有同样的 HLA 分子,一种表位疫苗对一个个体有免疫效果,而对另一个个体可能没有免疫效果,即一个特定表位只能被一部分人 HLA 分子结合并呈递给 T 细胞。由于 HLA 在人群中呈高度多态性,受特定 HLA 限制的表位疫苗通常不能在所有个体中引起预期的免疫反应。因此,对任何具有 HLA 基因多态性的目标群体而言,设计同时携带多个目标抗原的多表位疫苗是非常必要的,其每一表位对部分人群是有效的。精心组合的多表位疫苗可以被多种遗传背景的 HLA 分子识别并结合,从而得到高效提呈。但是,由于人群中 HLA 的群体遗传结构具有高度异质性,同一表位疫苗使用于不同的人群中,其理论免疫应答率会相差很大[80]。这是因为特定人群的 HLA 遗传结构是基因突变、婚配系统、基因流动和迁徙、自然选择、随机漂变,以及地理隔离等因素综合作用的结果。不同的群体影响因素不同,其 HLA 的遗传结构特征往往差异很大,对多表位疫苗的反应也往往不同。中国作为一个多民族的国家,其 HLA 的群体遗传结构也十分复杂,对同一多表位疫苗的理论免疫应答率的差别也很大。采用免疫学实验鉴定 HLA 分子结合肽是一个费时费力的过程,面对抗原表位的大规模筛选时,单纯采用实验方法去鉴定几乎是一个不可能实现的过程。

(2) 计算机预测表位的技术

采用计算机技术预测表位的方法应运而生,这类预测方法可大大降低实验过程中,需要合成和检测的多肽的数量,使得抗原表位的大规模筛选成为可能。计算机预测 MHC 分子结合肽的方法可以分为两大类[81]:基于序列的方法和基于结构的方法。前者以识别结合肽的序列模式为目标,后者则是利用抗原肽-MHC 二元复合物的 3-D 晶体结构计算两者间的相互作用。基于结构的方法因受结构本身复杂性及计算时间的限制而较少采用,目前建立的预测方法多是基于序列的。以 MHC I 类分子为例,通常的表位预测工具主要有 BIMAS、SYFPEITHI、SVMHC、RANKPEP、IEDB 预测工具以及 netMHC 等[82]。

2005 年哈佛大学的科学家在表型预测的基础上,采用美国不同种族人群的基因频率和单倍型频率数据,计算并预测所选表型在美国人群中的理论免疫应答率,即累计表型频率(cumulative phenotypic frequency,CPF)[83],我国山东大学的研究人员以国家基础地理信息系统地名数据库为基础,将理论群体遗传学、分子遗传学、分子免疫学与空间统计学等多学科的理论方法相结合,针对中国人群的 HLA 位点的遗传结构特征,构建了"中国多表位疫苗设计的理论免疫应答率预测系统"。这些预测系统为预测 HLA-A、B 位点限制性多表位疫苗理论免疫应答率,指导疫苗学家设计受 HLA 位点限制的多表位疫苗,奠定了理论与方法基础。

5.4.2　发展方向

对于预防性疫苗来说,接种人群免疫相关基因尤其是 HLA 等位基因多态性,影响着许多感染性病原体的易感性,特定疫苗接种后,接种个体产生的免疫力与携带的 HLA 等位基因相关。由此可见,接种个体的 HLA 基因信息对疫苗设计、疫苗接种后免疫效果的评估具有非常重要的意义。因此,可以利用免疫遗传学、分子遗传学、免疫信息学的成果,以及高通量基因分析等新技术,来研究宿主遗传因素在疫苗诱导的免疫应答中的作用。除年龄、性别、人种等人口统计学因素可影响疫苗接种后的免疫反应外,接种个体的遗传因素对疫苗接种后引起的免疫反应有着重要影响。所以,研究个性化因素在疫苗免疫反应中的作用,寻找评价疫苗反应性的遗传标记,将为新型疫苗的研发提供重要理论支持。

对于治疗性疫苗来说,目前已有多种肿瘤肽疫苗进入临床研究[84,85],有些已经进入 III 期临床研究[81]。此类肿瘤抗原疫苗若能获准上市,将会给肿瘤患者的治疗带来新希望。一方面,各项体内外试验结果已展示出多肽疫苗广阔的应用前景;另一方面,其还有进一步优化的空间。由于肽疫苗的应用前提是 HLA I 或 II 的限制性,每一种疫苗需要的 HLA 分子存在差异,而不同 HLA 分子在人群中的分布也有很大差别,因此如何扩大特异性肽疫苗的应用范围是研究人员亟须考虑的问题。有研究认为,在多肽疫苗的研发过程中,为了引起最有效的免疫应答,设计的肽疫苗应既包含 HLA I 类分子识别的抗原表位,也要包含 HLA II 类分子识别的抗原表位[86]。虽然作用于 HLA I 类分子的肽疫苗可诱导机体产生 CD8 阳性的细胞毒性 T 淋巴细胞的免疫反应,但此反应相对而言是短暂的,需进行增强以保持该免疫反应;而 CD4 阳性的辅助性 T 淋巴细胞是 HLA II 类分子的作用靶点,可增强 CD8 阳性 T 淋巴细胞的免疫应答,与此同时产生相应的抗体,并通过记忆 T 细胞产生较持久的免疫反应。将 HLA I 类分子识别的肽与 HLA II 类分子识别的肽联合起来,就可以产生更为强效和持久的抗肿瘤效应[87]。相信这将会是未来肽疫苗研究中的重要方向。

(孙　静,乌美妮,黄小琴)

参考文献

［1］　曹雪涛.医学免疫学.北京:人民卫生出版社,2013:67-74.

［2］　何维.医学免疫学.北京:人民卫生出版社,2010:112-127.

［3］　Marsh S G. Nomenclature for factors of the HLA system, update November 2012. Tissue Antigens,2013,81(4):249-252.

［4］ Newell W R，Trowsdale J，Beck S. MHC DB-database of the human MHC. Immunogenetics，1994，40(2)：109-115.

［5］ Newell W R，Trowsdale J，Beck S. MHC DB-database of the human MHC（release 2）. Immunogenetics，1996，45(1)：6-8.

［6］ Theaker A J，Maslen G L，Scott C E，et al. The chromosome 6 database at the sanger centre. DNA Seq，1997，8(3)：167-171.

［7］ 孙继丽,张工梁,陈仁彪.HLA 数据库和 HLA 命名系统.中国输血杂志,2005,18(2)：174-176.

［8］ 周光炎.免疫学原理.上海：上海科学技术出版,2013：93-108.

［9］ Howell W M，Carter V，Clark B. The HLA system：immunobiology，HLA typing，antibody screening and crossmatching techniques. J Clin Pathol，2010，63(5)：387-390.

［10］ Ghodke Y，Joshi K，Chopra A，et al. HLA and disease. Eur J Epidemiol，2005，20(6)：475-488.

［11］ 何维.医学免疫学.北京：人民卫生出版社,2010：173-175.

［12］ Kaye J. Regulation of T cell development in the thymus. Immunol Res，2000，21(2-3)：71-81.

［13］ Saito T，Watanabe N. Positive and negative thymocyte selection. Crit Rev Immunol，1998，18(4)：359-370.

［14］ Skov S. Intracellular signal transduction mediated by ligation of MHC class I molecules. Tissue Antigens，1998，51(3)：215-223.

［15］ Bregenholt S，Röpke M，Skov S，et al. Ligation of MHC class I molecules on peripheral blood T lymphocytes induces new phenotypes and functions. J Immunol，1996，157(3)：993-999.

［16］ Wagner N，Engel P，Vega M，et al. Ligation of MHC class I and Class II molecules can lead to heterologous desensitization of signal transduction pathways that regulate homotypic adhesion in human lymphocytes. J Immunol，1994，152(11)：5275-5287.

［17］ Pedersen A E，Skov S，Bregenholt S，et al. Signal transduction by the major histocompatibility complex class I molecule. APMIS，1999，107(10)：887-895.

［18］ Arosa F A，Santos S G，Powis S J. Open conformers：the hidden face of MHC－I molecules. Trends Immunol，2007，28(3)：115-123.

［19］ Dai Z X，Zhang G H，Zhang X H，et al. The β2-microglobulin-free heterodimerization of rhesus monkey MHC class I A with its normally spliced variant reduces the ubiquitin-dependent degradation of MHC class I A. J Immunol，2012，188(5)：2285-2296.

［20］ Zhang X H，Lian X D，Dai Z X，et al. α3-deletion isoform of HLA-A11 modulates cytotoxicity of NK cells：correlations with HIV-1 infection of cells. J Immunol，2017，199(6)：2030-2042.

［21］ 李莹,姚宇峰,史荔.宿主遗传因素对疫苗接种后免疫反应的影响.中国生物制品学杂志,2015,28(2)：199-203.

［22］ Ferrari G，Kostyu D D，Cox J，et al. Identification of highly conserved and broadly cross-reactive HIV type 1 cytotoxic T lymphocyte epitopes as candidate immunogens for inclusion in *Mycobacterium bovis* BCG-vectored HIV vaccines. AIDS Res Hum Retroviruses，2000，16(14)：1433-1443.

［23］ McDermott A B，Zuckerman J N，Sabin C A，et al. Contribution of human leukocyte antigens to the antibody response to hepatitis B vaccination. Tissue Antigens，1997，50(1)：8-14.

[24] Esparza J. A brief history of the global effort to develop a preventive HIV vaccine. Vaccine，2013，31(35)：3502-3518.

[25] 张晓红，王涛，于晓方.HIV-1 疫苗免疫原设计的研究进展.病毒学报,2016,32(1)：88-92.

[26] Richman D D，Little S J，Smith DM，et al. HIV evolution and escape. Trans Am Clin Climatol Assoc. 2004，115：289-303.

[27] Ostrowski M A，Yu Q，Yue F Y，et al. Why can't the immune system control HIV-1? Defining HIV-1-specific CD4$^+$ T cell immunity in order to develop strategies to enhance viral immunity. Immunol Res，2006，35(1-2)：89-102.

[28] Taylor B S，Hammer S M. The challenge of HIV-1 subtype diversity. N Engl J Med，2008，359 (18)：1965-1966.

[29] Ndung'u T，Weiss R A. On HIV diversity. AIDS，2012，26(10)：1255-1260.

[30] Hemelaar J，Gouws E，Ghys P D，et al. Global trends in molecular epidemiology of HIV-1 during 2000-2007. AIDS，2011，25(5)：679-689.

[31] Pace M J，Agosto L，Graf E H，et al. HIV reservoirs and latency models. Virology，2011，411(2)：344-354.

[32] Haase A T. Targeting early infection to prevent HIV-1 mucosal transmission. Nature，2010，464 (7286)：217-223.

[33] Hemelaar J. The origin and diversity of the HIV-1 pandemic. Trends Mol Med，2012，18(3)：182-192.

[34] Requejo H I. Worldwide molecular epidemiology of HIV. Rev Saude Publica，2006，40(2)：331-345.

[35] Gougeon M L. Apoptosis as an HIV strategy to escape immune attack. Nat Rev Immunol，2003，3(5)：392-404.

[36] Bonaparte M I，Barker E. Inability of natural killer cells to destroy autologous HIV-infected T lymphocytes. AIDS，2003，17(4)：487-494.

[37] Chaudhry A，Verghese D A，Das S R，et al. HIV-1 Nef promotes endocytosis of cell surface MHC class Ⅱ molecules via a constitutive pathway. J Immunol，2009，183(4)：2415-2424.

[38] Blagoveshchenskaya A D，Thomas L，Feliciangeli S F，et al. HIV-1 Nef downregulates MHC-I by a PACS-1-and PI3K-regulated ARF6 endocytic pathway. Cell，2002，111(6)：853-866.

[39] Stumptner-Cuvelette P，Morchoisne S，Dugast M，et al. HIV-1 Nef impairs MHC class Ⅱ antigen presentation and surface expression. Proc Natl Acad Sci USA，2001，98(21)：12144-12149.

[40] Prentice H A，Tomaras G D，Geraghty D E，et al. HLA class Ⅱ genes modulate vaccine-induced antibody responses to affect HIV-1 acquisition. Sci Transl Med，2015，7(296)：296ra112.

[41] Gijsbers E F，van Nuenen A C，de la Peña A T，et al. Low level of HIV-1 evolution after transmission from mother to child. Sci Rep，2014，4：5079.

[42] Moore C B，John M，James I R，et al. Evidence of HIV-1 adaptation to HLA-restricted immune responses at a population level. Science，2002，296(5572)：1439-1443.

[43] Kiepiela P，Leslie A J，Honeyborne I，et al. Dominant influence of HLA-B in mediating the

potential co-evolution of HIV and HLA. Nature, 2004, 432(7018): 769-775.

[44] Fontaine Costa A I, Rao X, Lechenadec E, et al. HLA－B molecules target more conserved regions of the HIV-1 proteome. AIDS, 2010, 24(2): 211-215.

[45] Rajapaksa U S, Li D, Peng Y C, et al. HLA-B may be more protective against HIV-1 than HLA-A because it resists negative regulatory factor (Nef) mediated down-regulation. Proc Natl Acad Sci USA, 2012, 109(33): 13353-13358.

[46] Kawashima Y, Pfafferott K, Frater J, et al. Adaptation of HIV-1 to human leukocyte antigen class I. Nature, 2009, 458(7238): 641-645.

[47] Boutwell CL, Carlson J M, Lin T H, et al. Frequent and variable cytotoxic-T-lymphocyte escape-associated fitness costs in the human immunodeficiency virus type 1 subtype B Gag proteins. J Virol, 2013, 87(7): 3952-3965.

[48] Mellors J W, Margolick J B, Phair J P, et al. Prognostic value of HIV-1 RNA, CD4 cell count, and CD4 cell count slope for progression to AIDS and death in untreated HIV-1 infection. JAMA, 2007, 297(21): 2349-2350.

[49] Ammaranond P, van Bockel D J, Petoumenos K, et al. HIV immune escape at an immunodominant epitope in HLA－B* 27－positive individuals predicts viral load outcome. J Immunol, 2011, 186(1): 479-488.

[50] 卫生部疾病预防控制局,中国疾病预防控制中心.全国人群乙型病毒性肝炎血清流行病学调查报告.北京：人民卫生出版社,2010,15.

[51] Centers for Disease Control. Recommendations for protection against viral hepatitis. Morb Mortal Wkly Rep, 1985, 34(22): 313-324, 329-335.

[52] No authors. Immunization against hepatitis B. Lancet, 1988, 1(8590): 875-876.

[53] Zuckerman J N. Non response to hepatitis B vaccines and the kinetics of anti-HBs production. J Med Virol, 1996, 50(4): 283-288.

[54] Zuckerman J N. Protective efficacy, immunotherapeutic potential, and safety of hepatitis B vaccines. J Med Virol, 2006, 78(2): 169-177.

[55] Newport M J, Goetghebuer T, Weiss H A, et al. Genetic regulation of immune responses to vaccines in early life. Genes Immun, 2004, 5(2): 122-129.

[56] Walker M E, Szmuness W, Stevens C E, et al. Genetic of anti-HBs responsiveness: HLA-DR7 and nonresponsiveness to hepatitis B vaccination. Transfusion, 1981, 21: 601-604.

[57] 徐慧文,王学良,庄贵华,等.乙肝疫苗接种无弱应答与遗传关系的研究.解放军预防医学杂志, 1998,16(2): 104-109.

[58] 涂正坤,吴雄文,刘敏,等.湖北汉族人群对乙肝疫苗应答的水平与 HLA Ⅰ类分子多态性的相关研究.中国免疫学杂志,1999,159(1): 20-22.

[59] Desombere I, Willems A, Leroux-Roels G. Response to hepatitis B vaccine: multiple HLA genes are involved. Tissue Antigens, 1998, 51(6): 593-604.

[60] 涂正坤,吴雄文,刘敏,等. 湖北汉族人群对乙肝疫苗免疫应答能力与 HLA-DRB1 等位基因相关性的研究. 免疫学杂志, 2000, 16(1): 45-47.

[61] Choo Q L. Isolation of a cDNA clone derived from a blood-borne non-A non-B viral hepatitis

genome. Science，1989，244：359-362.

[62]　高军,龚育平,赵平,等.丙型肝炎病毒多表位抗原基因的构建与免疫原性研究.中国科学 C 辑生命科学,2006,36(4)：346-354.

[63]　Dustin L B，Rice C M. Flying under the radar：the immunobiology of hepatitis C. Annu Rev Immunol，2007，25：71-99.

[64]　Feinstone S M，Hu D J，Major M E. Prospects for prophylactic and therapeutic vaccines against the hepatitis C viruses. Clin Infect Dis，2012，55(Suppl 1)：S25-32.

[65]　Houghton M，Abrignani S. Prospects for a vaccine against the hepatitis C virus. Nature，2005，436(7053)：961-966.

[66]　Vider-Shalit T，Raffaeli S，Louzoun Y. Virus-epitope vaccine design：informatic matching the HLA-I polymorphism to the virus genome. Mol Immunol，2007，44(6)：1253-1261.

[67]　An L L，Sette A. The multivalent minigene approach to vaccine development. Expert Opin Investig Drugs，1999，8(9)：1351-1357.

[68]　Neumann H，Blum H E，Chisari F V，et al. T cell response in hepatitis C virus infection. J Clin Virol，2005，32(2)：75-85.

[69]　Takaki A，Wiese M，Maertens G，et al. Cellular immune responses persist and humoral responses decrease two decades after recovery from a single-source outbreak of hepatitis C. Nat Med，2000，6(5)：578-582.

[70]　Urabni S，Uggeri J，Matsuura Y，et al. Identification of immunodominant hepatitis C virus (HCV) specific cytotoxic T-cell epitopes by stimulation with endogenously synthesized HCV antigens. Hepatology，2001，33(6)：1533-1543.

[71]　Litjens N H，Huisman M，Baan C C，et al. Hepatitis B vaccine-specific CD4[+] T cells can be detected and characterised at the single cell level：limited usefulness of dentritic cells as signal enhancers. J Immunol Methods，2008，330(1/2)：1-11.

[72]　闻玉梅.治疗性疫苗的研究进展.中华微生物学和免疫学杂志,1996,16(3)：155-158.

[73]　Gonzalez G，Crombet T，Lage A. Chronic vaccination with a therapeutic EGF-based cancer vaccine：a review of patients receiving long lasting treatment. Curr Cancer Drug Targets，2011，11(1)：103-110.

[74]　Smith-Garvin J E，Koretzky G A，Jordan M S. T cell activation. Annu Rev Immunol，2009，27：591-619.

[75]　Pilla L，Rivoltini L，Patuzzo R，et al. Multipeptide vaccination in cancer patients. Expert Opin Biol Ther，2009，9(8)：1043-1055.

[76]　Zhao L，Zhang M，Cong H. Advances in the study of HLA — restricted epitope vaccines. Hum Vaccin Immunother，2013，9(12)：2566-2577.

[77]　Fritsch E F，Rajasagi M，Ott P A，et al. HLA-binding properties of tumor neoepitopes in humans. Cancer Immunol Res，2014，2(6)：522-529.

[78]　成玉,薛付忠,季晓康,等.基于地理信息系统的中国人群 HLA-A、B 位点的空间遗传结构.山东大学学报(医学版),2008,46(5)：542-546.

[79]　Suhrbier A. Multi-epitope DNA vaccines. Immunol Cell Biol，1997，75(4)：402-408.

[80] Xue F Z, Wang J Z, Hu P, et al. Forecasting system on spatial coverage of cumulative phenotypic frequency of HLA clss I for designing HLA-based vaccines in china. Immunol J, 2005, (21): 136-141.

[81] Knutson K L, Schiffman K, Disis M L. Immunization with a HER-2/neu helper peptide vaccine generates HER-2/neu CD8 T-cell immunity in cancer patients. J Clin Invest, 2001, 107(4): 477-484.

[82] Wang S, Wu Y. The ever-growing peptide knowledge promotes the improvement of HLA class I peptide-binding prediction. Immunol Lett, 2013, 154(1-2): 49-53.

[83] Reche P A, Reinherz E L. PEPVAC: a web server for multi-epitope vaccine development based on the prediction of supertypic MHC ligand. Nucleic Acids Res, 2005, 33(Web Server issue): W138-142.

[84] Okuno K, Sugiura F, Itoh K, et al. Recent advances in active specific cancer vaccine treatment for colorectal cancer. Curr Pharm Biotechnol, 2013, 13(8): 1439-1445.

[85] Cerezo D, Pena M J, Mijares M, et al. Peptide vaccines for cancer therapy. Recent Pat Inflamm Allergy Drug Discov, 2015, 9(1): 38-45.

[86] Walter S, Weinschenk T, Reinhardt C, et al. Single-dose cyclophosphamide synergizes with immune responses to the renal cell cancer vaccine IMA901. Oncoimmunology, 2013, 2(1): e22246.

[87] Hughes H R, Crill W D, Davis B S, et al. A West Nile virus CD4 T cell epitope improves the immunogenicity of dengue virus serotype 2 vaccines. Virology, 2012, 424(2): 129-137.

第6章　人类基因组多样性与传染性疾病

6.1　传染性疾病的人类遗传学基础

6.1.1　传染性疾病与人类遗传学

人的传染性疾病是由病原体引起的、在人与人之间或人与其他物种之间相互传播的一类疾病。传染病一般具有传染源、传播途径和易感人群三个基本环节,其中易感人群是衡量人群对某种传染性病原体的易感程度或免疫水平的环节。人类遗传学是遗传学的一个分支学科,专门探讨人类的遗传和变异规律,其主要研究内容包括人类特征特性的遗传规律、遗传和变异的物质基础,以及如何控制和治疗人类遗传性疾病等问题。

传染性疾病同其他大多数疾病一样,其发生取决于病原体等环境因素与人的遗传结构之间的相互作用和平衡。随着人类基因组计划的实施,以及新技术和新方法的不断出现,人们对传染性疾病的认识不断深入,人的遗传结构在传染病的易感性、临床表型、治疗效果、预后乃至对接种疫苗后的免疫反应性中,均起到不同程度的作用。越来越多的易感基因和抗性基因位点的发现,也证明了人的遗传因素在传染性疾病防治中也有重要作用。人在受到几乎所有病毒、细菌、真菌或寄生虫的侵害时,其原发性感染的临床症状会呈现出巨大的差异,表现为从无症状到致命性感染。长期以来,人们认为这种表型差异在很大程度上是由人类宿主的生殖细胞系的遗传学特性所决定的,越来越多的证据也支持这一观点。人类遗传学为解释传染病临床表现差异性这一关键难题,提供了与其他学说互为补充的理论,指导了传染病的病理机制研究,以及诊断、临床治疗和预防。尤其是随着精准医学的不断发展,传染病的个体化诊疗也不断得到强调和重视。对人类遗传结构及其相应的表型效应的探索,将对传染性疾病的认识产生深远的影响。人类遗传学是传染病研究中一门不可缺少的学科。

6.1.2　人类遗传学研究的基本特点

人类遗传学的研究方式与普通动物遗传学、植物遗传学研究,在实验对象、实验环境和实验方案选择方面均有明显不同,主要表现为:① 人类个体之间遗传背景差异大,不能进行实验性婚配,也不能制造纯系和无性繁殖,因此不能获得基因型相同或相似的实验研究对象;② 人的生活环境具有多样性,难以排除环境因素对研究的影响;③ 人的世代周期长,后代个体数量少,常常难以满足统计需求。

基于上述特点,人类遗传学的主要研究方法包括:① 通过社会普查确定发病率和基因频率;② 运用系谱分析鉴定遗传方式;③ 染色体数目和结构分析;④ 基因和基因组分析,包括 DNA 分析、基因组作图、全基因组关联分析、高通量基因组测序等;⑤ 通过双生儿和领养儿童分析、判断遗传因素和环境因素对某种表型形成的作用大小;⑥ 通过表观遗传学分析可遗传的基因组修饰因素对基因表达和表型的影响,这一领域在近年来受到更多重视。这些方法至今仍然是对传染性疾病患者进行遗传学研究的主要方法。

6.1.3 传染性疾病的主要病因学说

传染病领域中一个关键的难题是,感染过程中个体之间在临床表型上存在显著的差异,目前有四种主要学说将这种临床变异性归因于不同的来源(图 6-1):① 微生物学说,即微生物本身的遗传学差异和变异。传染性疾病受可定性或定量的微生物变异影响,一些细菌可能携带抗生素抗性基因或特定的毒力基因,因而"相同"的传染病在某些个体中可能引起比其他个体更严重的临床表现;② 生态学说,传染病受环境变化(除了有关病原体以外)因素的影响,主要包括非微生物环境因素如空气温度、湿度、病原体以外其他微生物的变异性,以及动物中间宿主的可获得性;③ 免疫学说,传染病受获得性和适应性免疫(包括遗传和表观遗传因素)缺陷因素的影响,包括

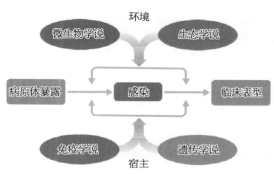

图 6-1 有关传染病临床表现差异的四大互补性的学说

被感染个体临床表现的个体间差异(从无症状到致死性感染)取决于微生物学、生态学、免疫学和遗传学四方面相互重叠的合力。

体细胞免疫变异性(适应和获得性免疫)理论、非遗传性宿主因素如年龄相关的免疫反应性差异,或个人疫苗接种状况等;④ 遗传学说,传染病受生殖细胞遗传结构差异的影响,主要是生殖细胞系遗传系统编码决定了内源性、先天性或适应性免疫系统。这四种理论是相辅相成的[1]。

传染病的人类遗传学旨在确定人类感染过程中个体间表型差异的遗传变异[2]。因此,传染病并非单纯的环境因素疾病,遗传因素在其中也起到重要作用。传染病的遗传学说并不排斥其他学说,事实上,遗传学理论并不能为传染病的个体间临床表型多样性提供完整的解释,也没有包含传染病发病所涉及的全部致病因素,而是在承认其他可能因素的同时,着重关注传染病的遗传机制。换句话说,传染病的遗传学说只是为传染病的发病机制提供宿主遗传特性方面的解释。遗传学与微生物学、生态学和免疫学的理论不仅互补,而且有相互重叠,从而形成了用多因素模型来解释个体和群体水平的传染病表型差异。例如,免疫学理论所指的体细胞免疫过程仍受遗传结构(生殖细胞系遗传)控

制,而遗传理论又是免疫学说中的一种生殖细胞系理论,生态学理论往往涉及固有或获得性的免疫反应,两者均与人体的遗传特性密切相关。

（1）主要学说的建立和发展

传染性疾病的病因学说在历史上经历了一系列不断发展的过程(图 6-2)[1-3]。不同学说聚焦和争论的问题主要源于 19 世纪中叶,当时全世界人口的出生预期寿命约为 20

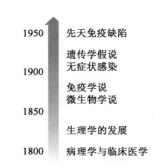

图 6-2　传染性疾病病理机制研究的历史进展(1800—1950)[1]

岁,其主要原因是儿童感染发热导致的大量死亡。由于 19 世纪早期生物学和病理学的发展,以拉瓦锡(A. Lavoisier)、马让迪(F. Magendie)和贝尔纳(C. Bernard)为代表的学者,反对以物理学和化学为基础的生命主义(vitalism),提出疾病是内源性因素所致的观点。巴斯德和科赫以令人信服的实验证据确定了微生物的作用,形成了传染病的病原微生物学说,提出传染病是外源性病因的观点,逐渐取代了疾病是由机体内在因素所致的观点,成为当时最突出的医学模式转变。进入 20 世纪后,以尼古拉(C. Nicolle)为代表的学者发现,几乎所有病原微生物引起的无症状感染比临床疾病普遍得多,提示感染性疾病的表型差异与内源性因素有关,但这些发现并未引起人们对传染病外源性学说的质疑。因为当时这种感染过程中的个体间临床差异,可以通过当时正在兴起的免疫学理论来解释,也就是巴斯德和埃利希(P. Ehrlich)提出的传染性疾病免疫学理论。支持免疫学理论的一个典型说法是,疫苗接种会影响病原体感染后的临床表现。尽管免疫学说能对成人感染的再激活和继发感染进行很好的解释,但难以解释儿童期初次感染后,个体之间的表型差异。因此,群体遗传学家和临床遗传学家提出了生殖细胞系遗传学理论(germline genetic theory),与其他学说互为补充。人类生殖细胞遗传变异学说为疾病发展提供了一个互补性解释,特别是对儿童原发性感染过程中导致的死亡。加罗德(A. Garrod)提出先天性免疫缺陷的概念(　～ 1930),这一概念随后在 1950 年代初由布鲁顿(O. Bruton)等人描述的首个原发性免疫缺陷(primary immunodeficiency,PID)和艾利森(A. Allison)等人描述的镰状细胞(sickle cell)性状对严重疟疾的抗性作用中得到首次证实。

以 8 种有代表性的先天免疫缺陷相关遗传性状为例,可简要阐明人类遗传学理论对儿童传染病的解释(图 6-3)。这些遗传性状包括基于群体水平研究发现的对重型疟疾的抗性(HbS 性状和 HBB 基因突变)、对常见间日疟原虫(*Plasmodium vivax*)感染的抗性(DARC 突变)、对人免疫缺陷病毒 1(HIV-1)感染的孟德尔单基因遗传抗性(CCR5 突变),以及与丙型肝炎病毒(HCV)清除相关的常见遗传变异(IL28B 多态性)。基于患者个体水平发现的免疫缺陷性状包括:原发性免疫缺陷和多重感染,如 X 连锁无丙种球蛋白血症(XLA)和原发性免疫缺陷;影响 Epstein-Barr(EB)病毒感染的孟德尔遗传易感性,如 X 连锁淋巴组织增生性疾病(XLP);影响分枝杆菌性疾病的孟德尔遗传易感性(MSMD)的性状,如 IFN-γ 基因多态性;以及影响单纯疱疹病毒 1(HSV-1)感染[单纯疱疹性脑炎（HSE）]的 TLR3 基因多态性。遗传学理论和技术的巨大进步，极大加速了对先天性免疫缺陷基因的发现。

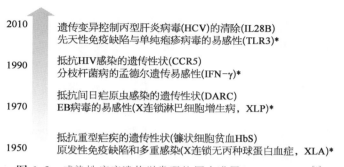

图 6-3 感染性疾病遗传学发现的历史进展（1950—2010）[1]
　　8 种与免疫反应缺陷有关的遗传病或性状，其中 4 种是基于群体研究的发现，另 4 种（有星号者）是基于患者个体水平的发现。

（2）微生物学说的萌芽（1798—1867）

自有人类历史记载以来，最大的健康危害问题是儿童发热导致的死亡。在过去的近 1 万年或更早的时期中，出生预期寿命在全球范围内不超过 25 岁，15 岁儿童死亡率大约是 50%，发热是当时最主要的原因。到法国大革命时期，由于"临床-病理"医学模式的兴起，医生才能从病理学角度对疾病进行较为准确的描述，但最初的描述并没有涉及发热和疾病是内源性还是外源性的问题。

在这一时期，由拉瓦锡、马让迪和贝尔纳为代表的学者发起了生理学革命，反对当时主要的疾病学说，支持包括发烧在内的疾病均是内源性的观点：生命有机体应遵守物理和化学规律；疾病不是一个独特的实体，而是生理学的变化；人和动物通过内部环境变化来抵抗外部环境变化。经过 50 年的努力，他们建立了现代病理学和临床医学，因而微生物学说在这一时期并未显露出主导作用。

（3）微生物学说的兴起和挑战（1868—1881）

巴斯德在 1867—1868 年建立了疾病的微生物学说，阐明了微生物、传染病、感染和疾病之间的因果关系，这一学说导致了医学模式上的巨大转变。巴斯德还提出"一种疾病、一种微生物、一种疫苗"，强调细菌与疾病的因果关系。到 19 世纪末期，随着微生物学说的不断发展，传染性疾病才逐渐被认可并作为一类相对独立的研究领域。传染性疾病的微生物学说，以德国病理学家亨勒（F. G. J. Henle）和细菌学家科赫（科赫是亨勒的学生，1905 年诺贝尔生理或医学奖获得者）在 1881 年共同提出的亨勒-科赫原理为代表。

亨勒-科赫原理认为，传染性疾病的病原体必须满足以下 4 个基本条件：① 病原体存在于所有的疾病患者中；② 能从患者身上分离到病原体，并能使其在培养基中生长；③ 接种病原体的可传代培养物，能导致易感生物（实验动物）患相同疾病；④ 能从患该病的实验动物中再次分离到相同的病原体[4]。由于暴露于病原体微生物是传染性疾病发生的必要条件,因此传统的观点常常把传染性疾病看作是一个完全由病原体单一环境因素引起的疾病。

　　然而传染性疾病中仍然有一些悬而未决的问题,其中最关键的问题是,在暴露或感染了相同病原体的人群中,不同个体之间在临床表现上有着极其显著的差异,患者与患者之间在病情严重程度和预后等方面存在明显差异。发生在巴斯德和达尔文家族中的传染性疾病状况就是两个典型的案例(图 6-4)[5]。疾病细菌学说创始人巴斯德有三个年幼的女儿,分别在 1859—1866 年间因"发烧"而夭折(图 6-4a)。几年后,他于 1870 年在家蚕中发现致病性细菌引起疾病,开创了疾病的微生物学说。通过回顾性分析,发现他的女儿们均死于传染性疾病。自然选择学说的创始人达尔文与妻子是表兄妹婚配,也有三个子女先后死于传染性疾病(图 6-4b)。这两个著名的家族是历史上罹患传染性疾病家庭的代表。直到近代,由于卫生状况的改善,以及疫苗和抗生素的发展,传染性疾病才得到明显控制。但在之前,通常病患家庭中至少有一半的子女会死于感染。

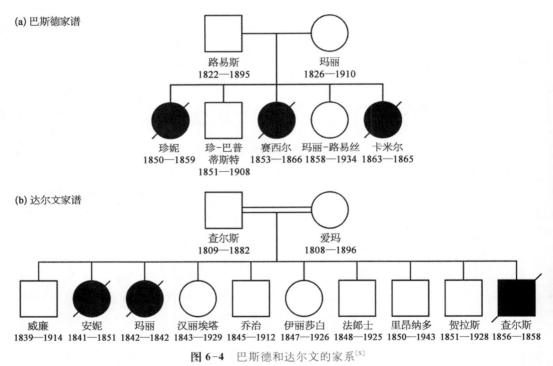

图 6-4　巴斯德和达尔文的家系[5]

　　(a) 巴斯德的传染性疾病家系;(b) 达尔文的传染性疾病家系。在相似的病原体感染条件下,家庭中子女的表型呈现差异,有的因感染而死亡,有的存活下来,提示遗传因素可能对疾病的易感性产生影响。

　　微生物疾病学说确定了感染性疾病的微生物因素,但是并不能回答为什么暴露于相同病原微生物环境的家庭成员,在临床表现上会有显著的异质性。就如巴斯德和达尔文的家系,尽管可能都暴露在至少一种致病病原体感染的情况下,家族中一些子女因感染而死亡,另一些子女却能幸存下来。这种现象很有可能是因感染而死亡的孩子携带有一种孟德尔遗传性状或某种形式的遗传因素，使他们容易受到感染。

巴斯德和达尔文家庭这两个代表性案例中，并非所有生病的孩子都死于感染，这表明存在其他与宿主特性相关的因素。此外，病原微生物学说难以解释为什么 100 多人感染流感病毒，但只有十多个人患上流感。还有，一些感染性疾病的"病原体"可以接种在生物体内，但常常不能导致被感染的生物体患病。麻风病也是一个典型的例子，有两种显著不同的临床亚型：少菌型仅有少量的色素减退性和皮肤病变，几乎难以发现细菌；而多菌型表现出大量皮肤缺损和很高的细菌载量。对于这些现象，微生物学说并没有解决个体之间临床症状差异的问题。由此产生一个关键性的问题：感染同一种病原体后，为什么能够产生多种不同临床亚型、表现出从完全无症状到重症等多种情况？

（4）免疫学说的建立和发展（1882—1919）

对感染过程中个体间临床表现差异性的第一种解释来自巴斯德在 1880—1882 年间的另一项突破性发现：通过使用减毒病原体预防接种，可控制禽类霍乱和绵羊炭疽病。这项工作奠定了传染病预防和免疫学说的基础。随后，针对人类狂犬病的疫苗接种也取得了成功。这一时期的观察发现，通过毒力较弱的病原体或数量较少的病原体免疫后，本来可能因同种病原体感染而死亡的个体能够幸存，这些强有力的证据形成了传染病免疫学理论的基础。

在巴斯德提出传染病的免疫学说之后，诺贝尔生理或医学奖获得者梅奇尼科夫（Elie Metchnikoff）发现了巨噬细胞介导的吞噬作用，提出了第一种免疫学细胞机制，诺贝尔生理或医学奖获得者埃尔利希（P. Ehrlich）发现了抗原特异性抗体应答，由此抗体应答成为主要的免疫模式，为研究免疫反应的特异性、多样性和记忆性，开拓了方向。此外，在抗体理论出现的同一时期，免疫学还有两项重大突破，一是肥达（F. Widal）建立了基于血清学的疾病诊断，即肥达试验（Widal test），利用已知伤寒和副伤寒沙门菌菌体的抗原，与被检测患者的血清，进行细菌凝集反应，通过抗原-抗体反应产生凝集现象来诊断。二是诺贝尔生理或医学奖获得者里歇（C. Richet）和贝林（E. von Behring）分别发现了免疫过敏反应和白喉的血清治疗，这些工作都为传染病的免疫学理论提供了有力的支持。

（5）传染性疾患者类遗传学理论的建立（1920—1949）

到 20 世纪初期，不断有报道发现在人群中同时存在有症状感染和无症状感染，由此推动了对传染病病程中表型多样性的研究，传染性疾病的遗传学假说逐渐涌现。英国人类遗传学家皮尔逊（K. Pearson）和加罗德等提出：宿主的生殖细胞系遗传背景决定其对任何特定病原微生物的易感性或抗性，明确指出宿主的遗传构成可决定传染病的易感性。首次为传染病的无症状感染这一难题提出了遗传学解释，但由于当时遗传流行病学研究设计策略的局限性，这一假说并未明确区分原发性和继发性感染，同期的遗传学家也认识到这一学说与免疫学理论之间并不具有较好的一致性。美国微生物学家和病理学家史密斯（T. Smith）指出：传染病流行过程中的幸存者"部分是由于其具有与其他疾病重叠的免疫学因素，部分是由于个体间的遗传差异"，指出了宿主遗传因素在传染病易感性中的重要作用，并提出免疫学与遗传学因素在疾病中的共同作用（图 6-5）[1]。

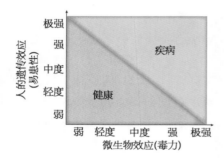

图 6-5　宿主遗传因素和环境微生物因素对传染病临床表现的影响

　　具有强遗传易感性（例如具有单基因变异）的个体，可能在用弱毒性微生物感染后发生疾病；然而，具有低水平遗传易感性的个体，仅在高水平病原体感染时才产生临床表现，这表明感染过程本身是受基因控制的。

　　20 世纪 30 年代后期，包括经典的结核病双胞胎分析等一系列研究取得重大进展，表明宿主遗传结构极大地影响了传染性疾病的易感性或抗性，这些为传染病的遗传学说提供了强有力的支持。然而，20 世纪 30～40 年代，抗生素的出现导致人类遗传学家将注意力集中到具有多重感染、复发感染和机会性感染的罕见儿童身上，此后的遗传学理论产生了分歧，出现了不同的流派。

　　（6）疾病与人类遗传学关联的不同学说的形成（1950—1995）

　　传染病的人类遗传学研究在 20 世纪 50 年代初进入现代分子和细胞时代，分别由群体遗传学和临床遗传学家为代表，在两个不同领域同时进行。1954 年，南非遗传学家艾利森（A. Allison）证明疟疾选择导致人镰状细胞贫血性状，提供了自然选择在人类中起作用的第一批分子证据。英国生物学家霍尔丹（J.B.S. Haldane）推测地中海贫血和疟疾自然选择之间可能存在联系。当时这些研究者都没有将人类血红蛋白（Hb）遗传变异视为疟疾发生的"原因"。相反，他们强调传染病是推动人类自然选择和遗传变异的主要力量，这与临床遗传学家提出的遗传因素是传染病易患因素的观点之间是矛盾的。

　　这一时期，传染病的人类遗传学研究从不同的方向开始，临床遗传学家描述了原发性免疫缺陷（PID），并将之定义为罕见的、孟德尔式遗传的、具有完全外显率、伴随早期多重感染、复发感染和机会感染的免疫异常。伴随着在原发性免疫缺陷研究领域取得的显著成就，免疫球蛋白 G（IgG）替代疗法、骨髓移植和基因治疗获得了迅猛发展，酶替代和细胞因子治疗也获得不同程度的成功。相比之下，在此期间传染病群体遗传学研究领域取得的代表性成果相对较少，并且与临床遗传学领域之间存在理论上的分歧，彼此之间基本没有交流。这种状况大约持续了近 50 年，直到 20 世纪 90 年代，一些新的发现和观点的出现才弥合了两者之间的鸿沟[1-3]。

　　（7）统一的传染病遗传学理论（1996—2012）

　　直到 20 世纪 90 年代中期，群体遗传学研究领域的主导模式还是传染病与多种常见遗传变异"相关联"，例如镰状细胞贫血性状具有对重症疟疾的抗性（多基因，一种疾病）。相反，临床遗传学领域的主要模式是罕见的孟德尔性状使机体对多重、复发性感染具有易感性（一种基因，多种感染）。群体遗传学和临床遗传学两个领域长期互无交流，直到个体中的单基因缺陷和群体中的主效基因作用被发现（一种基因，一种疾病）后，才消除了两者之间的分歧。这一时期研究最多的三种具单一感染倾向的原发性免疫缺陷是疣状表皮发育不良（易发生致瘤性人乳头状瘤病毒感染）、膜攻击补体缺陷（对奈瑟氏菌感染具有易感性）和 X 连锁淋巴组织增生性疾病（对 EB 病毒具易感性），这些研究工作作为此后一系列重要发现奠定了基础,包括发现了分枝杆菌病、肺炎球菌病、慢性皮肤黏膜念珠菌病和单纯疱疹性脑炎(HSE)等传染性疾病的易感性遗传机制。

值得注意的是,这一时期发现了一些成人常见传染病的主效基因,如利什曼病、血吸虫病和麻风病。这些主效基因对年轻人的影响比对老年人的影响更大,显示生殖细胞系遗传对易感性的影响,随着年龄增加而下降,但体细胞遗传变异随着年龄增加而逐渐在临床表现异质性中占主导地位。此外,在 20 世纪 70 年代,通过群体遗传学研究,发现了可抵抗病原体的孟德尔遗传性状,包括趋化因子(DARC)和与间日疟原虫感染相关的 Duffy 抗原受体,以及此后在 20 世纪 90 年代中期发现 CC 趋化因子受体 5(CCR5)变异对人类免疫缺陷病毒 1(HIV-1)的感染具有抵抗性[1-3]。

(8) 传染性疾患者类遗传学理论的主要支持证据

20 世纪 30 年代以来,流行病学证据表明,人类遗传因素在免疫缺陷和传染病易感性方面起着重要的作用。传染病遗传学说的支持证据,首先来自对罕见和常见感染性疾病中呈现的种族和家族性聚集现象的观察,甚至在一些家族中传染病呈现出孟德尔遗传模式(单基因遗传)[5]。其次是在对寄养子的研究中发现,父母死于传染性疾病的寄养子,其成人过早死于感染性疾病的风险明显增加,表明对感染性疾病的易感性在很大程度上是可遗传的,遗传因素在感染性疾病致死性中所起的作用,比在心血管疾病和肿瘤致死性中的作用还要明显[6]。最后,对双生子的研究发现,在同卵双生子中感染性疾病发生的一致性,比在异卵双生子中的明显地高,表明宿主遗传背景在传染性疾病易感性中起到重要作用。

到 20 世纪 50 年代初,随着科学和技术的进展,传染病性疾病的人类遗传学进入了分子和细胞时代,出现了一系列标志性和突破性的发现,其中包括布鲁顿无丙种球蛋白血症酪氨酸激酶(Bruton agammaglobulinemia tyrosine kinase,BTK)的基因突变导致罕见 X 连锁无丙种球蛋白血症(XLA)和成熟 B 细胞的缺乏,以及发现镰状细胞贫血(sickle cell trait)性状可对抗由恶性疟原虫(*Plasmodium falciparum*)引起的严重型恶性疟疾[1-3]。

总之,传染性疾病的人类遗传学理论,为阐明传染病的病理机制和临床表型差异提供了一套学说,与其他传染病学说互为补充。但其中仍有一些不清楚和需要不断完善的方面。例如传染病的多基因遗传方式仍不清楚,就"遗传机制"这一常规定义而言,还缺乏分子水平的详细描述。对多个微效基因的鉴定需要较大样本量的研究对象,尽管多个大规模样本的全基因组关联研究分析为传染性疾病提供了大量候选基因,但是,由于存在病原体等自然环境因素和人群种族多样性等遗传因素的差异,这些候选基因还有待进一步验证。

6.2　病原体、自然选择与基因组多样性

6.2.1　人类遗传多样性

人类遗传多样性是指人的不同种群之间以及人群内不同个体之间的遗传变异,主要是指编码遗传信息的基因组核酸(DNA 或 RNA)在组成和结构上的变异,因此,通常也

称基因组多样性,一般采用人群中的基因频率、基因型频率、杂合度、遗传距离等遗传学指标进行描述和衡量。

人类基因组多样性的主要来源包括环境饰变、遗传重组、基因突变、自然选择和遗传漂变。遗传多样性的表现形式表现在多个层次,在分子水平表现为核酸和蛋白质等大分子的多样性;在细胞水平表现为染色体结构和细胞结构的多样性;在个体水平表现为生理、代谢、发育及行为等差异。遗传多样性通过对不同层次生物性状的影响,使人群在进化中对环境产生不同的适应性,在一定程度上决定了人群的分布和数量的多样性,它是人类进化的主要内在因素。对人类基因组多样性的研究和利用是目前医学生物学的一个前沿领域,在传染性疾病领域主要表现在对病原体感染的遗传易感性和临床表型差异的研究、生物治疗靶点和基因工程药物筛选、疫苗研发和接种反应评估等多个方面。

6.2.2　自然选择

人类遗传学家一直致力于发现基因组中经历过自然选择作用的基因或区域,从而更多地了解人类和其他生物体的进化过程,获得相应基因组区域的功能信息。近几十年来,在自然选择对生物基因变异形成所起的作用上有两种主要观点。一是中性理论,认为绝大多数遗传变异都是中性的,并不影响生物的适合度,突变在人群中频率增高是由一些随机因素造成的,并不会为携带它们的个体提供选择优势。另一种是基于达尔文自然选择的理论,认为目前观察到的变异中有很大的比例会影响个体的适合度。尽管这两种观点目前都还需要更多基因组数据的支持,但后一种观点已较多被目前的基因组进化研究所借鉴。

目前多采用群体研究实例,来解释和描述因自然选择而产生的基因组变异;通过回顾性研究策略,及以 DNA 和 SNP 为主的分子检测方法,来调查选择对基因组产生的影响,从而获得重要的基因功能信息。例如,假设某种基因影响表型特征的适应性,即便对适应性只有很小影响,但通过漫长的自然选择(传染病流行、气候和海拔等)作用,该基因组区域也会留下较强的信号。因此,对人类基因组经历自然选择区域的鉴定,有助于发现遗传性疾病的致病基因、易感基因或抗性基因。

(1) 自然选择的类型

在人类基因组分子进化研究中,普遍将自然选择分为三种类型[7,8]。

负向选择(negative selection)。也称纯化选择(purifying selection),是指从群体中选择性去除有害的等位基因。这可能是作用于基因组最普遍的自然选择形式。在人类所有新发生的导致氨基酸改变的基因突变中,估计有 38%～75% 的受到中度或强度的负向选择。负向选择的主要结果是,当选择强度不足以完全消除群体中的有害变异(即弱的负选择)时,会出现基因组多样性局部减少和罕见等位基因增加的现象。

正向选择(positive selection)。也称定向选择或达尔文选择,这是指对新发生的或先前罕见的、能对群体生存有优势的突变进行的选择作用。如果一个有利的突变因为正向选择导致在群体中频率增加,那么相关的中性变异频率就会随之一起被拉动,也就是基因搭载(genetic hitchhiking)过程。由于消除了与所选等位基因无关联性的基因变异,导致选择性清除(select sweep),从而使所选位点周围的遗传多样性呈现整体降低。

平衡选择(balancing selection)。这是指两个或多个不同质量性状在群体中的比例能在若干世代中保持平衡的现象。这是一种有利于维持群体多样性的自然选择模式。平衡选择通过两个主要机制来保持遗传多态性:杂合优势(或超显性)和频率依赖选择(frequency dependent selection)。杂合优势是指特定基因座上的杂合个体比纯合子更具有适合度,在特定环境中具有生存优势。例如镰状细胞贫血突变杂合子具有抵抗疟疾的特性,同时贫血症状较轻,因而具有生存优势;而纯合子因贫血症状较重,缺乏生存优势。频率依赖选择是指人群中某个基因表型的遗传率和适应性取决于该基因在人群中的频率。例如,负向频率依赖选择中,给定表型在人群中的频率越高,则该基因表型的适应性和遗传率越低;而在正向频率依赖选择中,人群中高频率的表型,其基因型遗传率高。总的来说,平衡选择将导致大量中频率的基因变异,导致人群中多样性水平的提高。

(2) 自然选择的检测和统计检验方法

① 检测方法和技术。自然选择常常导致人群中特定基因频率的增加或减少,这个过程可在相应基因座位(自然选择的分子标记)上产生异常的遗传多样性模式。通过分析适当对照人群的基因组,能够检测到所选基因位点的自然选择效应。群体遗传学策略和全基因组扫描是最常用的自然选择信号检测方法。早期的全基因组扫描主要依赖于SNP 基因分型芯片技术,但芯片技术中 SNP 的非随机选择性,可产生对遗传多样性和中性变异的测量偏差,而且样本量大小对结果分析具有显著影响。目前第二代 DNA 测序技术(NGS)能够生成更为全面和完整的全基因组序列数据集,它们不会受到上述已知检测偏差的影响。此外,序列数据可以用复杂的选择模式和连锁不平衡区块(LD block)来检测和分析受到自然选择的基因座,例如与镰状细胞贫血相关的血红蛋白 β 基因(HBB)。

② 统计检验方法。在 DNA 水平,越来越多的证据支持自然选择进化理论,随着群体遗传学理论、大规模群体样本研究和基因组数据的积累,在 DNA 水平上进行自然选择作用检验的理论和方法不断得以完善。这些统计方法大多基于中性检验(neutrality test),即以中性假说为零假设,采用统计学方法分析基因组 DNA 数据,检验自然选择的存在[9]。这些方法统称为中性检验,主要包括两大类:一是基于种内多态性的中性检验,Tajima's D 检验、Fu 和 Li 检验、Fay 和 Wu 的 H 检验是主要代表;二是基于种间差异数据的中性检验,以 McDonald 和 Kreitman 检验(MK 检验)、Hudson-Kreitman-Aquadé检验(HKA 检验)和 Ka vs. Ks 检验(Z 检验)为代表。

(3) 病原体驱动的自然选择与人类基因组多样性

古代病原微生物与人类之间的相互作用如同"军备竞赛",在经历长期进化和适应过程后,显著影响了现代人群中遗传变异性的形成和特征,这对医学基因组学领域具有重要的意义。人类历史发展过程中,人群迁徙到世界各地,遇到不同的病原体,自然选择使宿主和病原体中那些利于适应新生态系统的等位基因占据优势。这种变化至今仍然影响着人类传染病、自身免疫和代谢疾病的易感性，并呈现出明显的地理和人群差异。

在最近的人类进化史上，传染性病原体可以说是对人类群体作用力最强的自然选择力量，人口迁移、人口密度增加、与传统驯化动物（如狗、牛、羊、猪和家禽）和人类居住区野生动物（例如啮齿类动物和麻雀）接触等过程中，人类不断受到不同传染性疾病的侵袭。传染病和流行病一直伴随着人类历史的进程，并成为死亡的主要原因之一。即使在今天，卫生状况和医学研究取得了显著进展，仍有约 15％的死亡是由感染造成的。感染性疾病是强有力的自然选择性因素，这一假说很早以前就形成了，但是直到获得大规模的遗传数据和新的分子进化研究方法后，才得以更有效地评估传染性病原体是如何影响人类遗传多样性的。事实上，在人类进化过程中，作为选择性压力的各种环境因素中，病原体负荷的影响最大。与现代人类有长期关系的病原体，包括引起疟疾、天花、霍乱、结核病和麻风病的病原体，其选择作用最为明显。

病原体选择压力使一些人类基因座上出现了相应的选择标记。其中最典型的范例是病原体对主要组织相容性复合体（MHC）多样性的影响。此外，发现的这些遗传标记主要涉及机体免疫防御和免疫应答的基因，但也包括一些不直接参与免疫应答的基因。传染性疾病通过死亡或生存优势，产生不同类型的选择压力，从而决定人类宿主基因组中得以保留的遗传变异特征。反过来，宿主的遗传学特征性显著影响个体对传染性疾病的易感性和抗性，影响病原体对人体的侵袭和繁殖。现代医学从根本上减少了人群对各种病原体的接触。在发达国家，通过接种疫苗、改善营养和公共健康，已经消除了过去常见的传染性疾病，但常见的免疫系统疾病仍有部分是与对抗病原微生物的进化适应性相关的。因此，了解宿主-病原体的相互作用，不仅有利于推动对传染性疾病的认识和防治，同时也将会促进免疫系统疾病新疗法的发展。随着高通量基因分型和基因组测序技术、不同人群群体遗传学数据的获得，以及功能基因组学和实验动物学等技术和学科的发展，有望能阐明病原体与人类宿主之间的进化关系，鉴定控制传染性疾病易感性的遗传决定因素，并将其转化为新的治疗策略。

6.2.3　病原体驱动自然选择的基因组多样性标记[7,8,10-18]

（1）正向选择的基因标记

正向选择增加适于机体生存和繁殖的遗传变异频率。例如，Duffy 抗原基因 DARC（也称 FY）编码间日疟原虫进入红细胞所需的受体，其基因突变可造成受体表达的抑制，产生对间日疟的抗性，从而具有生存优势。经过长期的疟疾选择压力，该基因突变频率在非洲撒哈拉地区人群中达到固定（fixation）状态。此外，HBB、葡萄糖-6-磷酸脱氢酶（G6PD）和 CD36 基因突变可分别改变红细胞中血红蛋白、脱氢酶和表面受体的结构或表达，从而对疟疾产生抗性。分子流行病学是证据也表明，这些红细胞基因突变在疟疾历史流行区人群中有很高的基因频率[15]。

（2）平衡选择的基因标记

平衡选择有利于群体保持高水平的基因多态性，最典型的例子是病原体驱动的主要组织相容性复合体（MHC）多态性。MHC 多态性与局部地区的病原体多样性相关，它使机体对广谱的病原体具有抗性。人的 MHC 称为人类白细胞抗原（HLA），它与传染性疾病的关联性，无论在强度和广度上都超过人类基因组中的任何其他区域。较多的研究进展表明，HLA 与众多传染性疾病的易感性关联，包括艾滋病（AIDS）、麻风病、利什曼病、乙型肝炎、丙型肝炎和人乳头状瘤病毒 HPV 感染、自身免疫性疾病，并与肿瘤和神经等多系统疾病的病因机制紧密关联。

（3）负向选择的分子标记

负向选择倾向于消除人群中的有害基因变异。典型的例子是历史上生活在恒河三角洲的人群，在致病性霍乱弧菌爆发流行时，O 型血个体死于重型霍乱的风险较高，使其处于强烈的生育繁殖劣势之中。目前，该地区人群中 O 型血的频率最低，符合负向选择效应的特征。

受负向选择作用的基因，一般都是宿主防御机制中的必需基因，因此这些基因的变异常通常导致严重的疾病。已有证据表明，人体的病原微生物传感器，例如体内转运分子 TLRs 和 NLRs，衔接分子如 MYD88 和 TRIF，以及效应分子如 I 型干扰素（IFN）和 IFN-γ 等，均在进化过程中受到强有力的负向选择，展现了这些基因及其参与机制的重要特性。因此，TLR3、TRIF、MYD88、STAT1、TRAF3 和 IFN-γ 信号通路中，这些高度进化保守基因的罕见基因突变常与威胁生命的疾病相关。如 HSV-1 脑炎、化脓性细菌感染和分枝杆菌病的孟德尔遗传易感性。更普遍的是，一项最近的全基因组关联研究表明，与其他基因相比，先天性免疫基因在进化中受到更强的负向选择，其中，呈现常染色体显性遗传方式的原发性免疫缺陷基因受到最强烈的负向选择[19]。这些发现提示我们，受负向选择的基因在宿主的生存中具有重要的生物学意义，因此这类基因在研究中应予以优先考虑，以便鉴定严重传染性疾病新的遗传病因。

6.2.4 病原体驱动遗传多样性的有益效应

宿主-病原体相互作用的动力学，例如暴露时间的长短、地理传播条件、发病率和死亡率，以及其他共存的环境因素等，影响着现代人群中与抵抗病原体关联的遗传结构。病原体驱动的自然选择，常常使有利于机体生存的性状和相应的基因型保存下来。这些具有多态性的等位基因在特定的人群和环境中，对病原体的感染具有抗性。Toll 样受体 5（TLR5）的基因变异可改变病原体的受体蛋白，使细胞对细菌鞭毛蛋白应答的核因子-κB（NF-κB）信号显著降低，对某些细菌感染具有保护作用。载脂蛋白 L1（APOL1）的基因变异体在非洲裔美国人中，对锥形虫引起的感染性肾脏疾病具有抵抗性。细胞表面受体基因 CCR5 中 32 碱基的缺失（称为 CCR5Δ32）是最为明确的具有 HIV 抵抗性的基因变异，它能阻止该受体在 T 细胞上的表达，纯合子个体对 HIV 感染具有完全免疫性。此外，CCR5Δ32 在欧洲人群中还与抵抗鼠疫杆菌感染相关[7]。

6.2.5　病原体驱动自然选择导致有害效应

环境因素可能会随着时间推移而变化,一些源于我们祖先的遗传变异在过去的自然选择条件下利于群体对环境的适应和生存,但在现代社会中可能会是有害的,能增加炎症或自身免疫病的发病风险。例如对麸质食品缺乏耐受性所导致的乳糜泻病(一种自身免疫性疾病,又称麦胶性肠病),其患病率在人群中差别很大。欧洲人中乳糜泻病风险等位基因(如IL12A、IL18RAP 和 SH2B3)的高频率来自历史上的正向选择事件。对 SH2B3 风险等位基因的功能研究表明,这种有害的遗传变异在过去是受到正向选择的,因为它赋予机体显著的抗感染保护作用[20]。然而,与许多免疫基因一样,由于 SH2B3 具有多效性质,例如调节血小板和内皮细胞的结构组成和发育,使这一等位基因在过去通过形成一系列有益的表型,而使人群具有更高的生存繁殖能力,但在目前却增加了炎症或自身免疫性疾病的患病风险。乳糜泻病这一典型例子,显示了病原驱动自然选择从过去的有益选择到现在的不良适应性之间的转变,突出了群体遗传学在阐明病理性炎症机制及人群异质性成因中起到的关键作用。

6.3　传染性疾病的遗传易感性

6.3.1　传染性疾病的遗传易感性机制和模式

传染性疾病的遗传易感性(susceptibility)或抵抗性(resistance)指由宿主(人)的遗传特性决定的易于患传染性疾病或对病原体感染有抵抗性的倾向性,以及患病后感染性疾病的发展及预后的差别。

根据所发现基因的遗传模式,传染病的易感性遗传模式被分为单基因模式(孟德尔遗传)或多基因遗传模式。罕见的先天性免疫缺陷伴随多重感染,也就是通常所说的原发性免疫缺陷(PID),其缺陷基因多遵循单基因的孟德尔遗传模式。而对于疟疾等常见传染性疾病,普遍认为其遗传易感性涉及多个基因,其中每一个基因都具有微效作用(modest effect)。但事实上,在许多传染性疾病易感性的遗传模式中,单基因模式和多基因模式之间的界限变得难以区分,表现为罕见病感染个体的孟德尔遗传易感性(一种基因,多种感染)与常见感染人群的复杂遗传易感性(一种感染,多种基因)之间的区别是模糊的[1,3]。罕见的原发性免疫缺陷导致对传染病的易感性,是通过健康个体对单一类型感染的易感性来体现的(一种基因,一种感染)。此外,对致命性病原体的抗性常常是单基因遗传模式,但在群体中可存在多个这样的基因。而多基因遗传模式的易感性可能反映的是占主导地位的单个基因的影响,该基因通常称为主效基因(major gene)。在传染病的遗传学理论中,易感性的基本机制可以归纳为 4 种(表 6-1)。

表 6-1　传染病遗传易感性的 4 种机制[21]

机　　制	描　　述	范　　例
多重感染的孟德尔遗传	一个基因,完全外显率,多重感染	X 连锁无丙种球蛋白血症: 布鲁顿氏酪氨酸激酶基因突变→未成熟的 B 淋巴细胞→多种细菌感染

（续表）

机　制	描　述	范　例
单一感染的孟德尔遗传	一个基因，完全外显率，一个感染	单纯疱疹性脑炎：常染色体隐性 UNC93B 缺陷→中枢神经系统（CNS）对 HSV1 的识别受损→干扰素生成受损→病毒在 CNS 复制
单一感染的主效基因／抗性	一个主要基因，高外显率，一个感染	间日疟原虫引起的疟疾：DARC 基因启动子中的突变→缺乏间日疟原虫的 DARC 共同受体→间日疟原虫不能进入红细胞（抗性）
单一或多种感染的多基因遗传	多个基因，低外显率，一种或多种感染	HLA 关联的感染

（1）多重感染的孟德尔遗传易感性

单个基因的突变导致对多重感染的易感性，这为原发性免疫缺陷病的研究提供了传染病遗传易感性最强的支持证据。目前共发现 150 余种罕见的、遵循单基因孟德尔遗传模式的基因突变，可导致原发性免疫缺陷病。这些突变通过各种途径影响人体的免疫反应，通常都是影响造血细胞。典型的原发性免疫缺陷病有重症先天性中性粒细胞减少症（SCN）导致多核白细胞减少、X 连锁无丙种球蛋白血症（XLA）导致 B 细胞减少、重症联合免疫缺陷（SCID）引起 T 细胞缺乏。XLA 是由 BTK 基因突变引起的，该基因在骨髓中 B 细胞成熟中起着重要的作用。当发生突变时，未成熟的 B 淋巴细胞不能发育成功能性 B 细胞，从而使男性的生命早期阶段对多种细菌感染具有易感性。患有重症先天性中性粒细胞减少症和 X 连锁无丙种球蛋白血症的儿童，常常患有多种胞外病原体的多重感染，重症联合免疫缺陷患儿在 1 岁以内常患有病毒、细菌、真菌和寄生虫引起的复合感染。这几种原发性免疫缺陷病清晰地展现了多重感染性疾病易感性的单基因遗传模式。

（2）单种感染的孟德尔遗传易感性和抗性

一种基因突变导致对一种感染的易感性。并非所有原发性免疫缺陷病都会造成多重感染或复发性感染，一些遵循单基因孟德尔遗传方式的易感基因缺陷仅对单一的病原体易感（表 6-2），如单纯疱疹性脑炎（HSE）。单纯疱疹病毒-1（HSV1）感染约 80% 的人群，但只有一小部分会发生单纯疱疹性脑炎，这是西方国家中最常见的散发性脑炎形式。患者群具有常染色体隐性的 UNC93B 缺陷和常染色体显性遗传的 TLR3 缺乏，削弱了机体中枢神经系统识别 HSV-1 双链 RNA（dsRNA）中间产物的能力，导致干扰素产生受损，并引起病毒复制和神经细胞死亡，显著增加了 HSV-1 引起的脑炎风险。而机体的其他细胞类型有着不依赖 TLR3 的机制，从而可控制 HSV-1 的感染和复制。此外，补体 C5-C9 的基因缺陷呈现出对侵袭性脑炎的选择性易感，SAP 和 XIAP 基因缺陷可导致致命性的 EB 病毒感染。

表 6-2 对单一病原体感染具有孟德尔遗传易感性的基因缺陷[5]

病原体	临床表型	免疫学表型	基因
奈瑟氏菌	侵袭性脑膜炎	膜攻击复合体（MAC）缺乏	补体 C5，C6，C7，C8A，C8B，C8G，C9
分枝杆菌	侵袭性脑膜炎	备解素缺乏	备解素 P 因子补体 PFC
	呈现孟德尔遗传的分枝杆菌病（MSMD）	IL-12／IL-23 和 IFN-γ 缺乏	IFNGR1，IFNGR2，STAT 1，NEMO，IL12B，
	播散性结核		IL12RB1
肺炎链球菌	侵袭性肺炎	IRAK4 和 MyD88 缺乏	IRAK4，MYD88
EBV	X-连锁淋巴增殖病	SAP 和 XIAP 缺乏	SAP，XIAP
HPV	疣状表皮发育不良（EV）	EVER1／EVER2 缺乏	EVER1，EVER2
HSV-1	单纯疱疹病毒性脑炎	抗病毒干扰素减少	UNC93B，TLR3
伊氏锥虫	发热性发作	缺乏溶锥虫活性	APOL1

在多数感染性疾病研究中，对病原体的抗性通常是指人体对毒力较强的、通常可引起致命性的病原体感染具备抵抗性的表型特性。目前普遍认可的抗性中，有四种具有单基因孟德尔遗传模式的基因突变所致性状，可导致病原体入侵所需受体缺乏，使携带突变等位基因的个体对特定的感染性疾病具有抵抗性（表 6-3）。反之，携带有野生型／正常等位基因的个体对特定的病原体具有明显的易感性。

表 6-3 对病原体感染具有孟德尔（单基因）遗传模式的抗性基因[5]

病原体	临床表型	免疫学表型	抗性基因
间日疟原虫	自然抗性	缺乏病原体的共同受体	DARC
人类免疫缺陷病毒（HIV-1）	自然抗性	缺乏病原体的共同受体	CCR5
诺如病毒（norovirus）	自然抗性	缺乏病原体的共同受体	FUT2
细小病毒（parvovirus）	自然抗性	缺乏病原体的共同受体	？

DARC 基因突变抵抗间日疟，呈常染色体隐性遗传模式。DARC 基因启动子区 GATA-1 结合位点的单核苷酸突变，选择性地抑制红系细胞 DARC 的基因转录，使 Duffy 血型基团减少，导致红细胞上间日疟入侵所需的受体减少，从而抵抗间日疟的感染。

CCR5 基因突变抵抗 HIV-1，呈常染色体隐性遗传模式。CCR5 和 CD4 是 HIV-1 感染 CD4⁺ T 细胞的共同作用受体，携带缺失 32 个碱基对的 CCR5 基因（CCR5Δ32）突变纯合子，对具有 CCR5 趋向的 HIV-1 感染具有强抵抗性。CCR5Δ32 在欧洲中部和西部人群中约有 10％的基因频率，群体遗传学分析提示，该基因存在正向选择，对 HIV-1

具有抵抗性。但同时也发现 CCR5Δ32 与西尼罗病毒感染有关联性,呈现负性选择,表明这一等位基因对感染的抵抗性或易感性可能取决于个体所处的病原微生物环境。

FUT2 基因突变抵抗诺如病毒。基因突变导致 FUT2 蛋白调控 ABH 组织血型抗原表达的能力下降,上皮细胞和黏膜分泌中的 ABH 抗原减少,使诺如病毒侵入上皮细胞的受体减少,实验条件下和自然感染状态下均能完全抵抗病毒的感染。

红细胞 P 抗原表型抵抗细小病毒 B19。具有 P 表型的个体因缺乏病毒感染红细胞所需的受体,可抵抗由细胞病毒引起的儿童传染性红斑和重型的急性幼红细胞减少性贫血。

一般认为具有单基因孟德尔遗传模式的传染病抗性基因,在进化中受到环境的正向选择压力,例如具有抗间日疟性状的 DARC 基因突变未在欧洲人群中发现,但在间日疟流行的非洲人群中基因频率高达 80％以上。但在一些具有 DARC 突变的人群中,仍然发现有间日疟的传播,可能是由于间日疟原虫的毒力特性增强,以及红细胞存在 DARC 以外的其他间日疟原虫作用受体。

6.3.2   主效基因

主效基因是指只有一个突变基因引起相应的疾病,但其他基因或环境因素可能影响该基因的表达。主效基因的概念源于临床遗传学家常用某个基因的效应去描述某个疾病的主要特征,多用于解释人群中的外显率差异。外显率是携带特定等位基因并且表达相应性状的个体的频率。对于某种疾病的突变,其外显率可能是不完全的,这意味着只有一部分具有特定等位基因的人,才表现出相应的疾病。与孟德尔遗传模式有所不同,主效基因由于易受其他基因和环境因素的影响,常表现出不完全外显率。主效基因可能具有群体特异性,在不同的民族、年龄、迁移人群中有所不同,在传染性疾病中可能决定某个免疫学表型或临床表型。

鉴定主效基因的方法主要采用群体遗传学方法、利用不同的多态性遗传标记及基因组关联分析法。首个传染性疾病中被鉴定出的主效基因是由 β 珠蛋白基因 HBB 突变引起的异常血红蛋白 S(HbS),其纯合子会引起严重的疾病,但杂合子可抵抗恶性疟原虫感染引起的重型疟疾,突变杂合子与突变纯合子和野生型纯合子相比,具有明显的选择优势。与 HbS 不同,异常血红蛋白 C(HbC)在西非地区对恶性疟原虫感染的抵抗性呈现隐性遗传模式。麻风是迄今应用定位克隆方法发现主效基因的成功范例,其临床表现型由 PARK2、PACRG 和 LTA 等多个主效易感基因决定。与此类似,一些红细胞疾病的基因变异,对由恶性疟原虫感染引起的疟疾具有抵抗性,其性状的遗传方式被认为是主效基因模式,而非完全的孟德尔遗传模式。有学者认为 DARC 抵抗间日疟原虫感染的遗传方式也属于主效基因遗传机制。

6.3.3   多基因遗传易感性

多基因遗传是指表型来自多个基因座的综合效应。根据影响疾病的基因数量和作用强度,多基因遗传易感性分为寡基因性(oligogenicity)和多基因性(polygenicity)。前者指易感性由两个或少量几个主要的基因控制,其他基因的作用较小;后者指表型由数量较多的基因效应组成,疾病的发生不依赖主要的基因,而是取决于多个基因位点,每个基因位点具有微效作用。

　　麻风病不仅是首个易感基因被定位克隆的常见传染性疾病,而且还是首个传染性疾病寡基因易感性作用的范例,在群体水平上,PARK2、PACRG 和 LTA 三个主效基因共同决定了该病的遗传易感性。尽管易感性的寡基因性和多基因性均可出现在个体水平,但通常的情况是多基因性出现在群体水平。然而,由于存在遗传或表型的异质性,在群体水平表现出的多基因性并不一定说明在个体水平也具有多基因性,不同基因在群体中的不同个体中可表现为主效基因。由于多基因遗传中有基因数量多、基因效应微小、存在多个基因的累加效应等特点,对易感性基因的鉴定需要较大的样本量,从而使相应的分析策略在人群中较难实施,同样的分析策略在不同人群中往往得到不同的结果。因此,目前传染性疾病多基因易感性的直接证据较多来自实验动物模型,例如夏氏疟原虫(*Plasmodium chabaudi*),该疟原虫在实验室较易通过斯氏按蚊(*Anopheles stephensi*)进行繁殖和传播。感染小鼠的动物模型验证了抗疟疾感染基因,但在人群中还缺乏类似的直接证据。尽管已经报道了 HLA-DR、NRAMP1 和 IL12RB1 等基因的位点与结核感染有关联性,但尚不能确定这些基因对特定表型的作用,是通过单独作用还是通过基因的累加作用来实现的。而且在个体水平上,对传染性疾病易感性的多基因效应和机制还知之甚少。随着群体研究样本量的增多,以及更高密度、高通量 SNP 位点和基因变异检测技术的发展,这一瓶颈有望得以突破。例如 HBB 基因在此前的分子流行病学调查中,仅表现为疟疾患者中的微效基因,但通过高密度的全基因组关联分析,发现 HBB 与重型疟疾感染的抗性具有强关联性。

6.3.4　传染病易感性的遗传连续性模式

(1) 遗传连续性模式

　　造成传染性疾病个体间临床差异的原因中,上述四种遗传机制起到主要作用,但并不意味着根据这些遗传机制把传染性疾病划分成四个独立的类别。实际上,不同的传染病在遗传机制上是相互重叠和具有连续性的,相同的传染病可以是两种或三种遗传机制的组合。例如,一般认为结核病遗传易感性是纯粹的多基因遗传,但仍有一些患者对单一感染的易感性呈现出单基因遗传方式,而另一些患者对结核的易感性,呈现主效基因模式。这表明传染病之间的遗传易感性差异不是独立和离散的,而具有一定程度的连续性[5,21],这种遗传连续性模式如图 6-6 所示。根据对遗传易感性有累加效应的基因数量、每个基因作用的边缘效应,以及个体易受感染的病原体数量,可以分为不同的情况:当涉及一个基因或一个主效基因时,外显率很高;相反,当涉及多个基因时,每个基因对整体表型的影响有限,外显率较低。这里以 6 个感染性疾病的遗传易感性为代表:① 与重症联合免疫缺陷(SCID)相关的感染,具有完全外显基因导致机体对多种病原体具易感性;

② 单纯疱疹病毒性脑炎(HSE),具有高外显率的单个基因使机体对单一病原体感染具有
易感性;③ 间日疟原虫引起的疟疾,具有高外显率的单个基因,使机体对单个感染性病原
体具抗性;④ 由恶性疟原虫引起的严重疟疾,HbS 和其他少量基因使机体对疟疾感染具
抗性;⑤ 麻风病,少量具有中等外显率的基因使机体对单一病原体的感染具易感性;
⑥ HLA 等位基因发挥作用的疾病,HLA 相关感染涉及较多等位基因。

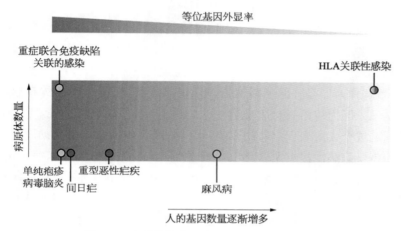

图 6-6 人类传染病的连续性遗传模式示意图
　　有发病风险的病原体数量与发挥作用的人的基因数量相互作用,使不同的疾病呈
现不同的外显率,随着涉及基因数量增多,外显率逐渐减小。

(2) 遗传病和传染性疾病在遗传易感性模式上的差异

　　首先,疾病在传统意义上受遗传因素和环境因素的影响,在不同疾病中这两种因素
所占比例不同,图 6-7 反映了遗传和环境因素的作用模式[22]。在这种模式下,疾病被大
致划分为 4 个类别,形成一个有相对界限的遗传连续性模式,一些疾病比另一些疾病更
具有遗传性。传染病在此传统模式中一般属于"基本由环境因素决定"(第 4 类)的疾病,
随着对遗传因素作用的不断认知,目前也有较多观点倾向于传染病与肿瘤和心血管疾病
有较多的相似性,属于"环境因素和遗传因素共同作用"(第 3 类)疾病。而在传染性疾病
中,如前所述,遗传易感性呈现连续性模式(图 6-6),不同疾病之间并无显著界限和区别,

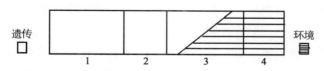

图 6-7 遗传因素和环境因素在疾病发生中的作用图解
　　根据疾病发生中遗传因素和环境因素所起作用的大小,可以把疾病分为
4 个基本类型:1. 完全由遗传因素决定,如染色体病等;2. 基本由遗传因素决
定,但需要一定环境诱因,如 G6PD 缺陷所导致的蚕豆病,只有摄入蚕豆或某
些药物才诱发溶血贫血;3. 遗传因素和环境因素共同决定,如哮喘和消化性
溃疡等多基因疾病;4. 基本由环境因素决定,如外伤和某些烈性传染病。
前三类疾病均有一定遗传基础,属于遗传病。

基因外显率呈现连续性。需要注意的是,外显率较低的疾病并非等同于遗传因素影响较小的疾病。事实上,多基因遗传因素的遗传度可能并不比单基因遗传的小,只不过是引起疾病的方式有所差异。此外,遗传病的遗传连续性模式难以区分同种疾病中不同的致病机制,而这在传染性疾病中是可以区分的。例如结核的易感性可以区分出至少 3 种不同的遗传机制:单基因遗传、主效基因和多基因遗传。

(3) 遗传连续性模式在传染病中的医学生物学意义

遗传连续性模式对阐明传染病的病因机制和临床表型差异具有重要意义,是对传染病发病机理的重要认识。首先,它从基因的角度为传染病的个体间临床表现异质性提供了统一的解释。采用这一模式,每种传染病都能提供一种或多种遗传易感性机制的实例,可以很好地解释为什么一部分感染个体表现出症状,而另一些个体在感染后无明显症状。细菌学说只能为传染病患者提供一个病因解释,即病原体感染,并没有考虑无症状携带者的问题或个人所表现症状的变化,难以解释个体间临床变异的现象。而遗传连续性模式能为传染病病因提供两种相互关联的因素,即病原体因素和宿主遗传因素,从群体水平和个体水平,为传染病发生提供了合理解释。在群体水平,它可以对给定传染病对应的遗传易感性机制进行常规性描述。例如,群体中一些个体因为具有结核分枝杆菌易感性的单基因或主效基因效应,从而发展成肺结核。在个体水平,理论上用以这一模式可以阐明患者个体在不同情况下发展为肺结核的不同机制。

6.3.5　常见传染性疾病的遗传易感性

传染性疾病是人类自然选择的主要驱动力之一,其影响可以在人类基因组中观察到。反之,这些受疾病选择的基因组位点几乎对一种或多种传染性疾病的易感性和抗性产生影响。最常见的例子是 β 血红蛋白基因(HBB)的 HbS 等位基因对恶性疟疾感染的抗性;与此类类似,Duffy 抗趋化因子受体(DARC)的两个无效突变对间日疟原虫感染具有抗性。CCR5Δ32 突变对 HIV-1 感染的抗性。

与其他医学领域相似,基因组学理论和发展促进了传染性疾病易感性相关基因位点筛选和鉴定。自 2007 年以来,全基因组关联研究(GWAS)已被广泛应用于鉴定影响复杂疾病或性状的遗传因素[23]。目前,已经应用全基因组关联研究完成了超过 2 800 组疾病研究。尽管在传染病研究领域,全基因组关联研究的应用还仍然有限,只有少量研究调查了感染性疾病易感性、治疗反应性或预防感染相关联的基因位点[20]。但通过发现与天然免疫和适应性免疫应答关联的基因座位,以及感染性疾病风险因子,全基因组关联研究仍然鉴定出一些与人类常见病原体易感性、感染清除或病理进展有关的基因变异(图 6-8,表 6-4)[24-33]。这些位点较多定位在 HLA 区域,但还有约 1/3 的位点定位到功能未知的基因组区域。目前用全基因组关联研究发现的基因位点仅能解释约 20% 疾病的易感性,这一局限性有望通过高通量新一代测序技术、更大规模样本量调查和基因组数据集的获取和分析等方法的发展得以不断克服。

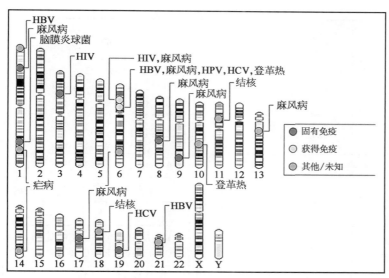

图 6-8 通过全基因组关联分析发现的病原体易感性相关基因位点在染色体上的作图[26]

表 6-4 全基因组关联研究发现的与感染性疾病易感性显著关联的基因[24]

病原体或疾病	发现时间（年）	研究人群	关联基因座位	性状描述
HIV	2009	欧洲	HCP5，HLA-B，HLA-C	HIV
	2010	欧洲、非洲	HLA－C，MICA，HLA－B，PSORS1C3	HIV 病毒载量
	2015	欧洲、非洲	UGT1A，UGT1As，MROH2A	多种 HIV 临床表型
	2015	欧洲、澳大利亚	MICA，CCRL2，HLA－B，HLA-C	HIV 病毒载量
HBV	2009	亚洲	HLA-DPB1	慢性 HBV 易感性
	2011	亚洲	HLA-DPA1，HLA-DPB1，HLA-PQB1，HLA-DQB2	慢性 HBV 易感性
	2015	亚洲	HLA－C，CFB，NOTCH4，HLA－DOA，CD40，HLA－DQB1，HLA－DQB2，HLA－DPA1，HLA-DPB1	慢性 HBV 易感性
HCV	2011	亚洲	HLA－DQ，HLA－DR，MICA，DEPDC5	慢性 HCV 易感性
	2013	亚洲、欧洲	C6orf10，BTNL2，BTNL2，HLA－DRA，IFNL4、HLA－DQB1，HLA-DQA1	慢性 HCV 感染

（续表）

病原体或疾病	发现时间（年）	研究人群	关联基因座位	性状描述
HPV	2013	亚洲、欧洲	EXOC1，HLA-DPB2，GSDMB，MICA，HLA，HLA-DRB1，HLA-DQA1	HPV 相关的宫颈癌
登革病毒	2011	亚洲	MICB，PLCE1	登革热综合征易感性
EBV	2013	美洲	HLA-DRB1，HLA-DQB1	EBV 病毒血清活性
腹泻病	2016	欧洲	NTN5，SEC1P，FUT2	儿童腹泻病易感性
结核分枝杆菌	2014	非洲	WT1，SMOC1	结核易感性
麻风分枝杆菌	2009	亚洲	RIPK2，TNFSF15，LACC1，NOD2，HLA-DR，CCDC122	麻风病易感性和进程
	2011	亚洲	IL23R，RAB32，CYLD	麻风病易感性
脑膜炎奈瑟氏菌	2010	欧洲	CFH，CFHR3	脑膜炎易感性
恶性疟原虫	2009	非洲	HBB	对重型疟疾的抗性
	2015	非洲、美洲	HBB，ABO，ATP2B4，FREM3／GYPE	对重型疟疾的抗性
朊粒（Prion）	2011	欧洲	PRNP，MTMR7，NPAS2	对克雅脑病的易感性
金黄色葡萄球菌	2016	欧洲	HLA-DRB1	对金黄色葡萄球菌感染的易感性
伤寒沙门氏菌	2014	亚洲	HLA-DRB1	伤寒易感性

（1）恶性疟疾

恶性疟原虫（*Plasmodium falciparum*）感染形成的疟疾是非洲最常见的感染性疾病之一。目前较多的研究结果表明，人的遗传易感因素与疟原虫感染后的临床表现严重程度密切相关。疟疾基因组流行病学网络报告了冈比亚重型疟疾的大样本 GWAS 研究结果：最强的关联信号位于血红蛋白 β（HBB）基因附近，其中包括经典的镰状血红蛋白变异体 HbS 的多态性。HbS（SNP rs334 A／T）导致 β 珠蛋白链的第 6 位氨基酸残基发生谷氨酸与缬氨酸的非同义替换。尽管 rs334 突变纯合子可能产生危及生命的镰状细胞性贫血疾病，但 rs334 的杂合子可使重型疟疾的患病风险降低 10 倍。通过全基因组关联分析还发现了一些新的候选基因座位，包括细胞色素氧化酶功能通路中 SCO1 的变异和编码多巴脱羧酶（一种参与多巴胺和 5 - 羟色胺合成的酶）的 DDC 变异。

（2）麻风病

麻风病是由细胞内病原体麻风分枝杆菌（*Mycobacterium leprae*）引起的慢性传染

病。该病原体对周围神经施万细胞和巨噬细胞具有趋向性，从而影响皮肤和周围神经系统。初期采用连锁分析和候选基因方法发现多种基因变异与麻风病的易感性相关，主要包括 HLA-DR 区域、PARK2-PACRG 基因座、淋巴毒素 α（LTA）基因。麻风病易感性的首个全基因组关联研究报道了 6 个具有强关联性的易感基因位点：HLA-DR-DQ，RIPK2、TNFSF15、LACC1、CCDC122 和 NOD2。但是这些关联的基因位点在此后的不同研究中，有的得以重复性证实，有的却未能获得重复验证。早期报道的 PARK2-PACRG 和 LTA 并未在后期的全基因关联研究中得以重复。麻风病与 HLA-DR-DQ 区域、LACC1 和 CCDC122 之间的关联性在印度人群研究中得以重复，此外还发现 Toll 样受体 1（TLR1）中，氨基酸 I602S 功能性 SNP 位点与麻风病易感性关联。但 NOD2 与麻风病的关联性未在印度人群研究中得到重复，但在尼泊尔人群中已有报道。这种全基因组关联研究结果的重复性差别可能与不同研究组之间在样本量、基因分型技术、人群遗传背景和环境因素等方面存在不同所致。

吞噬细胞表面的 HLA-DR 分子将麻风分枝杆菌抗原呈递给 CD4$^+$ T 细胞，导致产生 T 辅助细胞反应，从而触发 IFNγ 和 IL2 产生，诱导巨噬细胞分化和成熟，参与肉芽肿形成，从而抑制分枝杆菌产生系统性疾病。目前尚不清楚功能性 TLR1 I602S 变异是如何抑制炎症信号通路，使机体具有对麻风病的抗性。同样，对 LACC1 和 CCDC122 的生物学功能也知之甚少，相似的是，这两个基因与 RIPK2，TNFSF15、NOD2 和 TLR1 一起，都是固有免疫途径中的重要分子。另一个令人惊讶的发现是，麻风病和克罗恩病（Crohn disease）的易感性基因位点之间有重叠，NOD2、TNFSF15、LRRK2 和含有 LACC1 和 CCDC122 的 13q14 基因座都被报道是克罗恩病的易感基因位点，这提示了这两种疾病的共同免疫学基础。

（3）结核

结核分枝杆菌感染约三分之一的世界人口，每年死亡人数达 200 万。感染结核分枝杆菌的个体中只有 10% 的继续发展为结核病，对决定这种个体间易感性变异的因素仅有部分认识。在连锁分析和候选基因研究的基础上，发现多个人类基因座牵涉宿主对结核病的易感性，包括 IFNGR1、IFNGR2、STAT1、IRF8 等。大多数关联基因属于 IL12—IL23—IFNγ 信号通路，这些基因对结核杆菌的易感性呈现孟德尔遗传特性。

对分枝杆菌病具有孟德尔遗传易感性（MSMD）的患者，容易受到弱致病性分枝杆菌，特别是非结核分枝杆菌和卡介苗（BCG）疫苗引起的侵袭而致病，并且对侵袭性沙门氏菌病、结核和某些病毒感染的易感性增加。IL12—IL23—IFNγ 信号通路成员中的遗传缺陷与 MSMD 相关联。感染细胞内病原体后，单核细胞、巨噬细胞和树突状细胞分泌 IL12 和 IL23。这些细胞因子促进幼稚 T 细胞发育、分化成 T 辅助细胞，导致 IFNγ 产生。IFNγ 信号通过 JAK 信号转导和转录激活因子（STAT）途径介导，激活介导 IFNγ 诱导基因的转录。

与分枝杆菌性疾病的孟德尔遗传易感性关联的基因突变包括编码 IFNγ 受体 1（IFNGR1）、IFNγ 受体 2（IFNGR2）、STAT1（STAT1）、IL12 和 IL23（IL12B）、IL12 受体

β1(IL12RB1)的 p40 亚基和核因子-κB(NF-κB)的必需调节模块 NEMO。特定的 NEMO 突变可能通过干扰 CD40 信号通路抑制 IL12 的产生,从而增加对分枝杆菌的易感性。JAK 家族成员酪氨酸激酶 2(TYK2)中的纯合突变也与分枝杆菌疾病的易感性相关。总之,在 MSMD 中起作用的遗传缺陷导致 IFNγ 的产生或应答障碍,凸显了这种细胞因子在对分枝杆菌保护性免疫中的重要作用,并对其他细胞内病原体,如沙门氏菌的易感性也有一定影响。

(4) 慢性乙型肝炎

乙型肝炎病毒(HBV)在世界范围内影响 4 亿人,是全球性的主要健康威胁之一,也是肝癌的主要病因。成年后暴露于 HBV 感染的临床表现具有明显的差异,只有少数人发展为慢性感染。GWAS 发现 HLA Ⅱ 类区域 HLA-DPA1 和 HLA-DPB1 变异与亚洲人群中慢性 HBV 感染抗性有密切关系。来自东亚地区的独立队列研究也证实了这些发现,并进一步提示这些基因座位与 HBV 清除有特异性作用。Ⅱ 类 HLA 分子在抗原呈递细胞的表面形成异二聚体,与 CD4$^+$ T 辅助淋巴细胞结合并呈递抗原。HLA-DP 分子呈现出显著的多态性,可能导致抗原结合位点的结构变异,从而影响病毒肽的呈递和随后对 HBV 感染的免疫应答。遗传变异也可能影响 HLA mRNA 的表达水平,HLA-DPA1 和 HLA-DPB1 的表达降低可增加 HBV 慢性感染的风险。

(5) 丙型肝炎

丙型肝炎病毒(HCV)在全世界范围内感染约 1.8 亿人,是肝硬化和肝癌的主要病因。最初的 GWAS 研究报道了 IL28B 基因上游的 SNP 与 HCV 的 IFNα 治疗应答有强关联性,后续在欧洲和非洲裔人群中的研究也显示 IL28B 基因型与 HCV 的自发清除有关。IL28B 多态性在 HCV 清除率和治疗反应性中的生物学机制尚不清楚,可能是病毒感染诱导 IL28B 蛋白质产物(也称 IFNλ3)的表达,从而活化 JAK 信号转导通路和转录激活子(STAT)抗病毒信号通路。此外,有证据表明,IFNα 和 IFNλ 的异构体可能通过不同的但又具互补性的机制发挥抗 HCV 的作用。总之,这些发现突出了 IFNλ 信号通路在宿主控制 HCV 感染中的关键作用,展现了联合使用 IFNα 和 IFNλ 治疗 HCV 感染的应用前景。

(6) HIV-1 和 AIDS

与其他主要感染性疾病一样,HIV 易感性和感染后的临床结果具有明显的个体间差异。人类遗传学研究使用候选基因和全基因组研究策略,对不同表型进行了分析,主要包括 HIV-1 感染的易感性、感染后的病毒载量和疾病进展。最初的候选基因方法确定 HIV-1 表型与趋化因子受体 CCR5-CCR2 位点、人 HLA Ⅰ 类区域和 KIR 基因座。后续是 GWAS 研究报道了不同人群中的 HIV1 表型。

HIV-1 通过附着于 CD4 受体和共同受体 CXCR4 进入宿主细胞。CCR5 胞质尾部 32 个碱基对缺失(称为 CCR5Δ32)杂合子的个体 AIDS 进程缓慢。此外,CCR5Δ32 纯合的个体(包含约 1% 的欧洲人群),即使在反复暴露之后也很难发生 HIV-1 感染。相反,CCR5 中的启动子变异体导致 CCR5 表达增加,从而使感染后病毒载量增加,加速病理进程。

　　基因组学研究结果显示 HLA Ⅰ类区域在 HIV-1 感染和进展中的核心作用。HLA Ⅰ类分子在病毒感染的细胞表面将病毒肽呈递给 CD8$^+$ T 细胞,启动细胞毒性免疫应答。与 HIV 感染无症状期间病毒载量高度相关的 HLA SNP 包括 rs2395029 和 rs9264942 等位点。rs2395029 位于基因 HLA 复合物 P5(非蛋白质编码)(HCP5)中,rs9264942 位于 HLA-C 的 5′区域。此外,HLA-A 位点附近的 RNF39 和锌指结构域 1 (ZNRD1)多态性与艾滋病的疾病进展相关密切。PROX1 和干扰素-γ(IFNγ)与病毒独立复制有关。队列研究结果发现了 HLA-B* 57:01,B* 27:05 和 B* 14 具有保护性,而 C* 57 与艾滋病进展有关。

　　总之,全基因组关联研究已证实 HLA Ⅰ类基因座和 CCR5-CCR2 基因座的多态性在 HIV 感染发病机制中的主要作用,但是 HLAⅠ类和 CCR5 的联合作用仅解释了HIV-1 患者约 23% 的异质性。患者个体间表型差异的来源尚不清楚,可能与病毒、环境因素,或多个宿主遗传变异的组合效应相关。

　　(7) 登革热

　　登革热是一种由蚊子传播的病毒性感染,每年导致全球 1 亿人感染。感染的临床表现从无症状感染到快速死亡。最常见的严重并发症是登革休克综合征(dengue shock syndrome,DSS),其特征在于血管通透性增加导致低血容量性休克并常导致死亡。对越南 DSS 儿童的 GWAS 研究发现了 MHC Ⅰ类多肽相关序列 B(MICB)(位于染色体 6 上的 MHC 区域内)和位于染色体 10 上的磷脂酶 C epsilon-1(phosphodiesterase epsilon-1, PLCE1)基因上的易感位点。MICB SNP 占了大部分的 MHC 关联信号,同时也观察到与邻近基因包括 HLA-B 和 HLA-C 的关联。尽管尚不能确定致病性基因,MICB 仍然是最可能的候选基因。MICB 编码一个可诱导的活化配体,在结合其自然杀伤簇的 NKG2D 受体 6 后,通过天然杀伤细胞和 CD8$^+$ T 细胞促进抗病毒免疫。此外,MICB 的表达在人登革热感染期间上调。PLCE1 的鉴定可能加深对 DSS 发病机理的理解:该基因中的突变可导致一种以肾小球基底膜完整性受损为特征的肾病综合征,其一些临床特征与 DSS68 的相似。

　　(8) 脑膜炎球菌病

　　脑膜炎球菌病由革兰氏阴性菌脑膜炎奈瑟球菌引起,是年轻人中严重败血症和脑膜炎的主要原因。与其他主要细菌性败血症一样,脑膜炎球菌的无症状携带在一般人群常见,但仅有少数个体出现危及生命的侵入性感染。补体因子 H(CFH)基因启动子区域多态性与易感性相关。GWAS 鉴定出 CFH 中的多个 SNP 以及邻近的 CFHR3 基因与脑膜炎球菌疾病具有强关联性。对脑膜炎球菌病候选基因的研究还存在样本量较小、结果重复性不高等问题。这些多态性位点之间具有完全的连锁不平衡,需进一步研究这些变异位点的功能。补体在脑膜炎球菌宿主防御中的核心作用已较为明确:脑膜炎奈瑟氏球菌结合到宿主的 CFH,从而逃避补体介导的杀伤作用。在少数情况下,补体组分中高外显率的突变可导致一些具有复发易感性脑膜炎球菌病的病例。然而,CFH-CFHR3 座位常见变异是否与易感性密切相关,仍然需要进一步证实。

尽管人类基因组学已取得重大突破,但到目前为止,将之用于改善临床医疗方面的进展并不令人满意。对人类宿主的遗传学研究展现了其在传染病防治领域进行转化的巨大潜力,但目前仍缺乏有效的转化策略,在实施过程中面临很多挑战,最快的遗传学成果转化可能会体现在传染病的药物基因组学领域,从而改善对患者的治疗效果。即使在被广泛研究的非感染性疾病中,用遗传学参数进行疾病风险评估所得的预测价值也还仍很低。因此,使用遗传信息预测个体的传染性疾病风险在近期并不太可能会改变临床治疗策略,遗传学在传染病方面的临床转化更可能是通过表型分析获得相应疾病的分子途径,从而筛选和鉴定用于免疫调节药物或疫苗的新型分子靶标。应用系统生物学与全基因组研究(包括基因组、转录组和蛋白质组分析),以及功能基因组学方法(如小干扰RNA 筛选),可能是鉴定新治疗靶点的有效方法。同时也有学者认为,对感染性疾病后天因素(非遗传因素)的研究可能会找到更直接、更经济的有效的干预疾病的途径,因此对临床治疗产生更直接的影响,这对低收入国家和发展中国家可能是更为适用的策略之一。可以看出,阐明人类传染病的遗传学基础只是相应研究的起点,是提供和改进临床护理创新方法的基础,传染病遗传学面临的主要挑战是如何将对传染病遗传易感性的知识和理论,转化为对传染病的新预防策略和新疗法。

6.4　传染性疾病中的表观遗传学

6.4.1　表观遗传学的概念

表观遗传学是研究基因组 DNA 序列不发生变化的情况下,通过其他因素和机制导致可遗传的基因表达、功能和细胞表型的改变。表观遗传学涉及现象很多:DNA 甲基化、组蛋白修饰、非编码 RNA、染色质重塑、RNA 甲基化等多种机制,通过影响基因转录和转录后过程来调控真核基因的表达。典型的表观遗传现象包括亲代印迹、转基因沉默(transgene silencing)、基因剂量补偿效应和副突变(paramutation)等。基因的表观遗传学调控具有受病原体感染等多种环境因素影响的特点,且许多表观遗传变异具有可逆性。这些调控模式与几乎所有人类重大疾病密切相关,包括肿瘤、神经退行性疾病、心血管疾病和自身免疫性疾病,相关的研究在病原体感染和传染性疾病的基础和应用研究领域也取得显著进展[34,35]。

(1) DNA 甲基化

DNA 甲基化是目前研究最多的表观遗传学修饰方式,哺乳动物细胞的 DNA 甲基化主要发生在胞嘧啶和鸟苷酸(CpG)二核苷酸的胞嘧啶(C)上,形成 m^5C 或 mC。基因组中 CpG 约有 60%~90% 可发生甲基化,较多的是位于结构基因启动子区或转录起始位点的大量 CpG 簇,也称 CpG 岛(CpG island)的甲基化。一般来说,高甲基化会影响相应DNA 双链区域的三维结构,阻碍甲基化敏感转录因子(例如 E2F、CREB、NF-κB 等)与DNA 的结合,同时使甲基化不敏感的转录抑制因子(如 Sp1,CTF 和 YY1 等)易于结合到 DNA 上,从而表现出抑制基因表达的生物学效应。这一过程与组蛋白区乙酰化酶

(histone deacetylase，HDAC)密切相关。正常的 DNA 甲基化对维持染色质结构、基因印迹、细胞分化等细胞的生长、代谢和发育等是必需的，而异常的 DNA 甲基化则可导致肿瘤等疾病。

(2) 组蛋白修饰

染色质由 DNA 结合组蛋白形成的核小体串联而成，因此，组蛋白是染色质的基本结构蛋白，其折叠基序(folding domain)与 DNA 缠绕和组蛋白间相互作用有关，组蛋白尾在染色质组装和凝集过程中发挥重要作用，可影响 DNA 的转录和复制。组蛋白的表观遗传修饰方式有磷酸化、乙酰化(acetylation)、泛素化、腺苷酸化(adenylation)、ADP－核糖基化(ADP-ribosylation)和甲基化等，大部分组蛋白翻译后，修饰都发生在组蛋白尾区域的氨基酸残基。这些修饰方式通过影响染色质的结构和功能，既可抑制也可促进基因的转录。组蛋白激酶、组蛋白乙酰转移酶(histone acetyltransferase，HAT)和组蛋白去乙酰基酶(histone deacetylase，HDAC)、组蛋白泛素化酶和去泛素化酶、组蛋白甲基转移酶(histone methyltransferase，HMT)和去甲基化酶(histone demethylase，HDM)等参与了相应组蛋白氨基酸残基上分子基团的修饰和去除过程。组蛋白修饰通过改变电荷、改变染色质结构和凝集状态等方式，影响蛋白质与 DNA、蛋白质与蛋白质的相互作用，从而调控基因表达。外源物质和环境因素通过影响组蛋白修饰来调控基因的表达[35]。

(3) 非编码 RNA

根据长度，一般超过 200 个核苷酸、不编码蛋白质的非编码 RNA(noncoding RNA，ncRNA)称为长非编码 RNA(long ncRNA，lncRNA)，小于 30 个核苷酸的为小非编码 RNA(small ncRNA，sncRNA)。长非编码 RNA 是具有生物学功能的转录本，在基因转录起始、转录和转录后调控中均发挥重要作用，从而影响基因印迹、细胞周期和发育等多种生物学过程，而并非是最初认为的无用的基因组"垃圾"和转录噪声。长非编码 RNA作为信号分子，其表达受转录调节，但转录剪切后即可形成高级结构，无需蛋白质的翻译过程，从而能快捷地应对环境变化，行使基因调控功能；长非编码 RNA 作为诱饵分子，可结合目标蛋白和拮抗转录因子，从而调节基因转录；长非编码 RNA 还可引导核糖核蛋白复合体定位至特异的目标区域，引起目的基因附近的染色质改变，从而调控基因表达；此外，长非编码 RNA 因有较长的核酸序列，具备不同的功能结构域，可结合多种不同蛋白质复合体，起到类似分子支架的作用，通过引导大分子复合体的组装来发挥基因表达调控作用[36]。

小非编码 RNA 包括 micro-RNA(miRNA)、小干扰 RNA(small interfering RNA，siRNA)和 piwi-interacting RNA(piRNA)。长非编码 RNA 通过与染色质基因簇相互作用而使基因沉默；sncRNA 通过染色质修饰和异染色质化，在转录水平产生转录基因沉默，通过降解 mRNA 或阻止 mRNA 的翻译来实现转录后水平的基因沉默，其作用机制特点是小非编码 RNA 与目的基因之间的序列配对和结合，抑制基因的转录或翻译。

6.4.2　宿主-病原体相互作用的表观遗传学

由于表观遗传学检测技术的不断进步,关于表观遗传学现象对基因表达和表型进行调控作用的研究,在肿瘤表观遗传学等其他领域取得了显著进展。然而对宿主-病原体相互作用中,表观遗传变异的程度和生物学意义却知之甚少。宿主-病原体相互作用是自然界中最具可塑性(plasticity)和动态性的系统。为了应对宿主所施加的选择性限制,许多病原体从其生存性状中进化出高度的表型可塑性,以适应生存和传代。同样,宿主的表型也会由于病原体的存在而发生剧烈和迅速的改变,并在一些情况下,这类表型在宿主的世代繁衍中是可遗传的。此外,宿主与病原体之间的共同适应(co-adaptation)经常在发生在非常短的进化时间尺度上,以致难以用基因突变或重组等基因修饰这一单一机制来解释。在此意义上,表观遗传修饰提供了一种具有快速作用性、可逆性和易获性的辅助机制,从而使宿主和病原体双方都能在受到选择压力作用下,直接形成相应表型变异(图 6-9)。宿主-病原体相互作用中的表观遗传学作用过程可以大致分病原体可塑性和病原体诱导宿主的变化。

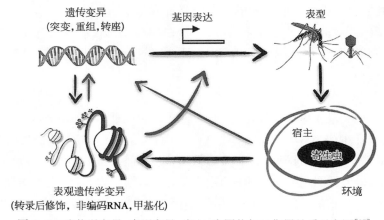

图 6-9　遗传学变异、表型变异、宿主-病原体相互作用关系示意图[37]

　　传染病的表型受宿主和病原体表型影响并且依赖于环境因素,可遗传变异和表观遗传学变异来而改变基因表达模式,使特定的基因易被自然选择,从而产生可跨代遗传的表型效应。

（1）病原体可塑性中的表观遗传学作用

病原体最令人棘手的主要问题之一是它们在形态和发育上具备较高的可塑性,这与它们在宿主体内的存活和传播密切相关。病原体通过复杂的生活史转换,来应对不断变化的寄主环境,因而需要对自身的基因表达谱进行快速和综合性的改变。以疟原虫为例,在脊椎动物宿主中,疟原虫的生活史中具有肝细胞内期和红细胞内期,以及配子体和孢子体,所有这些阶段均具有各自不同的基因表达谱,表明发育开关受到转录调控。疟原虫含有丰富的组蛋白变异、染色质和组蛋白的修饰酶,以及 RNA 介导的沉默机制;弓形虫中,组蛋白乙酰化负责病原体复制和非复制阶段之间的转换;在布氏锥虫中检测到 DNA 甲基化调控机制;DNA 甲基化也是酵母和白色念珠菌菌丝多态性之间转换的主要机制。

病原体可塑性的第二个方面涉及它们具备改变毒力相关基因表达的能力,这使得它们能够在宿主内生存、复制和传播。例如恶性疟原虫在红细胞内期通过切换其变异性表面蛋白,产生抗原变异,以逃避宿主的免疫系统。编码这些表面蛋白的基因家族,如 var、rif、stevor 和 pfmc-2tm 等,具有高度的多态性,这些基因可通过组蛋白修饰实现表观遗传学调控。此外,疟原虫的表观遗传状态在几轮细胞分裂期间也能得以维持,其毒力因子的表观遗传学控制在一些病原体中就得到了很好的证明。例如,内阿米巴原虫($Entamoeba$ $histolitica$)中,负责病原体细胞毒性的阿米巴加菌蛋白表达,受组蛋白甲基化和去甲基化调节。DNA 甲基化也是几种致病菌毒力的重要调节机制,例如,在肠道沙门氏菌中,缺乏 DNA 腺嘌呤甲基转移酶的甲基化会导致细菌包膜不稳定、动力降低和侵入肠上皮的能力受损。

由于表观遗传学因素对病原体生物学研究的重要性,了解宿主环境如何通过表观遗传修饰机制影响病原体的复制和传播,以及毒力因子具有重要意义,这不仅提供了病原体感染的遗传学机制理论,而且还可能提供了新型的药物治疗靶点。表观遗传学治疗方法在非传染性疾病的临床研究中已进行了广泛测试,这一策略正逐渐应用在传染性疾病领域。针对宿主-病原体的相互作用,通过靶向寄生虫的表观遗传机制,如使用化学抑制剂、基因敲除和 RNA 干扰(RNAi)等方法、靶向 DNA 甲基转移酶或染色质和组蛋白修饰酶,从而阻止宿主内寄生虫的发育开关,或阻断或限制它们的毒力,可形成新的预防和治疗策略。

(2) 宿主在病原体诱导下产生的表观遗传学改变

许多病原体可在宿主体内引起急性或慢性感染,在机体免疫系统激活后会被迅速清除,病毒等病原体由于必须依赖宿主来完成自身生命周期,因此除了通过自身的表观遗传调控机制外,还需要影响宿主的表观遗传修饰,调节宿主的基因表达、利用宿主的代谢系统,并逃避机体的免疫应答。

① 病原体诱导宿主发生生理学、形态学和行为方面的改变。

总体来说,目前对病原体如何实现对宿主的诱导和调控仍知之甚少。一些研究表明,病原体在感染期间通过非编码 RNA、组蛋白修饰和染色质重塑来调节宿主基因表达,从而调控宿主的免疫系统,使其能在宿主中实现最大化的存活和传播。病毒和细菌均可通过表观遗传学修饰,调节宿主免疫防御相关的基因转录。多种细菌效应物可模拟或抑制宿主细胞机制,从而促进病原体的生命周期。MAPK(丝裂原活化蛋白激酶)、干扰素和转录因子 NF-κB 信号通路是最常见的细菌诱导的翻译后修饰靶点。例如,在肺泡巨噬细胞内,结核分枝杆菌通过组蛋白乙酰化作用,抑制干扰素诱导的免疫基因的表达,导致一些患者长期慢性结核感染的持续存在。

这种机制并非细菌独有,在胞内病原体中普遍存在。例如 HBV 病毒的慢性感染与病毒导致的宿主 DNA 甲基化异常密切相关;HIV 蛋白通过影响 DNA 甲基化转移酶的启动子活性,改变宿主的甲基化模式、破坏调节性 T 细胞(Tregs)的免疫抑制功能、破坏宿主免疫系统;甲流病毒通过 DNA 甲基化影响炎症因子 IL-6 和 IL32 的表达[38];流感病毒 NS1 蛋白包含与宿主 H3 组蛋白尾部非常相似的氨基酸序列,通过这种组蛋白模拟序列,NS1 蛋白可劫持宿主转录延伸因子(hPAF1),选择性抑制细胞产生抗病毒蛋白,从而绕过宿主免疫防御,这也是一个很好的说明一个病原体来源的分子如何直接诱导宿主中的表观遗传修饰的例子[37,39]。目前,关于病原体来源的蛋白质直接与宿主表观遗传组分相互作用的证据仍然很少,病原体感染与宿主表观遗传修饰之间虽已有一些具相关性的证据,但还需更多研究来确定致病性的因果关系及其机制。

　　② 病原体通过表观遗传学机制影响宿主的固有免疫系统。

　　固有免疫系统是机体抵抗病原体的首道屏障,其主要机制是免疫应答细胞和免疫应答基因在接受病原体信号刺激后,启动相应的表达程序,识别病原体、传递活化信号、激活细胞对病原体的清除和限制,并协助启动适应性免疫和修复受损组织。例如 DNA 甲基化可影响 NK 细胞等固有免疫细胞的功能,参与免疫调控;组蛋白修饰可影响 TLR 和其他病原体受体的表达;组蛋白乙酰化可调节细胞因子、趋化因子等免疫因子的表达,同时调节巨噬细胞和树突状细胞的细胞因子表达,影响免疫细胞对病原体的识别和应答[40]。

　　病毒等病原体可利用宿主的基因调控系统,协调和指导病毒基因的表达和复制。由于多个病毒基因在感染周期的不同阶段,通过单个启动子实现基因的差异表达,所以必须存在细胞转录因子以外的替代调控机制,以确保这种转录特异性。许多研究指出 ncRNA 是控制 HIV、EBV 等病毒和细菌病原体表达调控网络中的基本元件[41-44]。已证明这些调节性 ncRNA 包括小的 ncRNAs,如 miRNAs、siRNAs 和 lncRNAs 可源自病原体以及宿主细胞,在病毒复制、发病机制、疾病进展和宿主-病原体相互作用中作为调控元件。例如,HIV 在感染过程中设法主动调节宿主和病毒 ncRNA 的表达谱,实现完成复制周期所必需的同步基因表达。除调节病毒转录外,ncRNA 还在建立和维持病毒潜伏期中起作用,使原病毒的转录处于关闭状态。这与许多宿主基因一样,其表达通常通过不同种类的 ncRNA 来进行调控。已有越来越多的证据支持 HIV 与宿主基因调控机制之间存在错综复杂的相互作用[43]。

　　长非编码 RNA(lncRNA)在固有免疫系统基因表达调控中具有重要作用。在多种病毒等微生物刺激下,巨噬细胞和树突状细胞可诱导 lncRNA 的高表达,通过 lncRNA-COX2 调控干扰素刺激基因(interferon stimulated gene,ISG),从而影响免疫应答。越来越多的研究表明,病原体利用 microRNA 机制来参与宿主-病原体的相互作用,影响固有免疫细胞,逃避宿主的免疫应答。除了参与病毒感染外,lncRNA 也参与不同宿主细胞对各种细菌的相互作用,包括分枝杆菌、沙门氏菌、鼠伤寒沙门氏菌,大肠杆菌和幽门螺杆菌等。lncRNA 可通过基因座控制过程调节相邻蛋白质编码基因的表达,根据这一现象,推测与免疫功能有关的基因很可能受细菌病原体诱导的 lncRNA 的影响。例如,在体外实验中,用 LPS 激活原代人单核细胞的 Toll 样受体(TLR)4 可导致全面的 lncRNA 差异表达,而这些受 LPS 诱导产生表达变化的 lncRNA 的位置,大多位于具有差异性表达变化的炎性因子基因附近[42]。

    miRNA 在病原体诱导的宿主免疫反应中起着重要作用,一些关键的 miRNA 参与免疫应答。在细菌感染下,尤其是在 LPS 作用下,miR-155 和 miR-146 通过模式识别受体(PRR)感应病原体基序,由 NF-κB 信号通路诱导这些 miRNA 的表达,以调节不同基因组的基因[41]。病原体通过 miRNA 表观调控机制影响宿主免疫性的典型例子是分枝杆菌感染。分枝杆菌在宿主中诱导多种 miRNA 来调节宿主基因的表达,包括导致感染结局所必需的免疫效应因子(图 6-10)。TLR2 是识别分枝杆菌并介导感染诱导的免疫应答的主要识别受体。分枝杆菌-TLR2 诱导的信号传导反应性 miR-150 和 miR-31 通过靶向髓样分化因子 MyD88 下调 TLR2 依赖性免疫基因的表达;miR-124 靶向 TLR6、MyD88、TNF-α 和 TNF 受体相关因子 TRAF6,在分枝杆菌感染期间抑制 TLR 信号传导;分枝杆菌通过其他一些 miRNA 靶向不同的 TLR 衔接因子来抑制促炎性 TLR 反应,从而逃避宿主的免疫反应[41,45]。

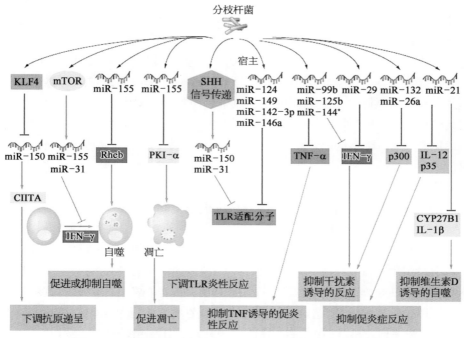

图 6-10　分枝杆菌反应性宿主 miRNA 调节各种免疫反应[45]

    近年来的研究还发现,真菌可导致皮下和皮肤感染,甚至呼吸系统疾病,包括过敏、哮喘和过敏性肺炎。miRNA 在真菌暴露后能够通过多种细胞机制影响真菌的免疫应答。一些研究结果表明,真菌暴露后的 miRNA 谱与其他炎症介导的和过敏诱导的实验模型的关键 miRNA 具有共性。对暴露于烟曲霉、白色念珠菌、新型隐球菌等真菌的动物和人的研究中发现,miR-125a/b 具有巨噬细胞极化或激活功能,miR-132 具有调节 TLR2 介导的信号传导功能,miR-146a 可调节 TLR 介导的信号传导来影响巨噬细胞活化,miR-29a/b 具有调节天然杀伤细胞功能,在 C-瘦素信号传导通路中发挥作用,以及可抑制 Th1 免疫应答等多种调节作用[46]。

6.4.3　表观遗传变化和适应性免疫反应

适应性免疫系统的调节也包括表观遗传修饰。淋巴细胞对抗原的识别涉及基因的转录调节、代谢调节、增殖和克隆扩增。表观遗传机制对淋巴细胞亚群的分化至关重要，而代谢调控对免疫记忆的发展至关重要。调节 T 细胞代谢活性的关键基因，如 IL-4 和 IFN-γ 基因的启动子区表达与乙酰化状态相关。CD8+ T 细胞是免疫系统中表观遗传调控的最好例子之一：在记忆 CD8+ T 细胞的发育过程中，H3K9 和 K14 的乙酰化水平增加，导致许多基因的翻译准备就绪，从而允许对再次病原暴露产生更快速的反应。此外，淋巴细胞的快速诱导基因表达与其启动子区域中的 H3 乙酰化和 H3K4me3 修饰相关[47]。因此，通过对淋巴细胞亚群的表观遗传修饰，来调节机体对病原体和疫苗的免疫应答至少在理论上是可行的，这对疫苗和佐剂的研发提供了一个新的思路和方向。

并非感染宿主中所有的表观遗传修饰都有利于病原体适应，其中一些是宿主对抗病原体和保持生存的适应性策略，用以补偿或最小化感染所导致的不利影响，例如通过表观遗传改变机体的免疫系统，使从某些传染病中恢复过来的个体得到免疫保护，避免今后再受到同样病原体的感染。例如组蛋白修饰可能与 CD8+ T 细胞病毒感染后的免疫记忆相关。组蛋白修饰、DNA 甲基化和其他染色质重塑机制与植物免疫记忆也密切相关。在某些情况下，获得性免疫可以从亲代传给后代，赋予后代更好的抗感染防御能力，与此跨代免疫启动(transgenerational immune priming)关联的表观遗传调控也可实现跨代传递。

传染性疾病中的表观遗传学研究取得了显著的进展，同时也面临一些尚未解决的问题。首先，一些病原体诱导宿主产生的表观修饰仍未发现或阐明。例如由细菌感染诱导的 DNA 甲基化区域及其作用机制、由细菌感染诱导的表观遗传特征和遗传机制，这些都还不清楚。表观遗传机制在慢性感染性疾病过程中的表观遗传变化特征，与其在急性传染性疾病中的作用是否一致等问题亟待回答。此外，表观遗传学变化介导的调控对感染的强度和疾病结局的确切影响，仍需进行详细研究，宿主中病原体诱导的表观遗传学标志物的特异性也不是很清楚，这对采用针对病原体的新型治疗剂和预防药物而言是必需的。尽管"表观遗传疗法"已在血液疾病治疗中初步得以应用，但如果将其用于治疗传染性疾病，表观遗传修饰药物的特异性、靶向性、诱发染色体不稳定性等潜在的风险还不清楚。表观遗传修饰药物具有非特异性，不仅表现为药物的器官组织靶向性具有非特异性，而且还会引起染色体的不稳定性，从而使病情恶化。因此，近年来的药物研究策略聚焦在筛选具有靶向性的蛋白质，这些蛋白质能识别被表观遗传学修饰的组蛋白；此外，也可通过研发人工转录因子，以特异性地改变 DNA 甲基化[45]。总而言之，探索宿主-病原体相互作用的表观遗传学，将有助于在传染病防治中开辟新的视野、提供新的诊断和治疗方案。

（杨昭庆，孙　浩，褚嘉祐）

参考文献

［1］ Casanova J L，Abel L. The genetic theory of infectious diseases：A brief history and selected illustrations. Annu Rev Genomics Hum Genet，2013，14：215-243.

［2］ Casanova J L，Abel L. Human genetics of infectious diseases：a unified theory. EMBO J，2007，26(4)：915-922.

［3］ Casanova J L，Abel L. Human genetics of infectious diseases：unique insights into immunological redundancy. Semin Immunol，2017，36：1-12.

［4］ Evans S A. Causation and disease：effects of technology on postulates of causation. Yale J Bio Med，1976，64：513-528.

［5］ Alcais A，Abel L，Casanova J L. Human genetics of infectious diseases：between proof of principle and paradigm. J Clin Invest，2009，119(9)：2506-2514.

［6］ Sorensen T I，Nielsen G G，Andersen P K，et al. Genetic and environmental influences on premature death in adult adoptees. N Engl J Med，1988，318(12)：727-732.

［7］ Karlsson E K，Kwiatkowski D P，Sabeti P C. Natural selection and infectious disease in human populations. Nat Rev Genet，2014，15(6)：379-393.

［8］ Barreiro L B，Quintana-Murci L. From evolutionary genetics to human immunology：how selection shapes host defence genes. Nat Rev Genet，2010，11(1)：17-30.

［9］ 周琦,王文.DNA 水平自然选择作用的检测.动物学研究,2004,25(1)：73-80.

［10］ Quach H，Quintana-Murci L. Living in an adaptive world：genomic dissection of the genus homo and its immune response. J Exp Med，2017，214(4)：877-894.

［11］ Hall M D，Ebert D. The genetics of infectious disease susceptibility：has the evidence for epistasis been overestimated? BMC Biol，2013，11：79.

［12］ Cagliani R，Sironi M. Pathogen-driven selection in the human genome. Int J Evol Biol，2013，2013：204240.

［13］ 杨壹羚,黄小琴,褚嘉祐.病原体：驱动了 MHC 多样性.国际遗传学杂志,2007,30(3)：365-367.

［14］ Vasseur E，Quintana-Murci L. The impact of natural selection on health and disease：uses of the population genetics approach in humans. Evol Appl，2013，6(4)：596-607.

［15］ Raj T，Kuchroo M，Replogle J M，et al. Common risk alleles for inflammatory diseases are targets of recent positive selection. Am J Hum Genet，2013，92(4)：517-529.

［16］ Fumagalli M，Sironi M，Pozzoli U，et al. Signatures of environmental genetic adaptation pinpoint pathogens as the main selective pressure through human evolution. PLoS Genet，2011，7(11)：e1002355.

［17］ Vannberg F O，Chapman S J，Hill A V. Human genetic susceptibility to intracellular pathogens. Immunol Rev，2011，240(1)：105-116.

［18］ Manry J，Quintana-Murci L. A genome-wide perspective of human diversity and its implications in infectious disease. Cold Spring Harb Perspect Med，2013，3(1)：a012450.

［19］ Deschamps M，Laval G，Fagny M，et al. Genomic signatures of selective pressures and introgression from archaic hominins at human innate immunity genes. Am J Hum Genet，2016，98(1)：5-21.

［20］ Brinkworth J F，Barreiro L B. The contribution of natural selection to present-day susceptibility to chronic inflammatory and autoimmune disease. Curr Opin Immunol，2014，31：66-78.

［21］ Darrason M. Unifying diseases from a genetic point of view：the example of the genetic theory of infectious diseases. Theor Med Bioeth，2013，34(4)：327-344.

［22］ 李璞.医学遗传学.2 版.北京：中国协和医科大学出版社,2006,1-2.

［23］ de Bakker，Paul I W，Telenti A. Infectious diseases not immune to genome-wide association. Nat Genet，2010，42(9)：731-732.

［24］ Mozzi A，Pontremoli C，Sironi M. Genetic susceptibility to infectious diseases：current status and future perspectives from genome-wide approaches. Infect Genet Evol，2017，66：286-307.

［25］ Gilchrist J J，MacLennan C A，Hill A V. Genetic susceptibility to invasive salmonella disease. Nat Rev Immunol，2015，15(7)：452-463.

［26］ McLaren P J，Fellay J，Telenti A. European genetic diversity and susceptibility to pathogens. Human Heredity，2013，76(3-4)：187-193.

［27］ Chapman S J，Hill A V. Human genetic susceptibility to infectious disease. Nat Rev Genet，2012，13(3)：175-188.

［28］ Abel L，Fellay J，Haas D W，et al. Genetics of human susceptibility to active and latent tuberculosis：present knowledge and future perspectives. Lancet Infect Dis，2017，18(3)：e64-e75.

［29］ Orlova M，Schurr E. Human genomics of mycobacterium tuberculosis infection and disease. Curr Genet Med Rep，2017，5(3)：125-131.

［30］ McLaren P J，Fellay J. Human genetic variation in HIV disease：Beyond genome-wide association studies. Curr Opin HIV AIDS，2015，10(2)：110-115.

［31］ Medina-Acosta E，Nakaya H T，Pontillo A，et al. Genetic control of immune response and susceptibility to infectious diseases. Biomed Res Int，2014，2014：796073.

［32］ Baker C，Antonovics J. Evolutionary determinants of genetic variation in susceptibility to infectious diseases in humans. PLoS One，2012，7(1)：e29089.

［33］ Hill A V. Evolution，revolution and heresy in the genetics of infectious disease susceptibility. Philos Trans R Soc Lond B Biol Sci，2012，367(1590)：840-849.

［34］ 丁勇,许超,吴季辉,等.表观遗传学研究进展.中国科学：生命科学,2017,(1)：3-15.

［35］ 康静婷,梁前进,梁辰,等.表观遗传学研究进展.科技导报,2013,(19)：66-74.

［36］ 陈晓敏,张栋栋,骆健俊,等.长非编码 RNA 研究进展.生物化学与生物物理进展,2014,(10)：997-1009.

［37］ Gomez-Diaz E，Jorda M，Peinado M A，et al. Epigenetics of host-pathogen interactions：the road ahead and the road behind. PLoS Pathog，2012，8(11)：e1003007.

［38］ 李岩,刘天,李娜,等.病毒感染与 DNA 甲基化.江苏预防医学,2017,(2)：173-175.

［39］ Marazzi I，Ho J S，Kim J，et al. Suppression of the antiviral response by an influenza histone mimic. Nature，2012，483(7390)：428-433.

［40］ 陈功金,霍毅,王涛.固有免疫的表观遗传学调控研究进展.细胞与分子免疫学杂志,2017,(03)：400-405.

［41］ Duval M，Cossart P，Lebreton A. Mammalian micrornas and long noncoding RNA in the host-bacterial pathogen crosstalk. Semin Cell Dev Biol，2017，65：11-19.

［42］ Zur Bruegge J，Einspanier R，Sharbati S. A long journey ahead：long non-coding RNA in bacterial infections. Fron Cell Infect Microbiol，2017，7：95.

［43］ Lazar D C，Morris K V，Saayman S M. The emerging role of long non-coding RNA in HIV infection. Virus Res，2016，212：114-126.

［44］ Scott R S. Epstein-Barr virus：a master epigenetic manipulator. Curr Opin Virol，2017，26：74-80.

［45］ Holla S，Balaji K N. Epigenetics and miRNA during bacteria-induced host immune responses. Epigenomics，2015，7(7)：1197-1212.

［46］ Croston T L，Lemons A R，Beezhold D H，et al. MicroRNA regulation of host immune responses following fungal exposure. Front Immunol，2018，9：170.

［47］ Cole J，Morris P，Dickman M J，et al. The therapeutic potential of epigenetic manipulation during infectious diseases. Pharmacol Ther，2016，167：85-99.

第 3 篇

疫苗免疫效果与疫苗基因组学

第7章　疫苗人体评价中的免疫学因素和遗传学因素

7.1　疫苗效果评价中的人体免疫学和遗传学因素

疫苗可诱导人体产生抗体,有的甚至可诱导持续抗体,并持续终生。在消灭天花、预防和根除脊髓灰质炎、降低传染病发病率和死亡率等方面,疫苗接种在医学史上是一项最伟大的成就。然而,对于有些疾病,如艾滋病、结核病和疟疾,疫苗的保护作用有限,仍无有效的疫苗上市。病原体逃避人体免疫系统监测和(或)病原体自身的遗传变异是原因之一。其二,目前对有些特定的免疫反应和作用机理仍不清楚,且受伦理等因素的制约,大多数机理研究仅局限于啮齿类和其他动物,用动物模型评估人体对疫苗免疫反应存在局限性。

了解疫苗的人体免疫学基础,掌握疫苗诱导人体免疫反应,研究记忆免疫应答,对探讨人体免疫反应差异和遗传学因素尤为重要。从已有研究结果看,有些疫苗使免疫细胞增殖,有些激活细胞受体从而产生细胞因子(cytokine),有些与基因组序列、DNA 多态性、信使 RNA 有关。

7.1.1　B 细胞反应[1]

B 细胞在成体动物及人体的骨髓内发育成熟,然后经血液或淋巴循环,到达周围淋巴器官如脾脏、淋巴结及黏膜淋巴样组织。在此处与相应抗原相遇,并通过 B 细胞受体(B cell receptor,BCR)识别与之结合,协同刺激信号,诱导 B 细胞活化、增殖、分化成浆细胞,浆细胞产生抗体,发挥特异性免疫应答。B 细胞对蛋白质抗原的应答,如果没有 T 细胞的辅助就不能产生抗体。例如在 T 细胞缺损的动物体内不能产生对蛋白质抗原的抗体,故称蛋白质抗原为胸腺依赖(thymus dependent antigen,TD)抗原。大多数蛋白质抗原,如人血清 γ 球蛋白、牛血清白蛋白、卵白蛋白、白喉类毒素、破伤风类毒素、霍乱弧菌毒素、破伤风杆菌 H 抗原和 T2 噬菌体等都属 TD 抗原。而对非蛋白质抗原如多糖及脂类等抗原,诱导抗体则不需要抗原特异性 T 细胞的辅助,可在 T 细胞缺损的动物体内产生抗体,故称这类抗原为非胸腺依赖(thymus independent antigen,TI)抗原。

TD 抗原刺激 B 细胞产生抗体,也能引起细胞免疫反应。这些蛋白抗原或蛋白基础疫苗导致 Th 细胞调节的抗体应答和记忆 B 细胞和 T 细胞二次或记忆性应答。根据经典看法，首次与外来蛋白（疫苗）抗原的系统接触，早期诱导以 IgM 为主，后期以 IgG 为特征的抗体应答，同时产生记忆 B 细胞和 T 细胞，这些细胞对再次疫苗接种强烈应答，产生高亲和高效价 IgG 抗体。这种二次抗体应答是由抗原特异性 sIgG$^+$ B 细胞克隆扩增和生发中心体细胞突变产生高亲和性 Ig 受体所致。已相继证明，蛋白疫苗经口服免疫接种后可发生类似情况，首次口服疫苗诱导具有高亲和性的 sIgA 抗体，克隆扩增和体细胞突变后，记忆 IgA B 细胞可对二次口服相同疫苗产生大量高亲和性 sIgA 抗体应答。研究证明，肠系膜集合淋巴结内抗原特异性 Th2 细胞与黏膜效应部位抗原特异性 IgA 应答直接相关。口服免疫接种优先诱导 Th2 细胞应答，在黏膜效应组织总是出现 Th2 细胞和 IgA 生成细胞，这种一致性被认为是抗原特异性 Th2 细胞活化后，离开肠系膜集合淋巴结，经普通黏膜免疫系统（common mucosal immune system，CMIS）归巢到 IgA 效应部位。Th2 细胞通过分泌 IL-5 和 IL-6，使抗原特异性 sIgA$^+$ 细胞变成 IgA，生成浆细胞。

而对所有细菌多糖抗原，如肺炎球菌荚膜多糖、聚合的鞭毛蛋白、溶解的绵羊红细胞及某些人工聚合物，能诱导无胸腺或无 T 细胞的动物体内产生 IgM 抗体，二次抗原刺激也不产生记忆反应。这种抗原为 TI 抗原。进一步的研究表明，多糖抗原也可诱导 IgA 抗体应答，但这种应答需要 T 细胞或其分泌的细胞因子辅助，如 IL-5 和 IL-6 可能作为复合因子，诱导多糖特异性 B 细胞 IgA 应答。荚膜多糖和脂多糖诱导相应的 sIgA 应答，由于缺乏记忆 B 细胞，这些 sIgA 应答很快衰减，因此需要不断地重复抗原刺激。研究表明，抗原存在是长期维持记忆 B 和 T 细胞的基本条件。B 细胞区内滤泡树突状细胞（follicular dendritic cell，FDC）通常以抗原复合物的形式长时间保留天然抗原，这些复合物的缓慢释放可能足以在肠相关淋巴组织（GALT）内持续保存抗原特异性记忆 Th 和 B 细胞，再次与抗原接触时，将加强黏膜效应组织内 IgA 应答。

疫苗发展的新进展包括用化学方法将复杂菌糖荚膜（嗜血流感型 b，Hib）与定型的蛋白质疫苗如破伤风或白喉毒素（TT 或 DC）与细胞外膜蛋白结合，使疫苗转变成 T 细胞依赖型。这种联合疫苗可诱导人对多糖的 IgG 亚类应答，而单糖主要诱导 IgM 和 IgG2 抗体应答。Th 细胞依赖应答支持 IgG1 和 IgG3 抗多糖抗体，这种抗体能有效地调节免疫应答、补体结合和吞噬作用，因此，联合疫苗用于婴幼儿，早期便产生多糖抗体，而单纯应用糖疫苗接种，早期一般不诱发抗体应答。

在 T 细胞的辅助下，受抗原刺激的 B 细胞活化增殖，发育成抗体生成细胞并分泌抗体，与血液、淋巴和组织内存在的特异性抗原结合，发挥免疫效应，这就是体液免疫应答。

机体初次接触抗原后，成熟 B 细胞活化、增殖，在 T 细胞辅助下变成浆细胞并分泌 Ig，但在这种致敏、活化增殖期测不到抗体，这就是所谓的潜伏期。潜伏期的长短取决于抗原的性质、数量和机体的状态，菌苗接种后，一般一周左右出现抗体；接种类毒素一般 2—3 周出现抗体。初次免疫应答过程中，主要抗体类型是 IgM，对抗原结合力低，为低亲和性抗体，效价不高，持续时间也短，有的活化的 B 细胞不分泌抗体而成为记忆细胞，这是对抗原初次免疫应答的特征。

初次接触抗原后一定时间，经过初次免疫应答过程，当机体再次接触相同抗原时，机体很快产生抗体,而且抗体效价很高,是初次应答抗体水平的几倍甚至几十倍,持续时间 1 个月以上,下降速度也较慢。二次应答抗体类型主要是 IgG,为高亲和性抗体。二次免疫应答又称回忆反应,是初次免疫应答过程中产生的记忆细胞对再次抗原刺激后的快速活化增殖,抗体出现潜伏期短。T 细胞的辅助作用可诱导发生 Ig 类别的转换,可合成和分泌 IgG、IgA 或 IgE。由于再次应答中产生的抗体对抗原结合的亲和力高于初次应答,所以再次应答所需要的抗原剂量低。

疫苗接种就是遵循这一规律进行操作的。如前所述,初次免疫接种产生的抗体效价很低,持续时间也短,达不到预防效果,因此接种死菌苗或类毒素时多采用 2—3 次接种法。根据不同的疫苗,第一次和第二次接种时间要有适当的时间间隔,以达到获得更强及更持久的免疫力。

除 T、B 淋巴细胞能产生抗体外,E. Unanue 等在 20 世纪 70 年代又证明了巨噬细胞,主要是单核吞噬细胞系在抗体产生中的重要作用。

7.1.2　T 细胞反应[1-3]

T 细胞由一群功能不同的异质性淋巴细胞组成,由于它们是在胸腺内发育成熟,故称为 T 淋巴细胞。成熟 T 细胞移居于周围淋巴组织中,包括淋巴结的副皮质区和脾脏白髓小动脉周围。不同功能的成熟 T 细胞均属小淋巴细胞,在形态上不能区分,但可借其膜表面分子的不同加以鉴别。根据其抗原识别受体的不同,可将 T 细胞分为两大类:一类为 αβT 细胞,另一类为 γδT 细胞。通常所说的 T 细胞都是指 αβT 细胞。根据成熟 T 细胞是否表达 CD4 或 CD8 分子,以及在免疫应答中的功能不同,又可将 T 细胞分为 3 个亚类,即 CD4$^+$ 辅助性 T 细胞(T helper cell,Th)、CD8$^+$ 杀伤性 T 细胞(cytotoxic T cell,Tc)及 CD4$^+$CD25$^+$ 调节性 T 细胞(regulatory T cell,Treg)。

细胞免疫主要由上述两种亚类 T 细胞完成。CD4$^+$ T 细胞亚类在抗原激活下产生效应 Th1 亚群,通过其分泌的细胞因子可活化巨噬细胞等炎症细胞。CD8$^+$ T 细胞亚类受抗原刺激活化,产生效应杀伤 T 细胞(CTL),对靶细胞有特异性杀伤作用。

细胞免疫始于 T 细胞对抗原的特异性识别,关键性的步骤是通过由 APC 呈递的抗原与幼稚 T 细胞接触,使其活化成为对抗原具有特异性攻击能力的武装效应 T 细胞。APC 的特征是对抗原的捕捉、处理、呈递和辅刺激活性的表达。起 APC 作用的 3 个细胞型分别是巨噬细胞(Mφ)、树突状细胞(DC)和 B 细胞。Mφ 吞噬颗粒性抗原,表达 MHC Ⅱ 类分子活性。DC 表达 MHC Ⅱ 类分子活性,呈递病毒抗原。B 细胞通过受体结合浓集的可溶性蛋白抗原,同时诱导 B 细胞上的辅刺激分子,共同活化 T 细胞。当 APC 向 TCR 呈递自身 MHC 结合的抗原肽时,TCR 与抗原肽结合,B7 与其 T 细胞上的受体 CD28 结合时,幼稚 T 细胞才对抗原应答。T 细胞被 APC 活化导致其增殖,使子代分化成为武装效应 T 细胞。

抗原识别所致的 T 淋巴细胞特异性应答过程,包括识别抗原、T 细胞活化、增殖与分化和发挥效应三个阶段。免疫突触形成是 T 细胞抗原识别的结构基础,其黏附分子相互作用与 T 细胞的抗原识别、迁移、活化与功能发挥密切相关。抗原特异性和 MHC 限制性是 T 细胞识别抗原的重要特征,抗原特异性决定了免疫应答的特异性,MHC 限制性决定了 MHCⅠ和 MHCⅡ类抗原识别与应答类型。CD4⁺ T 细胞识别 MHCⅡ类分子相关的抗原肽,针对细菌感染等事件,通过细胞因子的产生与分泌,发挥 Th 细胞的功能。调节细胞免疫应答和体液免疫应答。CD8⁺ T 细胞识别 MHCⅠ类相关抗原肽,针对细胞内病毒感染和基因突变事件产生的细胞毒效应,发挥 CTL 细胞功能。初始 T 细胞多由树突状细胞活化,效应 T 细胞和记忆 T 细胞识别多种 APC 提呈的抗原。双信号的刺激导致 T 细胞完全活化。第一信号来自 APC 表面的 MHC-抗原复合物与 TCR(包括 CD4 和 CD8)的相互作用和结合,该信号确保免疫应答的特异性;第二信号为微生物产物或固有免疫针对微生物的应答成分即协同刺激分子,其提供方式为 APC 表面的协同刺激分子与 T 细胞表面相应配体的相互作用和结合,该信号确保免疫应答在需要的条件下才能发生。TCR-CD3 复合物及辅助受体与蛋白酪氨酸激酶(protein tyrosine kinase,PTK)的相互作用启动信号转导分子 ZAP-70,是早期信号转导酶促反应的关键点。适配蛋白的募集和活化可迅速聚集信号分子、加速酶促级联反应的建立。T 细胞活化信号转导以 Ras-MAP 激酶、钙-钙调磷酸酶和蛋白激酶 C 三条途径为主。钙和蛋白激酶 C 介导的信号途径是指以活化磷脂酶 C 为始动环节,通过其活化产物三磷酸肌醇和甘油二酯分别启动不同级联反应,活化钙调磷酸酶或蛋白激酶 C,并继而活化转录因子的过程。CD28/B7 第二信号协同 TCR 信号途径增强转录因子的活化,而 CTL-4/B7 的相互作用可终结 T 细胞的应答。

　　分泌细胞因子是 T 细胞活化的主要表现形式。T 细胞活化导致的细胞增殖是抗原特异性 T 细胞克隆性扩增,其间 IL-2 起主要作用。Th1 分化途径基于机体对感染或活化巨噬细胞,以及活化 NK 细胞的微生物应答的需要。Th2 分化出现在对寄生虫和变应原(allergen)的应答之中,通常不伴随有固有免疫应答和巨噬细胞活化。Th17 细胞的分化可被 IL-6 和 TGF-b 所诱导。Treg 分化可被 TGF-b 所诱导。初始 T 细胞 CD8⁺ T 细胞分化成细胞毒 T 淋巴细胞的过程,实质上是膜结合型细胞质颗粒的发育。长寿命功能静息的记忆 T 细胞的分化为启动快速和增强的再次免疫应答提供了物质基础。

7.1.3　人类白细胞抗原系统反应[3]

　　HLA 系统是人类的主要组织相容性复合体,定位于 6q21.3,长约 3 600 kb,可表达的基因 128 个,其中 40% 与多种免疫功能有关。HLA 主要分为Ⅰ、Ⅱ、Ⅲ类基因,Ⅰ类和Ⅱ类基因在人类基因组中的多态性最为丰富,其编码产物主要具有提呈抗原、激活效应 T 细胞的功能,因而在调控和参与免疫应答过程中起重要作用。HLA 分子复杂的等位基因系统,不仅从群体水平上大大增强了免疫系统的应变能力,而且导致 HLA 分子结合与提呈抗原肽能力的差异,进而影响机体的免疫应答,也决定了免疫耐受产生的原因和机制的复杂性。

　　经典的 HLAⅠ类分子指 HLA-A、B 和 C 基因编码的分子,分布于几乎所有有核细胞表面。HLAⅠ类分子的生理功能主要是向 CD8$^+$ T 细胞提呈抗原,即 CD8$^+$ T 细胞只能识别与 HLAⅠ类分子结合的抗原肽。这些肽段多数来自内源性的蛋白抗原,如病毒抗原、肿瘤抗原等。以病毒抗原为例,当病毒感染抗原呈递细胞后,病毒蛋白抗原可在细胞内被加工成一些短肽片段,后者在内质网与新合成的Ⅰ类分子结合后表达于抗原呈递细胞表面,被 CD8$^+$ T 细胞识别。HLAⅠ类分子对 CD8$^+$ T 细胞抗原识别功能的限制性作用的机制是:CD8$^+$ T 细胞在胸腺发育中经历了 MHCⅠ类分子参与的阳性选择,赋予了 T 细胞识别抗原的 MHC 限制性。HLAⅠ类分子在免疫效应阶段参与 CD8$^+$ 杀伤性 T 细胞的细胞毒作用,也是介导移植排斥反应重要的移植抗原之一。

已经明确的 HLAⅡ类分子包括 HLA-DR、DP 和 DQ 分子,相对于Ⅰ类分子分布的广泛性,HLAⅡ类分子的分布比较局限,主要表达于 B 细胞、单核-巨噬细胞和树突状细胞等专职抗原提呈细胞,以及某些活化的 T 细胞。HLAⅡ类分子的功能主要是在免疫应答的初始阶段,将经过处理的抗原多肽提呈给未致敏 CD4$^+$ T 细胞。正如 CD8$^+$ T 细胞只能限制性识别与自身 HLAⅠ类分子结合的抗原肽段一样,CD4$^+$ T 细胞只能限制性识别与自身 HLAⅡ类分子结合的抗原肽段,显示 T 细胞识别抗原的Ⅱ类 MHC 限制性。HLAⅡ类分子主要参与外源性抗原的提呈,同时可通过"交叉提呈"提呈内源性抗原。HLAⅡ类分子也是主要参与移植排斥反应的重要靶抗原,包括引起宿主抗移植物反应(host versus graft reaction,HVGR)和移植物抗宿主反应(graft versus host reaction,GVHR)。免疫应答中,HLAⅡ类分子及其提呈的抗原肽还可影响 CD4$^+$ T 细胞的分化,进而决定免疫应答的种类和方向:如果向 Th1 细胞分化,那么最终以细胞免疫应答为主;如果向 Th2 细胞分化,那么则以体液免疫应答为主。因此,MHC 分子的抗原提呈对免疫应答的格局和效应体现方式产生重要的影响。

7.2 疫苗免疫失败的因素分析

接种疫苗作为当今预防传染性疾病的措施已得到公认,也被疾病预防实践所证实。它是最经济、最方便、最有效的手段,在降低传染病的发病率和死亡率方面,几乎没有其他干预方式能够达到疫苗的效果。然而,现行的疫苗免疫接种用于预防传染性疾病,仍有免疫失败发生或不能产生有效免疫应答的情况发生。机体对疫苗的反应与多方面因素有关,如疫苗的种类和质量、接种的部位和途径,以及接种程序和剂量等;其次是机体自身的因素,如吸烟、饮酒、性别、年龄、体重、精神状况、机体免疫力、疾病等,很重要的还有机体的遗传因素。以乙肝疫苗为例,将影响机体免疫应答的因素列举如下。

7.2.1 疫苗方面的原因

(1)抗原含量(接种剂量)

疫苗免疫接种后抗原进入人体,一部分随机体的代谢而消失,另一部分则与机体的免疫活性细胞作用而产生免疫应答。在一定的剂量范围内,疫苗能诱导机体产生适宜免疫应答。免疫力产生的大小与抗原剂量的平方根成正比[1],但如果抗原量过大,蛋白质类抗原可诱导相应的 T 和 B 淋巴细胞克隆产生免疫耐受；细菌的荚膜多糖、脂多糖和聚合鞭毛素等抗原则引起 B 细胞耐受。不同抗原剂量的刺激产生的免疫应答情况也不一样，接种剂量与抗体应答水平的关系如图 7-1。

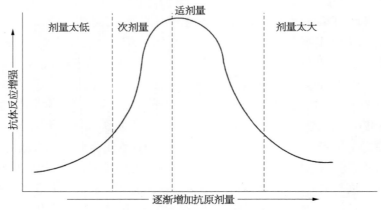

图 7-1　接种剂量与抗体应答水平[1]

有研究表明，乙肝疫苗免疫后，抗-HBs 阳转率随着疫苗抗原含量的增加而提高。张晓红 2004 年比较了 3 种不同剂量乙型肝炎基因工程疫苗的免疫效果[4]。对符合要求的 300 名 15—18 岁健康学生分别接种不同剂量（5 μg、10 μg、20 μg）的乙肝基因工程疫苗，在全程免疫后一年检测无论是抗-HBs 阳转率还是抗体几何平均滴度（geometric mean titer，GMT），差异均有统计学意义，接种 20 μg 疫苗免疫效果明显优于接种 5 μg、10 μg 者。可是也有研究结果显示，不同剂量、不同免疫程序接种后，抗-HBs 阳性率差异无统计学意义（$P > 0.05$）。免疫后抗-HBs 阳性率与性别、年龄差异有统计学意义（$P < 0.05$）[5]。对大部分血液透析者来说，接种更大剂量（是正常成年人剂量的 2~4 倍）或更多剂次的疫苗是必需的，对其他免疫抑制者也是必要的。

（2）疫苗种类[1]

20 世纪 70 年代后期莫帕（P. Maupas）和希勒曼研究开发亚单位血源疫苗，而我国于 1978 年开始研究血源疫苗，血源疫苗在早期的乙肝预防上发挥了很好的作用。美、法两国于 1982 年相继批准乙肝疫苗生产。由于分子生物学的发展，开辟了用基因工程的方法来制备乙肝疫苗的途径。它的基本原理是将乙肝病毒表面抗原基因克隆到质粒中，然后转染酵母细胞或哺乳动物细胞，通过基因重组及细胞培养的方法来表达乙肝抗原。已经证明用基因工程方法制备的疫苗免疫人群可得到与血源疫苗同样的免疫效果。

酵母重组疫苗最早由美国 Merck Sharp & Dohme（MSD）公司在 1986 年首先研制成功，亦称 HB-Vax-DNA 疫苗。其后比利时 Smith Kline Beecham（SKB）生物制品公司在酿酒酵母中表达成功。这两种疫苗相继在市场上投入使用。另外，1991 年 K. Kuroda 等报道，他们发展了一种含 S 和前 S2 的酵母表达系统，这个系统又称 TGP-943 疫苗，每剂含量 10 μg 和 20 μg，该疫苗可使无应答者产生应答。

哺乳动物细胞基因疫苗表达的原理是将 HBsAg 基因片段组建到含有 SV40 早期启动子质粒中,转化中国仓鼠卵巢细胞(Chinese hamster ovary cell,CHO)得到高表达的重组体。通过培养 CHO 细胞使 HBsAg 分泌到培养液中。

目前我国使用的乙肝疫苗主要有重组乙肝疫苗(CHO 细胞)和重组乙肝疫苗(汉逊酵母)。有研究比较这两种国产乙型肝炎疫苗的预防接种效果,在抗体阳转率及几何平均浓度均有显著差异[6,7]。

(3) 疫苗佐剂质量

为了加强机体对一定疫苗抗原的免疫应答,疫苗的生产常应用各种免疫促进剂,通称免疫佐剂。佐剂与免疫原混合,可增强某些抗原的免疫原性,尤其对于免疫原性较弱的抗原,以及免疫原剂量较少不足以免疫应答时,免疫佐剂的作用尤为重要。免疫佐剂还能改变对一种免疫原的免疫应答类型。疫苗生产中最常用于人体的佐剂是明矾沉淀物,它是氢氧化铝悬液,可促进抗原的吸收,并使抗原连续缓慢释放。此外,它还有轻微的刺激效应,从而加强 Mφ 摄取和处理抗原的活性。加入氢氧化铝佐剂的乙肝疫苗具有热稳定性,但多次冻融后,佐剂胶体完全破坏,疫苗也随之失效,接种到人体就无法获得预期的效果,甚至可能会发生不良反应。

(4) 疫苗的储存和管理[8]

没有比适当地储存和管理对疫苗更为重要的问题了。疫苗预防疾病防控工作的成功,部分应归功于适当的疫苗储存和管理。疫苗多由蛋白质或脂类、多糖组成,进行免疫接种时由其中的"活性"物质起到抗原作用,它们多不稳定,受光和热作用可使蛋白质变性,或使多糖抗原降解。疫苗暴露于推荐范围之外的温度下,不但会失去应有的免疫原性,失去效果和保护作用,甚至会形成有害的物质而发生不良反应。储存和管理失误可导致疫苗的浪费和再次接种,从而花费大量财力。接种管理不当的疫苗比不接种疫苗更差。疫苗从生产到接种,都需储存得当。在疫苗运输期间需得到正确的维护,即需要特殊的供应链系统——冷链,包括从生产到接种期间疫苗的运输、储存和管理所用的设备和程序。疫苗很脆弱,故在冷链的每个环节都需保存在疫苗生产商推荐的温度范围内并避光。大多数病毒活疫苗耐受冷冻温度,但离开储存场所后迅速失效。灭活疫苗如暴露于波动的温度(如极热或冷冻温度)则被破坏。如果疫苗在室外时间过长或多次暴露于所需的温度之外,则可有积累的负面影响,对疫苗效果有不良影响。比如百白破制剂、破伤风类毒素、乙肝疫苗或含吸附剂的任何一种疫苗应在 2~8℃ 冷藏条件下储存,避免冻结,否则氢氧化铝颗粒失去其胶体结构变成晶体,溶解后在疫苗中出现颗粒或薄片状颗粒,或是在振摇后 30 分钟内,在透明液柱下面出现沉积物,接种这类疫苗可能发生不良反应。非吸附剂的液体制剂如卡介苗等也不能冻结,如暴露于冷冻温度,疫苗效价则会下降,从而导致免疫反应低下或无应答。

7.2.2　接种措施方面的原因

参与免疫防疫工作的管理业务人员和具体实施免疫接种的各级人员,除了必须具有高素质的思想、知识和技术等方面水平，还必须有严谨的工作态度和必要的有关免疫预防研究的工作能力。在掌握和熟悉疫苗接种知识的同时，更应掌握有关技能。尤其重要的是，掌握免疫接种中正确保存和使用疫苗、正确消毒接种器材，以及正确实施疫苗接种三大基本操作技能。防疫人员接种技术不熟练，使用的注射器或针头等不符合要求，也可导致疫苗免疫失败[8]。

（1）接种途径（部位）

接种疫苗途径不同将决定参与免疫应答的器官和细胞有所不同，从而使诱导产生免疫应答的水平不同。国内外常用的疫苗接种方法和途径有皮上划痕法、皮内接种法、皮下接种法、肌肉注射法、静脉注射法、口服法、无针注射法，以及喷鼻和气雾喷入法 8种[1]。不同疫苗采用不同的接种方法。皮下接种法是免疫接种最为多用的途径和方法。在麻疹疫苗接种中，经皮下免疫一直是优先的方法。OPV 糖丸剂型，儿童直接服用。液体剂型 OPV 直接滴入儿童口中。而皮内卡介苗严禁皮下注射。成人和儿童乙型肝炎疫苗的接种部位为三角肌，婴儿和新生儿为大腿前外侧。因为上臂三角肌肌肉发达、血管少、脂肪层薄，对疫苗容易吸收。有报道称三角肌注射者较臀部抗-HBs 阳转率高[9]。同种疫苗采用不同接种方法收获的效果也大不相同。近年来有研究表明对肌内接种乙肝疫苗无应答者改用小剂量皮内接种可获得较高的抗体应答率[10,11]，但无应答者是一个特殊的人群，很多因素决定了他们对乙肝疫苗的特异性免疫应答能力低下。国外的相关报道认为，皮内注射适合于无应答的血液透析患者，而不适合婴儿、新生儿和年龄大于 30岁的成人[12]。

（2）接种针次及程序

疫苗的接种次数也与免疫应答强度及效果相关，初次接种免疫应答的强度低；同一抗原的再次接种，免疫应答的强度明显增高。为使机体形成有效的保护作用，疫苗必须接种一至数次。灭活疫苗 1 次免疫仅起到动员机体产生抗体的作用，抗体水平低，不持久，常需接种第 2 次或 3 次才能使机体获得巩固的免疫。活疫苗一般较灭活疫苗为好，有的活疫苗 1 次免疫，就可产生理想的免疫应答[1]。在一定范围内抗-HBs 阳转率和滴度随着接种疫苗针次的增加而提高。接种时间和剂次间隔是正确使用疫苗的两个最重要问题。在免疫接种工作经常会遇到特殊情况：含抗体的血制品和活疫苗（尤其是含麻疹和水痘组分的疫苗）的接种时间安排，不同疫苗同时或不同时接种，以及同一种疫苗各剂次的间隔时间等。疫苗抗原的循环抗体可降低或完全消除疫苗的免疫反应。循环抗体产生的干扰程度主要取决于接种疫苗的类型和抗体量。总的来说，免疫接种不应短于建议的最短间隔时间[8]。OPV 两次服苗必须间隔 1 个月（不少于 28 天），这是因为 1 次服苗后排毒时间至少可维持 30 天。在排毒期间，服用疫苗的病毒之间会产生干扰。短于规定的最小间隔接种疫苗可减弱抗体应答，故短于规定最小间隔接种的疫苗不作为免疫程序的一部分[1]。乙肝疫苗接种程序 0、1、6 个月其效果优于 0、1、2 个月。但也有人比较相同疫苗不同免疫程序（0-1-3 与 0-1-6）免疫后抗-HBs 阳转率差异无统计学意义[5]。近年来的研究表明，两针之间长时间间隔较短间隔产生的免疫应答为好，特别是含有吸附剂的疫苗,长于规定的接种间隔者并不降低最终的抗体滴度。因此,中断的免疫程序无需重新开始接种或增加接种的次数。但是适当长的间隔虽能产生较好的免疫应答,势必推迟产生保护性抗体的时间,使儿童增加暴露的危险。所以,应尽量在 1 周岁内完成计划免疫规定的基础免疫[8]。

7.2.3 被接种者的原因

（1）年龄

免疫起始月龄要考虑产生理想免疫应答的起始月龄和疾病威胁的起始月龄两个因素。不同疫苗的免疫起始月龄应综合分析两方面因素做出决定。但应注意的是,免疫接种不能早于最小接种年龄,因为可能会发生疫苗接种的不良免疫反应[1]。

幼儿体内含有母传抗体,这种抗体在婴幼儿体内残留的时间长短不一,活疫苗免疫在有母体被动抗体的干扰下会影响抗体的阳转率,同时新生儿免疫系统发育不完善,有效的疫苗抗原进入机体后就会受到其制约,很可能造成免疫失败或产生低能力的免疫反应[13]。WHO 根据不同国家所做的研究指出,新生儿出生后 2 个月接种 OPV 可以产生理想的免疫应答,而且脊髓灰质炎发病多集中在婴幼儿,所以多数国家都规定 2 月龄开始免疫。对于百白破（DPT）的免疫,在 3 月龄可以产生有效的免疫应答[1]。

年龄与疫苗的应答率高低有明显关系。由于机体的免疫力在不同年龄阶段的差异,疫苗接种后,不同年龄段的人群中引起的免疫反应不同。一般说来,青壮年比老年和婴幼儿免疫应答能力强。肌肉注射 3 剂乙型肝炎疫苗后,90％以上健康成人和 95％以上婴儿、儿童及青少年（0～19 岁）可产生合适的抗体应答。然而,免疫反应有随年龄的增长而下降的趋势。40 岁以上人群接种 3 剂后约 90％受种者产生应答,而到 60 岁的受种者仅为 75％产生保护性抗体滴度。Burns 等在 1993 年报道,接种破伤风疫苗后,青壮年的血清抗体滴度迅速升高,并可维持 1 年,而老年人的抗体水平低于年轻人,并且抗体滴度 6 个月以后下降[14]。受种者对各剂次的反应比例也因年龄而异。Stein 等研究发现,与年轻人相比,老年人对初次免疫和二次免疫应答强度会相应减弱[15]。

（2）性别

接种疫苗人群的性别因素也会影响疫苗接种后的免疫应答能力。即便是同一种疫苗,其产生的保护效力在男性和女性之间也会有差异[16]。造成这种差异的部分原因是性激素的影响,推测性激素水平可能影响抗原处理和提呈、细胞因子的产生以及自然杀伤细胞的功能等;还可能因为部分男性长期吸烟、喝酒等,使机体的免疫系统受到损害,其免疫应答能力较女性差。2008 年 Cook 等总结了对 14 种疫苗接种免疫后开展的 97 项研究,结果发现流感（7 项研究）、甲型肝炎（15 项研究）、乙肝（50 项研究）、肺炎双球菌多糖（4 项研究）、白喉（4 项研究）、风疹（3 项研究）、麻疹（2 项研究）、黄热病（3 项研究）、A 群脑膜炎球菌（1 项研究）、C 群脑膜炎球菌（1 项研究）、破伤风（1 项研究）、布鲁菌（1 项研究）、委内瑞拉马脑炎（1 项研究）和狂犬病（4 项研究）等疫苗接种后,其诱导的体液免疫应答均与性别相关[17]。在接种甲型肝炎、乙型肝炎、风疹、破伤风、布鲁菌和狂犬病等疫苗后,无论是体液免疫应答水平还是细胞免疫应答水平,女性均高于男性。此外,从对疫苗接种后免疫效果评价的另一个重要指标患病率来看,疫苗接种后的流行病学调查结果显示,患病率和以上性别差异的结果基本一致。由此可见,性别也是影响疫苗接种免疫应答水平的一个重要因素,且与接种疫苗的类型相关[18]。

（3）体重

研究表明,早产儿或低出生体重新生儿(<2 kg)在出生时接种乙型肝炎疫苗的血清阳转率偏低[19],可能是由于免疫系统尚未发育成熟所致。然而,所有早产婴儿到 1 个月时,无论体重和孕龄如何,几乎与足月正常体重婴儿的疫苗反应相似,必须开始接种乙型肝炎免疫程序中的第 1 剂疫苗[8]。有些国家规定将早产儿列为接种卡介苗的历史禁忌证,当体重达 3 kg 时才能补种。体重肥胖者无应答的概率高于体重正常者。

（4）免疫抑制及疾病因素

疾病和药物能导致明显的免疫抑制。大量研究证实先天性免疫缺陷、白血病、淋巴瘤及全身恶性肿瘤患者、人类获得性免疫缺陷病毒感染者、丙型肝炎患者、各种原因造成的肾功能损伤者、常见慢性病患者[20-23]、使用免疫抑制剂及接受放化疗的患者对疫苗免疫应答能力差,无应答率高。

（5）不良嗜好因素

不良的个人饮食卫生习惯容易导致乙肝病毒的隐性感染,即与注射前感染有一定关系。有研究在乙肝疫苗接种无应答影响因素的单因素分析中观察到,餐具有无消毒会间接影响乙肝疫苗的应答率,餐具消毒者应答率高[24]。另外,长期大量吸烟、吸毒、酗酒者,免疫功能常受到较大损害,且尼古丁可致慢性血管收缩,从而干扰疫苗吸收,导致疫苗免疫应答低下。

7.3　遗传因素对疫苗免疫效果的影响

7.3.1　人类白细胞抗原的影响

所有个体都具备多种反馈性调节机制对免疫应答进行调节,以维持机体内环境的稳定。但是,针对某一特定抗原的刺激,不同个体产生免疫应答的水平是不同的,免疫应答发生与否及其发生强弱,均受控于遗传因素,这是由个体遗传背景所决定的。控制免疫应答的基因主要包括 MHC 基因和非 MHC 基因,MHC 基因多态性影响免疫应答的水平。也就是说,MHC 等位基因不同的个体,其免疫应答能力存在差异。有实验表明,MHC 单倍型不同的小鼠品系对特定抗原产生抗体应答的能力有明显差异,其表现有高品系与低品系的不同[3]。

MHC 多态性控制 T 细胞对抗原的识别,从而可影响免疫应答的强弱或有无。群体中不同个体所携带的 MHC 等位基因型别不同,所编码的 MHC 分子结合特定抗原肽的能力也不同。由于 T 细胞所识别的抗原必须是与 MHC I 类或 MHC II 类分子结合的抗原肽,因此,MHC 分子的多态性制约着 T 细胞的激活,使不同个体表现出不同的免疫应答效应。在一个特定群体中,MHC 基因不同的个体,其免疫应答能力不同。MHC 基因对免疫应答的影响在群体水平赋予物种极大的适应与应变能力。另外,MHC 基因区域外的一些基因对免疫应答的影响也被实验证实。例如,在一些具有过敏倾向的家族中,高水平 IgE 的产生与染色体 11q 上存在的特定基因有关[3]。

　　研究表明,麻疹-腮腺炎-风疹联合疫苗、流感疫苗、乙型肝炎疫苗和牛痘疫苗等注射后的免疫反应受 HLA 和其他免疫调控基因的控制。几个 HLA 等位基因和单倍型已被证明是与接种诱导体液反应相关的。例如,DRB1*03 与接种乙型肝炎表面抗原无应答有关,DPB1*05 与接种疟疾子孢子疫苗(malaria sporozoite vaccine)后 IgG 应答增加相关联,DRB1*07-DQB1*03-DPB1*04 和 DRB1*04-DQB1*03-DPB1*03 单倍型个体,分别有较低麻疹和风疹病毒特异性 IgG 抗体滴度。此外,在泰国进行的 HIV-1 疫苗 RV144 II 期临床试验结果表明,某些 HLA II 类等位基因个体没有中和抗体反应,只要个体有一个 DQB1*06 等位点基因,会产生有较高水平的壳蛋白特异性 IgA 抗体,DPB1*13 个体对壳蛋白片段有较高的 IgG 抗体反应。

　　有研究结果显示,人白细胞抗原 HLA-I 类(例如 HLA-A3,HLA-B27,HLA-B57)和 II 类(例如 HLA-DR*1101、HLA-DQ*0301)与丙肝病毒清除有关,分泌 HCV 特定干扰素-γ(IFN-γ)的 T 细胞与感染痊愈有关,并且自然感染中人体会产生 CD4+ 和 CD8+ T 细胞。人类白细胞抗原 HLA-II 类基因型与丙型肝炎病毒 HCV 的自发清除相关联。B*57:03(PR=1.9;P=0.008)和 DRB1*07:01(PR=1.7;P=0.005),DR8(PR=1.8;P=0.01)与 HCV 清除相关。接种含丙肝 NS3、NS4、NS5A 和 NS5B 蛋白的猴腺病毒或 MVA 重组载体疫苗,HCV 特定的 T 细胞反应增加,分泌丙肝特定干扰素(IFN-γ、TNF-α 或 IL-2)的 T 细胞 CD4+ 和 CD8+ 出现高峰,疫苗诱导改变 T 细胞 HLA I 类(HLA-A*0201,HLA-A*0101,HLA-DR,PD-1)表达特征。自然感染者和接种疫苗者的疫苗反应表明,T 细胞在病毒控制中发挥着重要作用。

　　乙肝疫苗无(弱)应答与遗传因素的关系研究中,集中于人类白细胞抗原 HLA-II 类基因的研究较多。

　　1981 年,Walker 等首先观察到,在高加索人群对接种乙肝疫苗免疫应答耐受者中,HLA-DR7 基因型的频率为 52.2%,频率明显高于强应答者 9.1%,率先提出人对乙肝疫苗的免疫应答受 MHC 即人类白细胞抗原(HLA)的调控[25]。此后,国内外学者便不断开展对乙肝疫苗免疫应答耐受与遗传因素关系的研究。2007 年,Kimman 等总结了有关 HLA 基因与疫苗免疫应答关系的发现[26],在有关乙肝疫苗的研究中,HLA-DRB1*03、HLA-DRB1*07、HLA-DRB1*14、HLA-DQB1*02、HLA-DRB1*11:01 至少在两项研究中与乙肝疫苗无应答及低应答水平相关,而 HLA-DRB1*01、HLA-DQB1*03:01、HLA-DQB1*05:01 至少在两项研究中,与乙肝疫苗正常应答及高应答水平相关。

　　美国免疫学家 D. Milich 等回顾了 1981—2002 年 20 年间相关研究的报道,总结了 HLA 基因与乙肝疫苗免疫应答的关系,结合近年来很多研究报道,基本可以确定:HLA 复合体的三个区均存在调控乙肝疫苗免疫应答的基因,这些基因或单独显示其效应,或以紧密连锁的单倍型方式发挥作用。依据相关等位基因被报道的频繁程度以及统计分析结果的说服力(样本量、P 值、RR),可以确定 HLA-Ⅱ类基因与乙肝疫苗免疫应答的关系最为密切,其中 40% 由 HLA-DRB1 基因决定,60% 则为其他 HLA 基因或非 HLA 基因决定。其中 DRB1* 01(DR1)、DRB1* 11(DR5)、DRB1* 15(DR2)、DQB1* 0501 和 DPB1* 0401 是主要的上调抗-HBs 应答水平的等位基因,而 DRB1* 03、DRB1* 07、DQB1* 02 和 DPB1* 1101 是主要的下调等位基因。

在 HLA-Ⅲ类基因中,C4A 基因座位编码重要的补体成分 C4a。Hohler 等[27]研究发现,乙肝疫苗无应答者的 C4A* Q0 等位基因频率及 C4A* 基因缺失比例(62% 和 33%)均明显高于应答者(32% 和 12%)。在用 Loigstic 回归分析控制了 HLA-Ⅱ类等位基因的干扰后,C4A* Q0 等位基因仍保持着与无应答之间的统计学联系(RR = 3.60,95% CL 为 1.44—9.00)。在 HLA 复合体Ⅰ区,各研究发现的可能影响乙肝疫苗免疫应答的基因多以单元型方式出现,如具有抗原特异性 B8、B18 的等位基因。Wang 等[28]研究发现,HLA-Ⅰ类等位基因 Cw* 03 的频率在无应答者与应答者之间存在明显差异。在控制了非遗传因素的干扰后差异仍然有统计学意义,但包含几个 HLA-Ⅱ类等位基因的进一步 Loigstic 回归分析却未显示该等位基因与无应答之间存在统计学联系。他们还就一些细胞因子基因单核苷酸多态性与乙肝疫苗免疫应答的关系进行了探讨,发现无应答者拥有较高比例的白细胞介素 IL-12B 杂合启动子(L/S)基因型,而应答者拥有较高比例的 IL-4 TTC 单元型。在用 Loigstic 回归分析控制了多种非遗传因素的干扰、并排除多个 HLA 基因的混杂作用后,这一差异仍然维持不变。作者分析指出 HLA 基因和细胞因子基因可各自独立地影响乙肝疫苗免疫应答。

为评价遗传因素与环境因素在乙肝疫苗免疫应答中所起作用大小,Hohler 等[29]在 202 对孪生子中开展研究,所有孪生子在疫苗接种前均经检测确定未感染 HBV,在 3 针常规肌肉接种完成 1 个月后检测抗-HBs。通过模型拟合确定双卵和单卵孪生子抗体应答水平的一致性程度,依此计算遗传度为 0.61(95% CL 为 0.41—0.81)。其解释为:不同个体乙肝疫苗抗体应答水平的差异主要由遗传因素决定,其作用约占 60%,而环境因素的作用相对较弱,占 40%。针对遗传因素的本质,该研究分析了 HLA-DRB1* 基因与抗体应答的关系,发现在这个基因座位上拥有相同主型的双卵孪生子抗-HBs 滴度相关系数(0.63)大于无相同主型的双卵孪生子(0.40),但小于单卵孪生子(0.81)。通过进一步分析遗传度后的研究表明:在遗传因素与抗体应答的关系中,40% 可由 HLA-DRB1* 基因解释,另外 60% 则由其他 HLA 基因或非 HLA 基因决定。

7.3.2　免疫机制缺陷

免疫缺陷病(immunodeficiency disease,IDD)是因免疫系统先天发育障碍或后天损伤而导致的一组综合征。根据病因可将免疫缺陷病分为原发性免疫缺陷病和获得性免疫缺陷病。原发性免疫缺陷病又称先天性免疫缺陷病,由遗传基因异常或先天性免疫系统发育不全造成的免疫功能障碍所致。根据主要累及的免疫系统组分,先天性免疫缺陷病可分为原发性 B 细胞缺陷、原发性 T 细胞缺陷、联合免疫缺陷、补体系统缺陷和吞噬细胞缺陷[3]。任何一种缺陷都能导致机体对病原体的易感性增加、某些肿瘤的发病率增高，以及易发自身免疫病。

HBsAg 为 TD 抗原，其诱导机体产生抗-HBs 必须经抗原提呈（形成抗原肽-MHC 分子复合物）、辅助性 T 淋巴细胞（TH）识别及 B 淋巴细胞激活与分化三个基本环节，需要多种免疫细胞与分子的共同参与，而遗传因素（如 MHC 基因）控制着免疫应答的物质基础。在这个复杂过程中，任一环节出现问题，哪怕是一种参与免疫应答或调节的免疫分子表达不足，均可能导致机体对乙肝疫苗应答水平低下或无应答。综合分析以往研究结果，有以下几个方面的原因[30]。

（1）抗原提呈缺陷

HBsAg 似乎仅有为数不多的能被 TH 细胞识别的肽段[31]，考虑到抗原提呈需要 MHC-Ⅱ 类分子的参与。有学者推测乙肝疫苗无应答可能与抗原提呈缺陷有关[32]。其机制为：要么是抗原提呈细胞（APC）摄取和（或）处理 HBsAg 出了问题，不能产生足量的抗原肽；要么是特定的 MHC-Ⅱ 类分子表达缺乏和（或）其与抗原肽不能稳定结合。且认为后一机制如果存在，其更可能以隐性遗传方式传代，因为一对 MHC-Ⅱ 类等位基因需要同时为抗体下调基因才能产生无应答表型。然而，两个相似的研究报道不支持抗原提呈缺陷这一假设[33,34]。两项研究通过交叉混合 HLA 型别相符的乙肝疫苗无应答者与应答者的 T 淋巴细胞和 APC，在 HBsAg 刺激下做 T 淋巴细胞增殖实验，结果发现：加入无应答者的 APC 后，应答者的 T 淋巴细胞经培养可发生增殖反应；相反，加入应答者的 APC 后，无应答者的 T 淋巴细胞未见到增殖反应。

（2）抗原特异性 TH 细胞数量不足或功能缺陷

原发性 T 细胞缺陷是一类由遗传因素所致的 T 细胞发育、分化和功能障碍的免疫缺陷病。T 细胞缺陷不仅导致细胞免疫缺陷，也会间接导致体液免疫缺陷和单核-巨噬细胞功能缺陷。虽然某些患者血清 Ig 正常，但机体并不能对抗原产生特异性抗体[3]。

很多研究发现，乙肝疫苗无应答者外周血单个核细胞（PBMC）或分离纯化的 T 淋巴细胞在 HBsAg 刺激下无增殖，或增殖水平显著低于应答者，但在 T 淋巴细胞丝裂原非特异性刺激或破伤风类毒素特异性刺激下，增殖水平却与应答者无差异[35,36]。且这些研究大多发现，抗-HBs 应答水平与 PBMC 或 T 淋巴细胞在 HBsAg 刺激下的增殖水平成正相关。这说明乙肝疫苗无应答并非由于整个 T 淋巴细胞系的无能造成，而是与 HBsAg 特异性 T 淋巴细胞数量不足或功能缺陷有关。

通过检测 PBMC 或分离纯化的 T 淋巴细胞在 HBsAg 刺激下培养上清液中的细胞因子水平发现：乙肝疫苗无应答者的多种细胞因子水平显著低于应答者，既有 TH1 细胞或 TH2 细胞分泌的细胞因子不足[35,37]，更有两种细胞分泌的细胞因子同时缺乏的结论[33,38]。这说明 HBsAg 特异性 TH1 细胞或 TH2 细胞数量不足或功能缺陷，均可导致乙肝疫苗无应答的发生。从这些研究中也可得出结论：细胞因子如 IL-2、干扰素 γ（IFNγ）、IL-4、IL-10 等的缺乏与乙肝疫苗无应答有关。

应用流式细胞仪检测技术，Goncalves 等[36]研究发现：乙肝疫苗无应答者外周血

CD3$^+$/CD4$^+$ T 淋巴细胞在 HBsAg 刺激下表达 CD69、CD25 和 CD40 配体的水平均显著低于应答者,而且 CD69 表达水平与 PBMC 增殖水平、CD40 配体表达水平与抗-HBs 应答水平存在正相关关系。CD69 表达是最早的 T 淋巴细胞活化信号之一,而 CD25 一般表达于活化的 T 淋巴细胞表面,组成高亲和力的 IL-2 受体,参与 TH 细胞介导的免疫应答与调节。结合该研究的其他发现,如在 HBsAg 刺激下,无应答者 CD3$^+$/CD4$^+$ T 淋巴细胞胞内合成细胞因子 IL-2、IFNγ、IL-4 和 IL-13 的水平均显著低于应答者,说明 TH 细胞对 HBsAg 应答缺陷(不能正常识别与活化)是乙肝疫苗无应答的一个重要机制。

正常的 T 淋巴细胞库能特异性地识别各种抗原,这取决于 TCR 的高度多样性和特异性。当遇到抗原刺激时,静止的 T 淋巴细胞被激活,增殖、分化为各种功能性 T 淋巴细胞而发挥效应。应用有限稀释分析可以准确测量进入外周血液循环的抗原特异性 T 淋巴细胞的数量或频数,并依此评价 T 淋巴细胞库的功能。Chedid 等[35] 和 Avanzini 等[39] 均发现乙肝疫苗无应答者外周血 T 淋巴细胞中 HBsAg 特异性 T 淋巴细胞的频数显著低于应答者,但破伤风类毒素特异性 T 淋巴细胞的频数在两者间无差异。Chedid[35] 还发现 HBsAg 特异性 T 淋巴细胞的频数与抗-HBs 应答水平存在正相关关系。两项研究指出:乙肝疫苗无应答者的 T 淋巴细胞库存在着特异性识别 HBsAg 的缺陷,即 T 淋巴细胞库形成时缺乏正常的、表面携带有能特异性识别 HBsAg-MHC 分子复合物 TCR 的 T 淋巴细胞;这一现象造成机体在 T 淋巴细胞水平对 HBsAg 不能正常应答,因而缺乏正常的 HBsAg 特异性 TH 细胞表达,最终导致抗-HBs 应答低下或无应答,并推测这一现象的产生是由于携带可特异性识别 HBsAg 表位 TCR 的 T 淋巴细胞在胸腺分化成熟过程中受到阴性选择,发生了类似于对自身抗原的免疫耐受。Desombere 等[31] 通过检测不同 HLA-Ⅱ类基因限制性 CD4$^+$ T 淋巴细胞亚群对 HBsAg 多个表位的增殖反应,发现乙肝疫苗应答者 HBsAg 特异性 T 淋巴细胞应答为多表位、多基因限制性应答,而无应答者为寡表位、寡基因限制性应答。这一发现也证实了乙肝疫苗无应答者的 T 淋巴细胞库存在缺陷。

(3) 抗原特异性 B 淋巴细胞数量不足或功能缺陷

总的来说,B 细胞缺陷就会导致抗原特异性 B 淋巴细胞数量不足或功能缺陷,B 细胞对 T 细胞传递的信号反应低下,导致抗体生成障碍。患者在遭遇外来抗原时不能产生有效的应答反应。一般情况下,外来抗原仅被 APC 经 MHC-Ⅱ类分子途径提呈给 MHC-Ⅱ类基因限制性 CD4$^+$ T 淋巴细胞。但有研究发现,HBsAg 可以被其特异性 B 淋巴细胞经 MHC-Ⅰ类分子途径提呈给 MHC-Ⅰ类基因限制 CD8$^+$ 细胞毒性 T 淋巴细胞(CTL),后者因此可选择性杀伤 HBsAg 特异性 B 淋巴细胞,并认为这与乙肝疫苗无应答有关[40]。还有研究指出,乙肝疫苗接种者可产生 HBsAg 特异性 CD4$^+$ CTL 克隆,其可识别和杀伤被 HBsAg 活化的 APC(包括 HBsAg 特异性 B 淋巴细胞)[41]。

Shokrgozar 等[42] 首次应用细胞转染技术结合有限稀释检测,分析了乙肝疫苗无应答者与应答者外周血 HBsAg 特异性 B 淋巴细胞的频数,结果发现:在疫苗接种前,无应答者与应答者 PBMC 中 HBsAg 特异性 B 淋巴细胞频数无差异($<2 \times 10^{-5}$),但在接种 3 针重组疫苗后,应答者的频数明显提升(1.5×10^{-4}),而无应答者却无变化。研究还发现,

应答者抗-HBs 水平与 HBsAg 特异性 B 淋巴细胞频数存在正相关关系。结果说明无应答者可能存在原发的 HBsAg 特异性 B 淋巴细胞库形成缺陷。

（4）抑制性 T 淋巴细胞的抑制作用

这种抑制作用的最主要的证据来自 Watanabe[43] 等的报道,他们通过 HLA 基因分型并检测各型 T 淋巴细胞在 HBsAg 刺激下的增殖水平,结果表明乙肝疫苗无应答者的 HLA 复合体存在针对 HBsAg 的免疫抑制基因,其以 Bw54-DR4-DRw53 单元型方式发挥作用,具有高度连锁不平衡及常染色体显性遗传特点,经 HBsAg 特异性 CD8+ TS 细胞控制机体对乙肝疫苗的无应答或低水平应答。但随后有学者发现,在 HBsAg 特异性 PBMC 增殖实验中,预先去除乙肝疫苗无应答者 PBMC 中的 CD8+ T 淋巴细胞,并未见到增殖反应加强,增殖水平仍然显著低于应答者[44]。

（5）补体 C4a 缺乏

补体是存在于人和动物血清及组织液中一组不耐热、经活化后具酶活性、可介导免疫应答和炎症反应的蛋白质,包括 30 多种可溶性蛋白和膜蛋白,故称补体系统。补体参与免疫应答的主要机制是：C3、C4b 参与网罗、固定抗原,使抗原易被 APC 处理和提呈；C3d 结合免疫复合体,诱导 APC 表达共刺激因子。补体多种成分可与多种免疫细胞相互作用,调节细胞增殖、分化。补体通过细胞毒性作用、调理作用及清除免疫复合体作用,参与适应性体液免疫。补体参与调节多种免疫细胞的效应功能,C3a-C3aR 相互作用可促进 Th2 细胞应答,并影响 B 细胞分泌 IgE 的水平；C3b 或 C4b 与膜辅助蛋白（membrane cofactor protein，MCP，即 CD46）相互作用,可诱导调节性 T 细胞产生抑制性细胞因子（如 IL-10 和 TGF-β）。补体可能还参与免疫记忆等。因此,一旦出现补体缺陷、功能障碍或异常活化则导致多种疾病的发生发展[3]。

补体固有成分 C4 有两种类型,即 C4a 和 C4b,它们分别由紧密连锁的 HLA-Ⅲ类基因 C4A* 和 C4B* 编码。C4 在补体经典激活途径中引导 C3 裂解（C3 的不同活性片段在免疫调节中发挥重要作用）；在滤泡树突状细胞捕获及 B 淋巴细胞识别抗原过程中,帮助补体片 C3d/C4d 黏附抗原并与细胞表面补体受体 CD21/CD35 结合。通过一系列抗原-C3/C4-C3d/C4d-滤泡树突状细胞复合体和 B 淋巴细胞表面 CD21/CD35 及 B 淋巴细胞受体的相互粘附与结合,可以增强细胞间信号传导,降低 B 淋巴细胞活化所需抗原剂量的阈值,提升机体对 TD 抗原的免疫应答水平[45]。补体固有成分缺陷将直接影响免疫反应。在 Hohler 等的研究中,通过检测血清中 C4 同种异型蛋白表达,发现乙肝疫苗无应答者 C4a 缺乏（即 C4A* Q0 表型）的比例显著高于应答者,而 C4b 缺乏在两组间无差异,提示 C4a 缺乏可在 B 淋巴细胞水平影响机体对乙肝疫苗的抗体应答。有学者进一步推测,相比其他疫苗,C4a 缺乏对乙肝疫苗免疫应答的影响可能更直接、更严重[27,45]。

（6）免疫耐受

免疫系统的重要功能之一是识别抗原并对抗原物质产生免疫应答,继而清除之。在一定条件下机体免疫系统接触某种抗原刺激后所表现出的特异性免疫低应答或无应答状态,称为免疫耐受（immunotolerance）。其特征是机体再次接触同一抗原时,不发生可查见的免疫反应,但对其他抗原仍保持正常的免疫应答。机体通过天然产生的和后天诱导的调节性 T 细胞(Treg),可对自身反应性 T/B 细胞有效抑制[3]。

新生儿因产前宫内造成潜在 HBV 感染而导致的免疫耐受,是新生儿乙肝疫苗接种无(弱)应答的主要原因。新生儿在宫内低水平感染时,HBV 复制基本处于静止状态,用常规的 ELISA 方法无法检测出其相关的感染指标,但它明显抑制了新生儿对乙肝疫苗的应答[46]。相反,抗-HBs 阳性孕妇胎盘中抗体滴度高,对其婴儿接种乙肝疫苗有增强应答作用。可见 HBsAg 和 HBeAg 双阳性者常是导致其婴儿免疫失败的重要原因[47]。同样,对于成年人,潜在的乙肝病毒感染也是导致乙肝疫苗接种无应答的一个重要原因。如果家中有 HBsAg 携带者,很可能病毒已感染了受试者,而由于病毒数量少,一般检测方法无法检出,此时若注射乙肝疫苗也可能导致无(弱)应答[24]。同样,自然感染 HBV 未能引起机体产生保护性抗体,表明机体内有影响免疫应答的因素存在,此时再注射乙肝疫苗也不会产生应有的效果。另外,由于 HBsAg 的变异,现行的乙肝疫苗产生的抗体对变异的病毒无效,称之为疫苗逃避。

7.3.3 S 区基因变异

(1) 乙肝病毒 S 基因变异的意义

乙肝病毒 S 基因位于 HBV 核苷酸 155—833 位,编码 226 个氨基酸残基,含二段亲水区,一段位于 30—79 位,存在于 HBsAg 颗粒内部,另一段位于 99—168 位,位于 HBsAg 表面,与其免疫原性关系密切。乙肝表面抗原的变异可发生在 S 区也可发生在 Pre-S 区。根据基因组 S 区核苷酸的变异形成 4 个相互排斥的血清型,即 adw、adr、ayw、ayr。在我国各种亚型均有报道,并有文献报道由南向北 adw 亚型的比例逐渐降低[48-50]。"α"决定簇是 HBV 各型的共同抗原决定簇,位于高度保守的 124—147 位氨基酸亲水区,并以 124 和 127、139 和 147 间半胱氨酸的二硫键形成双环结构。这两个环分别存在两个单克隆抗体结合位点,即 RF1 和 RF7。这一结构对于维持 HBsAg 抗原性十分重要。针对"α"决定簇的抗体对乙肝表面抗原均可结合,并具中和作用,因而可有效保护机体免受各亚型病毒的感染,从免疫学角度讲,如果"α"抗原决定簇氨基酸发生变异,则影响整个抗体应答。因此,"α"抗原决定簇对乙肝疫苗免疫有重要意义。

研究者认为,HBV 的 S 基因变异是乙肝疫苗免疫无应答的重要原因之一。对疫苗免疫失败者的 HBV S 基因序列分析发现,大部分病例 S 基因均存在变异,并且出生后接种乙肝疫苗和(或)HBsAg 的 HBV 感染儿童,其 S 基因 α 决定簇变异的发生率明显高于未接种儿童。王继杰和 Xia 等[51,52]应用直接测序法分别检测 152 例和 280 例单纯乙肝疫苗免疫后携带者和未免疫携带者 HBV 的 S 基因变异现况时发现,免疫后携带者 HBsAg 的 α 决定簇氨基酸变异率明显高于未免疫携带者,变异率分别为 31.9%(22/69)、8.4%(7/83)和 30.9%(30/97)、7.6%(14/183),145、126、133 位均是最常见的氨基酸置换位点。

已有文献报道在疫苗免疫失败者中发现"α"抗原决定簇变异株,其中,国外报道[53]的最常见变异是"α"抗原决定簇中的 587 位核苷酸序列（即 145 位氨基酸）发生 G→A 突变，导致第 145 位的甘氨酸被精氨酸替代，还有 141 位的赖氨酸被谷氨酸替代，第 144 位的天冬氨酸被丙氨酸替代，这三个位点都在"α"抗原决定簇的第二环。国内文献[54,55]报道了 126 位异亮氨酸可以被缬氨酸或苏氨酸替代，133 位甲硫氨酸可以被亮氨酸替代，并认为"α"抗原决定簇的第一环是变异高发位点。

S 区域变异的临床意义包括：① 与乙肝疫苗免疫失败有关的变异株感染；② 因病毒变异而不能与抗-HBs 结合，因而常规检测 HBsAg 阴性，对此类 HBsAg 阴性的 HBV 感染的诊断；③ 接受乙型肝炎免疫球蛋白（hepatitis B immunoglobulin，HBIG）或特异性抗病毒治疗[如泛昔洛韦（famciclovir）、拉米夫定（lamivucline）]诱导的变异和变异株的耐药性[56]。

（2）免疫失败儿童中的乙肝病毒 S 基因变异

J.Zuckerman 等描述了 1982—1987 年，用法国巴斯德公司和美国 MSD 公司乙肝疫苗在意大利接种 1590 例新生儿的情况。这些新生儿免疫时用或不用 HBIG，当地 HBsAg 携带率为 5％，而接种疫苗未被保护者 44 例，带毒率为 2.8％。其中 32 例在血清中可测到抗-HBs（抗体水平最高可达到 55～370 IU/L），也就是说在血液中既能查出 HBsAg，又可查出抗-HBs。用单克隆抗体分析"α"表位，结果阴性或很弱，这说明血循环中抗体并不能防止 HBV 的感染。分析婴儿感染的 HBsAg 的序列，发现"α"决定簇中的 587 位核苷酸序列发生 G→A 突变，导致第 145 位的甘氨酸被精氨酸替代，而与母体携带的 HBsAg 有差别，这种现象称为逃逸突变，为 A. Zanetti 在 1998 年首先发现，以后有许多学者相继报道。苏建白等观察到台湾婴儿疫苗接种后会产生抗-HBs，并携带 HBsAg，核苷酸序列分析，有 145 位的氨基酸变异，这种变异也出现在疫苗接种后的儿童和未接种疫苗的成人[1]。2001 年朱启荣等[57]报道对双阳性母亲新生儿经 3 针免疫后仍有 HBV DNA 阳性，抗-HBs＜10 IU/ml 者 11 例。取其血清进行 PCR 扩增并直接测序，7 例为 adw 亚型，4 例为 adr 亚型。11 例中有 10 例在"α"决定簇双环区一个或一个以上的核苷酸有变异，多数在第一环。这些免疫失败的儿童常伴有 ALT 升高和肝功能异常。

吕晴等[58]对 106 名乙肝疫苗免疫失败儿童的血清进行研究，发现 30.3％的标本存在 S 基因变异，经序列分析验证，符合率达 90.1％。一项对江苏常州地区的 15 例乙肝疫苗免疫失败儿童的血清 HBV DNA S 基因"α"抗原决定簇分析后发现，四例儿童存在"α"抗原决定簇变异，其中一例为第 126 位的异亮氨酸被苏氨酸替代，并发现一例编码第 134 位密码子的 TTT→ATT 突变，导致苯丙氨酸被异亮氨酸替换，这一位点的变异尚没有文献报道，为 S 基因"α"抗原决定簇变异的新类型，有 2 例出现第 145 位氨基酸的变异，但都不是文献报道的甘氨酸被精氨酸替代，而是甘氨酸被丙氨酸替代，"α"抗原决定簇的第一环和第二环各有 2 例发生变异，可以看出乙型肝炎病毒 S 基因"α"抗原决定簇的变异存在着地区性的差异，对乙型肝炎病毒 S 基因"α"抗原决定簇的变异进行地区性研究依然有着重要的意义[59]。而在另一项对收集于广东省 36 份乙肝疫苗免疫失败的儿童血清标本 HBV 检测中，有 26 份样本为阳性，对其中 23 份进行了序列分析，有 20 份 S 基因出现了核苷酸变异，11 份出现了氨基酸变异,12 份在"α"决定簇片段内出现了核苷酸变异,4 份出现了氨基酸变异。这 4 例中 1 例分别在 143、145 位出现了 Lys→Met 和 Gly→Ala 的氨基酸置换,1 例在 126 位氨基酸由 苏氨酸(Thr)置换为丙氨酸(Ala),1 例在核苷酸 540 位点突变(A→G)引起第 129 位谷氨酰 胺被置换为精氨酸,还有 1 例在 140 位由 Thr 突变为丝氨酸(Ser)[60]。

　　研究表明,在"α"决定簇 137—139 位或 149 的半胱氨酸发生突变,均会造成与多克 隆抗体反应的降低或消失。学者们认为,逃逸突变的发生主要是由于疫苗免疫产生的抗 体或自然产生的抗体压力所致。由于突变导致疫苗免疫失败,这个问题的解决有待于进 一步的研究。

7.4　疫苗遗传因素影响免疫效果的对策考虑[1,61]

　　许多学者通过多年研究,针对低、无应答者采取相应对策,如增加接种次数、变更接 种途径、接种 Pre-s2 的疫苗、与 HBIG 联合使用、与佐剂以及某些细胞因子同时应用等, 使许多低、无应答者出现抗-HBs 阳转,保护了这些易感者。

7.4.1　增加疫苗免疫次数或接种剂量以提高免疫应答

　　庄贵华等[62]对 40 例无应答者按 0、1、2 个月接种 10 μg×3,完成 30 个月的观察,抗- HBs 阳性率为 64.7%。Zuckerman 等[63]对 100 名无弱应答者进行复种,第 1 针后 69 人 应答,第 2 针后仅增加应答者 1 人。徐英杰等[64]报告,对 129 例低或无应答者接种剂量 为 30 μg×3,抗体阳转率为 78.79%。Fabrizi 等[65]报告,在慢性肾透析病人无弱应答者 中,研究的总接种剂量为 80 μg,皮内组分 16 次接种优于肌肉组 2 次接种。提示对常规 的接种部位无应答者采用皮内多次注射可提高应答率。

7.4.2　高效乙型肝炎免疫球蛋白联合使用

　　对 HBV 携带者的孕妇所生的新生儿,在出生时接种高效价 HBIG 和乙肝疫苗,可提 高免疫新生儿的免疫应答率。张惠忠等[66]对 304 例阻断 HBV 母婴传播效果观察,高效 价乙肝免疫球蛋白联合乙肝疫苗对 HBeAg 阳性组阻断率达 96.51%。姜秀浓等[67]报 告:单纯接种乙型肝炎疫苗组 HBsAg 慢性携带率为 15%,抗-HBs 阳转率为 80%;联合 用药组则分别为 2% 和 95%。另外,还有疫苗接种联合使用胸腺素、IL-2 等细胞因子也 可以提高免疫应答率及应答者的抗体水平[68,69]。

7.4.3　使用含有前 S1 和前 S2 疫苗以提高疫苗免疫原性

　　目前在国际上出售的乙肝疫苗中除法国 Gen-Havac B 疫苗含有 S 和前 S2 之外,其 他的乙肝疫苗,如 MSD 公司、SKB 公司、国内的深圳康泰生物制品有限公司、北京天坛生 物制品有限公司生产的疫苗是由重组酵母表达的 HBsAg 制成,不含 Pre-S 抗原成 分[19]。而 Pre-S 基因对阻止 HBsAg 进入肝细胞起着关键作用,能增强 HBsAg 的免疫 源性,是诱生抗-HBs 最重要的决定簇之一。人们又把含前 S1 和 S2 的疫苗称作第三代疫苗。据 Jonnes[70] 报道他们制备了一种名为 Hepagene(™) 的疫苗，该疫苗不仅含重组 Pre-S1、Pre-S2 和 SHBs 成分，还含有"ad"亚型和"ay"亚型。在小鼠中产生的抗-SHBs 体液抗体较 SKB 公司的疫苗明显增高（分别为 11 097 mIU/ml 和 1 276 mIU/ml）。Hepagene(™) 能促进无应答者产生应答，能促进抗-Pre-S 抗体的产生，在体外能促进 T 淋巴细胞增殖，并产生大量干扰素。如能大量制造将成为更完备的疫苗。Katkov 等[71] 对 87 例无弱应答者接种含不同剂量的 Pre-S2 乙肝疫苗，结果 94％的人抗体阳性，含 Pre-S2 乙肝疫苗的免疫原性明显超过不含前 S 基因疫苗组。另外，对慢性肾功能不全的患者，在进行透析前使用血源乙肝疫苗的抗-HBs 阳转率和滴度均高于使用重组乙肝疫苗的对照组。

7.4.4 研究新型佐剂以提高疫苗质量

疫苗佐剂是一种非特异性的免疫增生剂，本身不具备抗原性，与抗原同时或先用，能非特异性增强或改变机体对抗原免疫应答。我国生产的乙肝疫苗的常规佐剂是氢氧化铝，铝佐剂可增强 Th2 类免疫应答和体液免疫，但能抑制 Th1 类免疫应答和细胞反应[72]。体液免疫只有在 HBV 进入机体但在细胞外时才具有保护作用，一旦 HBV 侵入细胞内，只有细胞免疫才有效，为此，要加快开发增强细胞免疫的佐剂的研究。Davis 等[73] 接种 2 剂含 CpG-OPN 为佐剂的乙肝疫苗后 4 周，抗体滴度 100％达到保护水平。王四清等[74] 用 CpG-OPN 联合 Al(OH)$_3$ 佐剂使用的免疫效果比单用 Al(OH)$_3$ 提高 4 倍，比单用 CpG 提高 7 倍。疫苗 + Al(HO)$_3$ 时免疫，IgG1 抗体亚型占优势，联合 CpG 后，IgG1 和 IgG2a 均升高，IgG2a 升高显著。刘建勋等[75] 用 IL-2 和乙肝疫苗联合接种 60 名无应答者，抗体阳性率明显高于单用疫苗组。易学端等[76] 用 DC-Chol 制成粒径为 50—300 nm 的正电荷脂质体作为乙肝疫苗佐剂免疫小鼠，发现该佐剂所诱导的抗体亚型以 IgG2a 为主，脾细胞产生的 IL-2、IL-5、IFN-γ 比铝佐剂组分别高 16.5 倍、10 倍、2 倍，表明该佐剂具有较强的诱导细胞免疫反应的作用。Heineman[77] 报道了一种名为 MF59 的新佐剂，是一种包含沙烯与表面活性剂的可代谢的油水乳化剂，在乳化过程中形成了稳定的、形状一致的小滴剂。这种新型佐剂的作用明显强于 Al(OH)$_3$ 佐剂，用 MSD 疫苗做对照，MF59 佐剂疫苗免疫 118 人，对照组免疫 110 人，1 针后抗-HBs 阳性率为 89％和 12％；抗体水平分别为 100 mIU/ml 和 10 mIU/ml。第 3 针 1 个月后分别为 249 917 mIU/ml 和 2 346 mIU/ml，MF59 的抗体水平高出 100 倍。这说明新型佐剂作用十分明显。

另外，DNA 疫苗及新型投递系统等正在研究中。前者的设想是将裸 DNA 含有疫苗抗原编码基因的表达质粒进行肌肉注射，细胞摄入后表达抗原，抗原分泌后刺激产生特异性抗体，达到免疫目的；新型投递系统则是用生物可降解聚合物（如聚丙交脂-聚乙交脂）将抗原包在其中，注入体内使之缓慢释放，这样一针即可达到免疫目的。

人类机体的免疫机制复杂多样，针对疫苗抗原的免疫应答与多种因素相关。本章为探讨乙肝疫苗无应答现象提供了一定的线索，但对于其详细机理，尚需进一步研究。

（黄小琴，孙　静，孙茂盛，胡云章）

参考文献

［1］ 张延龄,张晖主编.疫苗学.北京：科学出版社,2004,114.

［2］ 赵铠,主编.疫苗研究与应用.北京：人民卫生出版社,2013,30.

［3］ 何维,主编.医学免疫学.2 版.北京：人民卫生出版社,2013,112.

［4］ 张晓红.不同剂量乙肝基因工程疫苗免疫效果探讨.河南职工医学院学报,2004,16(4)：388-389.

［5］ 徐峰,何凡,周波青,等.不同剂量和程序的乙型病毒性肝炎疫苗免疫效果观察分析.疾病监测,2013,28(1)：38-41.

［6］ 孙莉芳,郭丽霞.不同乙型肝炎疫苗预防接种效果比较.吉林医学,2014,35(3)：456.

［7］ 何岭,彭秀丽.两种国产乙型肝炎疫苗预防接种效果分析.国际生物制品学杂志,2010,33(1)：14-15.

［8］ 周祖木,陈恩富,主译.疫苗可预防疾病：流行病学和预防.北京：人民卫生出版社,2012,34.

［9］ Herbert M, Butler A V, Roome A P, et al. Comparison of intradermal and intramuacular hepatitis B vaccination in university students. Vaccine, 1989, 7(5)：395-396.

［10］ Rahman F, Dahmen A, Herzog-Hauff S, et al. Cellular and humoral immune responses induced by intradermal or intramuscular vaccination with the major hepatitis B surface antigen. Hepatology, 2000, 31(2)：521-527.

［11］ Playford E G, Hogan P G, Bansal A S, et al. Intradermal recombinant hepatitis B vaccine for healthcare workers who fail to respond to intramuscular vaccine. Epidemiology, 2002, 23(2)：87-90.

［12］ Das H S, Sawant P, Shirhatti R G, et al. Efficacy of low dose intradermal hepatitis B vaccine：results of a randomized trial among healthcare workers. Trop Gastroenterol, 2002, 23(3)：120-121.

［13］ Lee S S, Wong K H, Young B W. Children's age affects hepatitis B vaccine response. Gastroenterol Hepatol, 2003, 18(6)：750-751.

［14］ Burns E A, Lum L G, L'Hommedieu G, et al. Specific humoral immunity in the elderly：in vivo and in vitro response to vaccination. J Gerontol, 1993, 48(6)：B231-B236.

［15］ Stein B E. Vaccinating elderly people, protecting from avoidable disease. Drugs Aging, 1994, 5(4)：242-253.

［16］ 黄丽娟,潘红星,张艺飓,等.成人大规模免疫乙肝疫苗的无应答状况及影响因素分析.江苏医药,2008,34(60)：558-560.

［17］ Cook I F. Sexual dimorphism of humoral immunity with human vaccines. Vaccine, 2008, 26(29-30)：3551-3555.

［18］ 李莹,姚宇峰,史荔.宿主遗传因素对疫苗接种后免疫反应的影响.中国生物制品学杂志,2015,28(2)：199-203.

［19］ 迮文远.计划免疫学.2 版.上海：上海科学技术文献出版社,2001,511.

［20］ Carey W, Pimentel R, Westveer M K, et al. Failure of hepatitis B immunization in liver transplant recipients：results of prospective trial. Am J Gastroenterol, 1990, 85(12)：1590-1592.

［21］ Jílková E, Jílek D, Bitterová Z, et al. Hepatitis B vaccination in patients with chronic renal failure. Epidemiol Microbiol Imunol, 1997, 46(4)：135-139.

[22] Pozzilli P, Arduini P, Visalli N, et al. Reduced protection against hepatitis B virus following vaccination in patients with type 1 (insulin-dependent) diabetes. Diabetologia, 1987, 30(10): 817-819.

[23] Carne C A, Weller I V, Waite J, et al. Impaired responsiveness of homosexual men with HIV antibody to plasma derived hepatitis B vaccine. Br Med J (Clin Res Ed), 1987, 294(6576): 866-868.

[24] 陈敏, 陈清, 陈思东, 等. 乙型肝炎疫苗免疫后无(弱)应答影响因素的分析. 广东药学院学报, 2003, 19(2): 173-175.

[25] Walker M E, Szmuness W, Stevens C E, et al. Genetic of anti-HBs responsiveness: HLA-DR7 and nonresponsiveness to hepatitis B vaccination. Transfusion, 1981, 21: 601.

[26] Kimman T G, Vandebriel R J, Hoebee B. Genetic variation in the response to vaccination. Community Genet, 2007, 10(4): 201-217.

[27] Hohler T, Stradmann-Bellinghausen B, Starke R, et al. C4A deficiency and nonresponse to hepatitis B vaccination. J Hepatol, 2002, 37(3): 387-392.

[28] Wang C, Tang J, Song W, et al. HLA and cytokine gene polymorphisms are independently associated with responses to hepatitis B vaccination. Hepatology, 2004, 39: 978-988.

[29] Höhler T, Reuss E, Evers N, et al. Differential genetic determination of immune responsiveness to hepatitis B surface antigen and to hepatitis A virus: a vaccination study in twins. Lancet, 2002, 360: 991-995.

[30] 庄贵华, 颜虹, 王学良. 乙型肝炎疫苗接种无应答原因与机制. 中华肝脏病杂志, 2006, 14(2): 157-160.

[31] Desombere I, Gijbels Y, Verwulgen A, et al. Characterization of the T cell recognition of hepatitis B surface antigen (HBsAg) by good and poor responders to hepatitis B vaccines. Clin Exp Immunol, 2000, 122(3): 390-399.

[32] Milich D R, Leroux-Roels G G. Immunogenetics of the response to HBsAg vaccination. Autoimmunity Rev, 2003, 2(5): 248-257.

[33] Desombere I, Hauser P, Rossau R, et al. Nonresponders to hepatitis B vaccine can present envelope particles to T lymphocytes. J Immunol, 1995, 154: 520-529.

[34] Salazar M, Deulofeut H, Granja C, et al. Normal HBsAg presentation and T-cell defected in the immune response of nonresponders. Immunogenetics, 1995, 41: 366-374.

[35] Chedid M G, Deulofeut H, Yunis D E, et al. Defect in Th1-like cells of nonresponders to Hepatitis B vaccine. Hum Immunol, 1997, 58: 42-51.

[36] Goncalves L, Albarran B, Salmen S, et al. The nonresponse to hepatitis B vaccination is associated with impaired lyphocyte activation. Virology, 2004, 326: 20-28.

[37] 谢婧, 王学良, 庄贵华, 等. 白细胞介素-2及其受体与乙型肝炎疫苗接种无、弱应答发生的关系. 中华肝脏病杂志, 2000, 8: 332-334.

[38] Kardar G A, Jeddi-Tehrani M, Shokri F. Diminished Th1 and Th2 cytokine production in healthy adult nonresponders to recombinant hepatitis B vaccine. Scand J Immunol, 2002, 55: 311-314.

[39] Avanzini M A, Belloni C, Soncini R, et al. Increment of recombinant hepatitis B surface antigen-

specific T-cell precursors after revaccination of slow responder children. Vaccine，2001，19：2819-2824.

[40] Barnaba V，Franco A，Alberti A，et al. Selective killing of hepatitis B envelope antigen-specific B cells by class I-restricted，exogenous antigen-specific T lymphocytes. Nature，1990，345：258-260.

[41] Penna A，Fowler P，Bertoletti A，et al. Hepatitis B virus (HBV)-specific cytotoxic T-cell (CTL) response in human：characterization of HLA class Ⅱ-restricted CTLs that recognize endogenously synthesized HBV envelope antigens. J Virol，1992，66：1193-1198.

[42] Shokrgozar M A，Shokri F. Enumeration of hepatitis B surface antigen-specific B lymphocytes in responder and non-responder normal individuals vaccinated with recombinant hepatitis B surface antigen. Immunology，2001，104：75-79.

[43] Watanabe H，Okumura M，Hirayama K，et al. HLA-Bw54-DR4-DRw53-DQw4 haplotype controls nonresponsiveness to hepatitis B surface antigen via CD8-positive suppressor T cells. Tissue Antigens，1990，36：69-74.

[44] Egea E，Iglesias A，Salazar M，et al. The celluar basis for lack of antibody response to hepatitis B vaccine in humans. J Exp Med，1991，173：531-538.

[45] Milich D R. Influence of C4A deficiency on nonresponse to HBsAg vaccination：a new immune response gene. J Hepatol，2002，37(3)：396-399.

[46] LaziziY，Badur S，Perk Y，et al. Selective unresponsiveness to HbsAg vaccine in newborns related with an in utero passage of hepatitis B virus DNA. Vaccine，1997，15：1095-1110.

[47] 尹爱红,张延学,刘崇柏.乙型肝炎疫苗免疫后低应答和无应答影响因素的探讨.中国计划免疫，2002,8(2)：104-106.

[48] 范金水,庄辉,李远贵,等.我国八城市 HBsAg 阳性和阴性乙肝患者的病毒血清型和基因型分析.中华微生物和免疫学杂志,1998,18(2)：88-91.

[49] 付海军,李荣成,马景臣,等.接种乙型肝炎疫苗后 HBsAg 携带者病毒基因 S 区"α"决定簇变异.中华传染病杂志,2002,20(1)：17-20.

[50] 徐陈槐,黄晓燕,刘克洲,等.乙型肝炎疫苗母婴阻断失败与乙型肝炎病毒 S 基因变异.中华传染病杂志,2002,20(1)：33-36.

[51] 王继杰,颜天强,李乔生,等.单纯乙型肝炎疫苗免疫后表面抗原携带者"α"决定簇基因变异的分子流行病学特征.实用预防医学,2002,9(2)：106-108.

[52] Xia G L，Nainan O V，Shapiro C N. Prevalence and distribution of hepatitis B virus subtypes and genotypes in China. Antiviral Ther，2000，5(Suppl 1)：B12.

[53] Carman W F，Zanetti A R，Karayiannis P，et al. Vaccine-induced escape mutant of hepatitis B virus. Lancet，1990，336：325-329.

[54] 何建文,吕晴,朱启榕,等.乙型肝炎疫苗免疫失败婴儿乙型肝炎病毒表面抗原"α"决定簇基因变异的研究.中华实验和临床病毒学杂志,1996,10：308-311.

[55] 辜文洁,林京香,王佑春,等.乙型肝炎病毒表面抗原和抗体双阳性者中病毒 S 区基因序列分析.中国病毒学,2001,16(4)：321-324.

[56] Locarnini S A. Hepatitis B virus surface antigen and polymerase gene variants：potential

virological and clinical significance. Hepatology，1998，27：294-297.

[57] Zhu Q R，Lü Q，Xiong S D，et al. Hepatitis B virus S gene mutants in infants infected despite immunoprophylaxis. Chin Med J，2001，114(4)：352-354.

[58] 吕晴，朱启榕，熊思东，等.乙型肝炎疫苗免疫失败儿童 S 基因变异株研究.中华儿科杂志，1999，37(12)：736-738.

[59] 王永忠.乙型肝炎疫苗免疫失败儿童病毒 S 基因"α"决定簇变异研究.中国优生与遗传杂志，2003，11(4)：29-30.

[60] 李晖，方苓，黄平，等.广东省乙型肝炎病毒 S 基因变异与乙型肝炎疫苗免疫失败关系探讨.中国计划免疫，2007，13(1)：15-18.

[61] 张万华.乙型肝炎疫苗免疫低或无应答相关因素及策略的研究进展.右江医学，2006，34(3)：310-312.

[62] 庄贵华，王学良，徐慧文，等.乙型肝炎疫苗无/弱应答者复种远期效果.中国公共卫生，2003，1999(7)：778-779.

[63] Zuckerman J N，Sabin C，Craig F M，et al. Immune response to a new hepatitis B vaccine in healthcare workers who had not responded to standard vaccine：randomized double blind dose response study. Br Med J，1997，314(7077)：329-333.

[64] 徐英杰，刘林华，韩兴罡，等.对乙肝疫苗低和无应答成人加强免疫方法的比较.解放军预防医学杂志，2002，20(2)：148-149.

[65] Fabrizi F，Andrulli S，Bacchini G，et al. Intradermal versus intramuscular hepatitis B revaccination in non-responsive dialysis patients：a prospective randomized study with cost-effectiveness evaluation. Nephrol Dial Tranplant，1997，12(6)：1204-1211.

[66] 张惠忠，马明孝，李霞，等.304 例阻断 HBV 母婴传播效果观察.中西医结合肝病杂志，2005，15(5)：289-290.

[67] 姜秀浓，钱云松，胡守廉.国产重组酵母乙型肝炎疫苗单用或联用乙型肝炎免疫球蛋白对阻断 HBV 母婴传播效果的比较.新医学，2003，(11)：686-687.

[68] 杜德伟，白宪光，冯志华，等.白细胞介素 2 提高 HBV 基因疫苗诱导的体液免疫应答.实用肝脏病杂志，2003，6(2)：78-79.

[69] 李耀才，陈小萍，伍思国，等.大剂量乙型肝炎疫苗及胸腺素对初次免疫无应答者免疫效果.中华肝脏病杂志，2004，12(4)：226.

[70] Jones C D，Page M，Bacon A，et al. T-cell and antibody characterization of a new recombinant Pre-S1，Pre-S2，and SHBs antigen-containing hepatitis B vaccine，demonstration of superior anti-SHBs antibody induction in responder mice. Vaccine，1999，17：2528-2537.

[71] Katkov W N，Watkins E，DeMelia H C，et al. Immunogenicity of a 'pre-S2 plu S' hepatitis B vaccine in healthy adults. J Viral Hepat，1994，1(1)：79-83.

[72] 何萍，吕凤林，任建敏，等.铝佐剂的机制及其纳米化前景.世界华人消化杂志，2003，11(11)：1764-1768.

[73] Davis H L，Suparto I I，Weeratna R R，et al. CpG DNA overcomes hyporeponsiveness to hepatitis B vaccine in orangutans. Vaccine，2000，18(18)：1920-1924.

[74] 王四清，田淑芳，许洪林，等.CpG 对乙型肝炎基因重组(CHO 细胞)疫苗免疫效果的影响.病毒学

报,2002,18(2): 108-112.

[75]　刘建勋,石浩,杨建国,等.应用白介素-2 诱导乙肝疫苗免疫无应答者特异性免疫反应的研究.河南预防医学杂志,1999,10(3): 138-139.

[76]　易学瑞,祖萍,袁有成,等.脂质体佐剂对增强 HBsAg 免疫源性的作用.上海免疫学杂志,2002,22(6): 395-397.

[77]　Heineman T C, Clements-Mann M L, Poland G A, et al. A randomized controlled study in adults of the novel hepatitis B vaccine containing MF59 adjuvant. Vaccine, 1999, 17: 2769-2778.

第8章　疫苗基因组学的概念、进展和应用前景

8.1　疫苗基因组学的概念

传统的疫苗研制方法都是以群体病原学理论为基础,在体外大量培养病原体以获得足够量的免疫原,再进行候选疫苗的研发,包括制造灭活疫苗、减毒疫苗,以及开发亚单位疫苗。尽管传统疫苗在重大传染病的防控方面发挥着重大的作用,但其研发还是存在瓶颈,如疫苗有效性在个体间或者群体间存在着较大差异[1];又如传统疫苗研发周期较长(一种比较安全有效的疫苗研发成功往往要花费 5—15 年,甚至更长周期);有些病原体不能体外培养或者抗原免疫原性弱、易变异;大多传统疫苗的制备工艺复杂、成本较高,等等。20 世纪 70 年代,随着基因工程技术的迅速发展,基因工程疫苗随之诞生,如乙型肝炎疫苗,尽管这种疫苗是从病原生物的表型分析入手,疫苗研制周期较长,但还是使疫苗学的发展向前迈进了一大步。

疫苗学研究的最大进展是进入基因组时代和后基因组时代后,在全基因组测序的基础上发生的革新性进展[2]。自 1995 年 J. C. Venter 公布第一个微生物基因组后,至今已完成了 200 多种生物的基因组测序。病原生物基因组序列为人们了解病原体的致病机理提供了全新的颠覆传统方法的研究思路。2001 年人类全基因组序列的公布,又是人类对生命本身分子基础认识发展过程中一个里程碑。随着越来越多病原微生物及其载体基因组的破译,以及越来越多不同人群的全基因组的破译,其成果为疫苗研发提供了新的思路和契机:一方面,通过利用全基因组序列数据来鉴定成百上千种有潜力的候选疫苗,即反向疫苗学(reverse vaccinology)方法[3,4];另一方面,基因组学的发展,使人们可以在弄清群体或个体遗传多样性(即遗传差异)导致的免疫应答差异的基础上,开发更安全有效的疫苗,即疫苗组学(vaccinomics)方法[5]。

由此,我们提出疫苗基因组学的概念,它是人类基因组多样性与病原微生物基因组学有机结合、应用于疫苗研制和疫苗应用的一门新交叉学科。在人类基因组学方面,重点研究不同人群多样性对疾病、疫苗和药物易感性的相关基因组和免疫受体。在病原微生物基因组学方面,重点从基因组层面研究病原微生物基因与人类基因组的交互作用,设计和获得制备疫苗所需的病原微生物抗原。

疫苗基因组学是研究人类基因序列变异对疫苗不同反应的科学,所以它是寻找和制

备疫苗、研究高效特效药物的重要途径，也是指导疫苗应用的重要参考，因此，疫苗基因组学具有重要的基础理论意义和深远的应用价值。

8.2　基因组时代的疫苗学发展

随着 DNA 测序技术和相关分子生物学技术（包括荧光标记 DNA 测序、寡聚核苷酸合成、DNA 杂交、分子克隆、聚合酶链式反应等）的日趋成熟，以及未知基因序列不断被解读，使得 DNA 测序技术和需求成为科学界关注的焦点。2000 年人类基因组草图绘制成功，2003 年第一个人类基因组的完整遗传图谱和物理图谱绘制完成，以及若干种模式生物（大肠杆菌、酵母、线虫、果蝇和小鼠）基因组和代表性物种基因组图谱绘制完成[6]，为人们了解生命起源、进化、生长发育规律，以及认知种属间和个体间的差异和多样性，认识疾病的发生机制提供了科学依据。

8.2.1　基因组学对免疫学的影响

传统意义上的免疫学，既涉及对免疫分子结构、免疫细胞形态和表型的分析，也包含对免疫细胞和免疫分子功能的研究。在对与免疫学功能相关的重要基因的多态性和突变位点等的研究中，各种基因组学成熟的研究手段为其提供了切实可行且廉价的检测方法。目前已发现的参与免疫应答的免疫分子大多具有数量众多的特点，既体现在种群水平的多态性（如人主要组织相容性复合体），也表现在个体水平的多样性。这些分子的多态性或多样性，一定程度上反映出机体对外界刺激反应的潜在的全能性，但也给检测这些分子增加了难度。

以参与免疫应答的重要免疫分子 HLA 为例，该系统是迄今为止人类多态性最丰富的遗传系统，包括经典的Ⅰ类、Ⅱ类和Ⅲ类基因，其中Ⅰ类和Ⅱ类基因中的每个基因在种群中的等位基因数量众多。由于 HLA 在器官移植和疾病关联性中的重要性，对其进行快速而准确的检测是必不可少的。从早期以细胞毒性实验为主的血清学分型，到后来以 PCR 为基础的各种核酸分型方法（如 PCR-SSP，PCR-SSO 或 PCR-RFLP 等），很大程度上都是依赖于原有的 HLA 的数据结果。随着基因测序技术的成熟，以测序为基础的 HLA 分型方法逐步取代了上述传统的分型方法[7]。

更重要的是，通过测序可以直接检测到新的等位基因位点，大大简化了研究路径，提高了数据的可靠性和精确性。利用已有的基因组数据，采用全基因扫描和同源搜索方法寻找结构类似物是发现新的免疫效应分子的重要途径。例如，哺乳动物中参与适应性免疫应答的重要模式识别受体 Toll 样受体，就是通过这个方法发现的。20 世纪 80 年代，在果蝇中发现一组被称为 Toll 的分子是参与防治真菌感染的重要受体分子[8]。随后，通过基因组数据库的比对，人们很快在哺乳动物中发现了该分子的结构同源物，它具有同样的抗感染作用，所以将其命名为 TLR[9]。目前，TLR 分子及其所介导的固有免疫应答已成为免疫学研究中的热点领域之一。

免疫系统产生免疫应答的重要特征之一在于，参与免疫应答的分子和细胞是以网络形式发挥作用的,即所谓"牵一发而动全身";免疫应答过程是快速调动免疫细胞和分子发挥免疫效应功能,从而尽快清除入侵病原菌感染的过程。所以,传统的对单一分子结构和功能的研究策略,往往不能很好诠释免疫应答的特征,而基因组学研究带来的高通量和大规模的研究手段,则有利于将基础免疫学的研究提升到全局和系统的水平。目前,对不同状态下的免疫应答所涉及的细胞和分子机制的解析是免疫学研究的热点之一,利用基因表达谱分析细胞分化阶段的基因表达特征,对阐明这些细胞分子的特征具有重要意义。

以淋巴细胞的活化和分化为例,淋巴细胞在活化过程中的分化是淋巴细胞最终发挥生物学功能的必经之路,其中研究最早的是 CD4$^+$ T 细胞在外来抗原刺激下向 Th1 或 Th2 细胞分化的机制和特征;尽管目前还没有找到 Th1 和 Th2 型两种细胞特有的表面标志,但是已明确 CD4$^+$ T 细胞在分化为 Th1 或是 Th2 细胞时,分泌的细胞因子不同,Th1 以分泌 IFN-γ、TNF-β 和 IL-2 为主,Th2 主要分泌 IL-4、IL-5、IL-6 和 IL-10 等,并通过这些细胞因子最终介导不同类型的免疫应答。有人采用转录组学研究中基因芯片筛查的方法,分析了 Th1 和 Th2 细胞分化早期基因表达谱的变化,阐明了 CD4$^+$ T 细胞分化过程中的转录因子调控网络[10]。利用相似的研究策略,有人对树突状细胞,特别是在不同病原菌感染情况下的树突状细胞基因表达谱的变化进行了分析[11],为研究树突状细胞在参与疾病状态下的免疫应答的分子机制提供了重要的线索。

基因组学发展到现在,它所带来的研究手段和研究策略上的变革已深深影响免疫学的发展,这种影响力还将发挥更大作用。在免疫学众多基础研究领域中,特别是对不同免疫应答状态下细胞因子相互作用网络模式、免疫细胞发育和活化中的相关细胞信号转导网络机制,以及免疫应答的可重塑性机制等方面的研究,都离不开高通量和大规模的基因组学,以及后续的功能基因组学、转录组学、蛋白组学等"组学"和生物信息学研究手段的支撑,这都为免疫学的研究提供了巨大的发展空间。同时,免疫学和基因组学的相互交叉对开展与肿瘤和感染性疾病(如结核病、病毒性肝炎等)相关的疫苗设计和研制提供了极大的便利。

8.2.2 基因组学对疫苗设计的影响

从疫苗的发展史中可以发现,疫苗研发从灭活菌到细菌或蛋白亚单位,再到分子疫苗(肽疫苗或核酸疫苗),都是延续着传统的疫苗研制方法,即"分离病原—灭活或减毒—疫苗设计—生产"的策略,以群体病原学理论为基础,在体外大量培养病原体以获得足够量的免疫原,再进行候选疫苗的研发和生产,并且几乎都是遵循人群普遍适用(one size fits all)原则。经典的方法只能鉴定少量的备选疫苗,这些备选的疫苗在数年后又常常被证明是不合适的。而基因组学和其他组学的迅猛发展,给疫苗学的发展带来了新的思路。

基因组学发展至今,除用于阐明生物学的一些基本规律外,其所获得的基因序列和衍生出的生物信息学知识,在新型免疫防治的疫苗设计中正发挥着越来越重要的作用。

DNA 测序技术的进步使得能快速测定分析人类致病原的全基因组序列（一个细菌基因组被完全测定并分析）仅仅需要几天时间。利用生物信息学和基因组学知识解读人类基因组和病原生物基因组信息，能快速扫描和鉴定可用于疫苗研发的新候选抗原，设计更为有效安全的疫苗。

（1）基因组学促进对个性化疫苗的认识

2005 年科学家提出将充分利用基因组学的知识和技术来改善公共卫生问题，进行个性化药物的研发和疾病的个体化防治等[5]，这提示一个新的公共卫生时代即将到来，即基因组时代的公共卫生时代。疫苗与药物一样，都存在着个体间或者群体间的安全性和有效性的差异，这可能是由于个体或者群体间遗传差异造成的。因此，在疫苗的发展道路上也面临着巨大的挑战，疫苗的研发不仅要解决防治重大传染性疾病的问题，还要在个体或者亚人群水平上解决疫苗的有效性和安全性问题。目前提出的疫苗组学便是将疫苗学与人群基因组学综合起来，整合从基因组到蛋白质组，再到代谢组的多个生物学层次的多种信息，纳入与环境相互作用的因素，来设计更安全有效的疫苗的新型公共卫生方法[12]。其理论基础是：在个体或群体中，调节宿主免疫应答的基因存在多态性，免疫应答基因的多态性会影响疫苗受试后的体液免疫应答、细胞介导的免疫应答，目的是整合免疫遗传学和免疫基因组学的信息，"靶向"设计出免疫原性最大化而不良反应最小化的安全有效的个性化疫苗。Poland 等最早提出了疫苗组学的概念，即将免疫遗传学和免疫基因组学结合，研究疫苗的免疫应答[13]。所谓的"个性化"包括[14]：① 个体水平方面，例如单核苷酸多态性位点的某种等位基因或者某种单倍型可能产生保护性免疫应答，或者产生某种高风险的疫苗不良反应；② 性别水平方面，例如目前发现疫苗免疫后女性产生的抗体水平较男性高；③ 种族／民族水平方面，例如阿拉斯加原住民和美国原住民都携带一种特殊的 Km／Gm 异性抗免疫球蛋白，导致他们对多聚糖疫苗的免疫应答效果很差；④ 亚人群水平方面，例如长期使用某种药物的人群对于疫苗免疫的应答会很低，原因是服用的药物会抑制免疫应答基因的转录。科学家预测，在基因组时代，免疫和疫苗不良反应都将是可预测和可定量的，临床试验也是信息化的，从而可以快速设计出合理的靶向性疫苗。

（2）免疫系统基因的多样性

越来越多的证据表明遗传多样性会导致疫苗免疫应答的差异。宿主 DNA 上的单点变异即单核苷酸多态性（SNP）是人类基因组中最高频率的多样性，大约 90％的遗传多样性都是 SNP[15]。人类基因组计划的研究显示，人类基因组有 142 万个 SNP，大约 6 万个在基因编码区[16]。SNP 位于基因编码区有可能会导致氨基酸变异，SNP 位于调节区域则可能会直接导致蛋白质构象和功能的改变。研究发现，HLA-DRB1 * 07、细胞因子 IL2和 IL4 基因的 SNP 以及 IL-12B 基因的插入／缺失多态性与乙型肝炎疫苗免疫无应答相关[14]。在新的 HBV 疫苗设计中，将携带一种从慢性乙型肝炎患者体内发现的新抗原表位的肽段与细胞因子佐剂（如 GM-CSF）进行鸡尾酒（cocktail）组合，可有效解决免疫遗传限制性的问题[14]。

HLA 基因系统在调节疫苗或者病原感染诱导的免疫应答中起到了十分重要的作用,其基因多态性是人类基因组中多态性程度最高的。事实也证明 HLA 基因系统的多态性与宫颈癌的发生发展、乙型肝炎疫苗和麻腮风疫苗的免疫效果有关[14]。

(3) 基因组学促进疫苗研发策略的革新

利用全基因组序列数据来鉴定成百上千个有潜力的候选疫苗的方法,使疫苗学发展发生了革命性的变化。测序技术的进步使得我们能快速获得人类致病原的全基因组序列,这一突破和生物信息学(旨在通过计算机模拟备选疫苗特征的大规模的高度自动化方法)知识,为开发有效的用于对抗重大致病生物的疫苗提供了先进的手段和技术。目前,这种利用基因组或是基因序列寻找和设计合适的疫苗是国际上最常用的筛查策略——反向疫苗学[4,17]。基因组中分析可能的蛋白质抗原,将它们高通量克隆并表达,进行体内或者体外免疫学试验分析以筛选有效候选疫苗等步骤。这个过程牵涉两个方面内容,一是寻找候选的合适的疫苗抗原,二是在获得候选疫苗抗原的基础上寻找抗原表位。

在设计针对病原微生物的疫苗时,基因组学研究中获得的越来越多的病原菌的全基因序列数据,使得 *in silico* 筛查疫苗候选分子成为可能。其基本过程是:首先采用特定的生物信息学软件完成可读框的搜寻,然后进一步分析它们的细胞定位,分泌型或是膜型的分子更适合作为疫苗的候选分子,并且还必须与人类基因组中的基因序列没有同源性或是同源性较低。采用该方法可大大减少疫苗的候选基因数量,为后续的功能验证节省时间和工作量,能在时间和财力有限的情况下迅速获得候选疫苗(图 8-1)[3,17]。新的反向疫苗学是在传统反向疫苗学基础上,强调基因组的多样性,以获得物种完整的基因图为目标,再有针对性地进行筛选,提高疫苗研制效率。

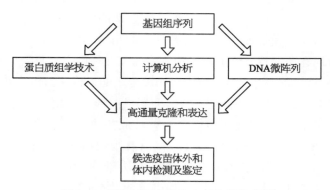

图 8-1 用"组学"方法鉴定新的候选疫苗

目前,有三种不同方法筛选可能编码疫苗抗原的基因:① 计算机分析法,预测编码分泌和表面相关抗原以及毒力因子;② 蛋白质组学技术法分析膜组分;③ DNA 微阵列法确定高表达和载体上表达的基因。筛选出的基因在异种体系克隆表达,重组抗原纯化后,用于候选疫苗体外或体内保护力关联检测。

8.2.3　基因组学技术在抗原表位筛选中的作用

在获得候选疫苗抗原分子的基础上,还需进一步定位(mapping)才能获得有效激发免疫应答的 T 细胞和 B 细胞候选表位。

目前基于病原体全基因组信息应用生物信息学方法,可预测包含病原体的所有已知和未知抗原蛋白基因的所有 CD4+ 和 CD8+ T 细胞表位。在过去的十几年,最常用的 T 细胞反应检测方法就是四聚体染色法、ELISPOT、细胞内因子着色法(ICCS),但精确的 T 细胞反应检测方法仍有挑战性。检测细胞免疫可了解抗原的免疫活性、抗原与宿主的相互作用,从而为疫苗设计提供更有价值的信息。利用免疫信息和基因组信息,可鉴定出能用于诊断与疫苗相关的抗原蛋白,在此背景下鉴定可被 CD4+ 和 CD8+ T 细胞识别的表位,作为鉴定新抗原的工具[18]。新抗原识别的是经过抗原呈递细胞加工处理后、由 MHC 所呈递的抗原肽片段(即 T 细胞表位)。比较有意义的是,对于目前已知具明确免疫应答效应的 MHC I 类分子和 MHC II 类分子呈递抗原肽的结构特点加以分析后,可以发现 MHC I 类分子呈递的抗原肽主要为九肽,与特定 MHC I 类分子结合的氨基酸残基具有特定的结构特征,已确认的抗原肽多具 9—10 个氨基酸残基;MHC II 分子结合抗原肽的特征也具有类似性。为此,可以根据这个原则,通过基因组学研究中的生物信息学手段,利用特定的软件(如 BIMAS[19]、ProPred[20]、SVMHC[21] 和 MHCpred 等)预测与特定 MHC 分子结合的抗原肽序列以及结合能力(亲和力分值),并通过实验手段加以确认。设计的肽库包括预测的能够识别特定的通用 HLA 型的肽,或者包含能识别一个 HLA 超型内多个等位基因肽,同时肽库里也应含有基于基因组序列预测的单个抗原[22]。该肽库就有可用于筛选免疫或感染动物外周血淋巴细胞(PBMC)的免疫活性。该预测和研究方法在设计肿瘤抗原疫苗中已有大量报道,如 MAGE1[23]、HER - 2 / neu[24]、OVA66[25] 等。此外,根据 MHC 和抗原肽结合的特征,还可采用生物信息学方法(如 QSAR[26] 软件)对一些天然的抗原肽进行氨基酸残基的置换和结构上改造,形成所谓的"超级抗原表位肽",这些抗原肽分子在具有更好的与 MHC 结合能力的基础上,发挥同样的免疫应答,从而在诱导特异性的抗肿瘤细胞免疫应答中发挥重要作用。

表位预测时所涉及的一个重要问题是 HLA 分子的多样性。由于有上千个等位基因分子存在,每一个都与特定的肽特异性结合,但到目前为止,只有少部分被鉴定出来。另外,尽管预测出了多个肽段,但现实中很难一一合成并检测其免疫活性。现有两种方法来解决此难题:一是虽有上千个等位基因,但只有少数(10—15 个)是大部分群体共有的[27];二是尽管每个等位基因都有结合特异性,但大部分 HLA 等位基因分属多个 HLA 超型,与多数重叠肽特异性结合[28]。因此用少量的肽基序就可覆盖将近 90% 种群的表位。在研究抗原肽图谱的同时,也应该关注细胞免疫在免疫保护中的作用,如通过敲除 CD4+ 或 CD8+ T 细胞、过继转移实验或用单独的肽免疫,来评估细胞免疫反应在免疫保护和控制疾病中的作用[29]。

B 细胞抗原表位主要用于诱导特异性的体液免疫应答。体液免疫应答所产生的抗体在抵抗病毒、胞内菌和胞外菌感染中发挥着主要作用。T 细胞表位抗原肽与 MHC 结合后被 T 细胞识别,属于线性表位,而 B 细胞表位可以直接被 B 细胞抗原受体结合,它们的结构特征既有线性表位,也有构象表位,所以在利用生物信息学手段对 B 细胞表位进行预测时,抗原分子的疏水性和亲水性特征是预测的重要依据,但由于 B 细胞抗原受体中抗原结合部位结构的多样性,目前对 B 细胞抗原表位的预测还远落后于 T 细胞抗原表位,特别是在对构象表位的预测中,还必须与抗原蛋白的结构数据相对应,才能使之更接近于真实。不过,目前也有一些软件可用于 B 细胞抗原表位的预测,如 Bcepred、Discotope、Bcipep[30,31] 等。目前还有一种确定 B 细胞抗原表位的策略,则是通过利用候选抗原制备获得的鼠源性的具中和活性的单克隆抗体,来筛选噬菌体肽展示库,从而获得具有产生有效免疫应答的候选 B 细胞抗原表位肽段,如幽门螺旋杆菌、SARS 病毒核衣壳蛋白[32,33] 等。

8.3 病原微生物基因组测序和分析

8.3.1 病原微生物基因组测序技术的发展

微生物是生命世界的重要组成部分,微生物一般是指真菌、细菌与病毒,有时也包括古细菌以及一些单细胞的原生动物。微生物基因组研究是基因组研究中启动最早、发现最多、进展最快的领域,宏基因组(metagenome)策略和技术被认为是继显微镜之后微生物研究最重要的突破。20 世纪 90 年代后期开始微生物基因组的研究,从对微生物完整的全基因组核苷酸测序入手,在分析全基因结构的基础上,研究各基因单独或数个基因间相互作用的功能,从而认识微生物的完整生物学功能。过去大多从表型分析入手,寻找已知功能的编码基因,实际上只了解了微生物中极少数的基因,如链球菌的链激酶基因、结核杆菌的热休克蛋白基因等,仍有大量未知基因未被发现。通过基因组研究,从根本上揭示了微生物的全部基因,还发现了新的基因间相互作用以及新的调控因子等(图 8-2)[34]。1994 年美国启动微生物基因组计划(Microbial Genome Program),该计划被认为是生命科学领域的一项大工程。1995 年美国基因组研究所(The Institute for Genomic Research,TIGER)在 *Science* 发表了第一株细菌——流感嗜血杆菌基因组的完整序列(图 8-3)[34,35];1995 年集胞藻菌株 PCC6803 的测序和注释结果发表;1996 年 *Science* 发表第一个完整的古细菌——詹氏甲烷球菌的全基因组序列;1996 年酵母基因组序列发表;1997 年大肠杆菌 K-12 基因组序列发表。微生物基因组研究使人类从更高层次上掌握病原微生物的致病机制及其规律,从而得以发展新的诊断、预防及治疗病原微生物感染的制剂、疫苗和药品。到 1998 年,全球已完成 572 株病毒基因组的序列测定,覆盖了主要病毒科的代表株。我国学者也完成了对痘苗病毒天坛株和甲、乙、丙、戊、庚型肝炎病毒株,以及两株虫媒病毒基因组的全序列测定。各年发表的微生物基因组数统计见图 8-4,目前已有的人类细菌病原体完整基因组序列统计见表 8-1。

通过全基因组序列同源性比较,可寻找病原微生物的属特异、群特异、种特异、型特异,甚至亚型特异的抗原。在痘苗天坛株基因中已发现与人细胞因子相关的受体编码基因。重组乙肝疫苗就是用病毒的表面抗原基因在酵母菌中表达而成的,在我国该

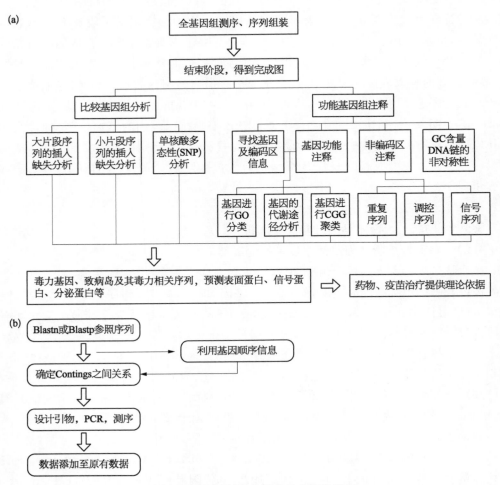

图 8-2　微生物基因组测序及分析流程图

(a) 测序和分析流程总图；(b) 结束阶段的分析。

疫苗的年产值达数亿元。溶栓药、重组链激酶就是利用链球菌编码的链激酶基因表达而制成的新型药物，已获较高的经济效益。哈佛大学公共卫生学院院长 B. Bloom 在 1995 年评价了基于基因组学方法在研究病原微生物方面的潜力：现代基因组测序技术使得 25 种主要细菌和寄生病原体的完整基因序列可以在未来 5 年内获得。总共投入大约 1 亿美元，就可以得到个病原体的所有毒性决定簇序列、蛋白抗原和药物靶标。这表示对每一病原体的一次性投资可以得到大量信息，而且可在任何时候获得这些信息。高通量测序技术的出现和快速发展，为病原微生物鉴定和全基因组测序提供了新的技术方案，它可以一次性得到数百万条至数亿条来自标本的短序列，对于细菌之类的培养株，可以直接得到其全基因组序列，实现病原体精确确证和全基因组功能解析。

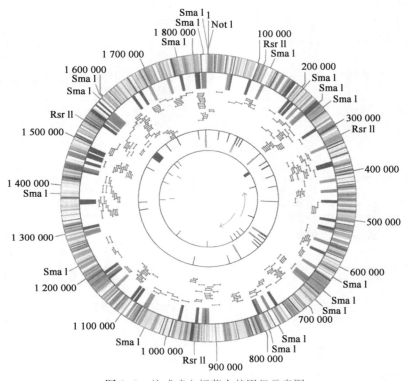

图 8-3　流感嗜血杆菌全基因组示意图

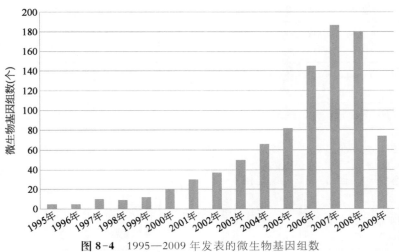

图 8-4　1995—2009 年发表的微生物基因组数

表 8-1　已发表的人类细菌病原体完整基因组序列的统计

人类细菌病原体名称	碱基 (Mb)	提供基因序列的机构	信 息 来 源
包柔氏螺旋体（*Borrelia burgdorferi*）B31	1.5	TIGR／布鲁克海文国家实验室	Fraser et al.，1997；Casjens et al.，2000
马耳他（羊）布鲁菌（*Brucella melitensis*）16M	3.3	Univ. of Scranton／Integrated Genomics	Del Vecchio et al.，2002
猪布鲁菌（*B. suis*）1330	3.3	TIGR	Paulsen et al.，2002
空肠弯曲杆菌（*Campylobacter jejumi*）NCTC11168	1.6	Sanger Center	Parkhill et al.，2000
鼠衣原体（*Chlamydia muridarum*）Nigg	1.1	TIGR	Read et al.，2000
肺炎衣原体（*C. pneumoniae*）AR39	1.2	TIGR	Read et al.，2000
肺炎衣原体（*C. pneumoniae*）CWL029	1.2	Univ. of California Berkeley／Stanford	Kalman et al.，1999
肺炎衣原体（*C. pneumoniae*）J138	1.2	Japanese Consortium	Shirai et al.，2000
沙眼衣原体（*C. trachomatis*）血清变种 D	1.0	Univ. of California Berkeley／Stanford	Stephens et al.，1998
产气荚膜梭菌（*Clostridium perfringens*）13	3.1	Univ. of Tsukuba／Kyushu Univ. Kitasato Univ.	Shimizu et al.，2002
粪肠球菌（*Enterococcus faecalis*）V583	3.4	TIGR	Paulsen et al.，2003
大肠杆菌（*Escherichia coli*）K12-MG1655	4.6	Univ. of Wiscosin	Blattner et al.，1997
大肠杆菌（*E. coli*）O157：H7EDL933	5.5	Univ. of Wiscosin	Perna et al.，2001
大肠杆菌（*E. coli*）O157：H7VT2-Sakai	5.5	Japanese Consortium	Hayashi et al.，2001
具核梭杆菌（*Fusobacterium nucleatum*）AITCC25586	2.2	Integrated Genomics	Kapatral et al.，2002
流感嗜血杆菌（*Haemophilus influenzae*）KW20	1.8	TIGR	
幽门螺杆菌（*Helicobacter pylori*）26695	1.7	TIGR	Tomb et al.，1997
幽门螺杆菌（*H. pylori*）J99	1.6	Astra／Genome Therapeutics	Alm et al.，1999
无害李斯特菌（*Listeria innocua*）CLIP 11262	3	GMP	Glaser et al.，2001
单核细胞增生李斯特菌（*L. monocytogenes*）EDG-e	2.9	European Consortium	Glaser et al.，2001

（续表）

人类细菌病原体名称	碱基（Mb）	提供基因序列的机构	信 息 来 源
麻风分枝杆菌（*Mycobacterium leprae*）TN	3.3	Sanger Center	Cole et al.，2001
结核分枝杆菌（*M. tuberculosis*）CDC1551	4.4	TIGR	Fleischmann et al.，2002
结核分枝杆菌（*M. tuberculosis*）H37Rv	4.4	Sanger Center	Cole et al.，1998
生殖道支原体（*Mycoplasma genitalium*）G-37	0.6	TIGR	Fraser et al.，1995
穿透支原体（*M. penetrans*）HF-2	1.4	NIID/Kitasango Univ.	Sasaki et al.，2002
肺炎支原体（*M. pneumonia*）M129	0.8	Univ. of Heidelberg	Himmelreich et al.，1996
脑膜炎奈瑟菌（*Neisseria meningitidis*）MC58	2.3	TIGR	Terrelin et al.，2000
脑膜炎奈瑟菌（*N. meningitidis*）Z2491	2.2	Sanger Center	Parkhill et al.，2000
铜绿假单胞菌（*Pseudomonas aeruginosa*）PPAO1	6.3	Univ. of Washington Genome Center/PathoGenesis Corporation	Stover et al.，2000
康氏立克次体（*Rickettsia conorii*）Malish 7	1.3	Genoscope	Ogata et al.，2001
普氏立克次体（*R. prowazekii*）Madrid E	1.1	Univ. of Uppsala	Andersson et al.，1998
伤寒血清型沙门菌（*Salmonclla typhi*）CT18 型	4.8	Sanger Center/Imperial College	Parkhill et al.，2000a
鼠伤寒沙门菌（*S. typhimurium*）LT2SGSC1412	5	Washington Univ.	McClelland et al.，2001
弗氏志贺菌（*Shigella flexneri*）2a 301	4.7	Microbial Genome Center	Jin et al.，2002
金黄色葡萄球菌（*Staphylococcus aureus*）MW2	2.8	NITE/Juntendo Univ.	Baba et al.，2002
金黄色葡萄球菌（*S. aureus*）N315	2.8	NITE/Juntendo Univ.	Kuroda et al.，2001
缺乳链球菌（*Streptococcus agalactiae*）2603V/R	2.2	TIGR	Terrelin et al.，2002
缺乳链球菌（*S. agalactiae*）NEM316	2.2	GMP	Glaser et al.，2002
变异链球菌（*S. mutans*）UA159	2.0	Univ. of Oklahoma	Ajdic et al.，2002
肺炎链球菌（*S. pneumoniae*）R6	2.0	Eli Lilly	Hoskins et al.，2001
肺炎链球菌（*S. pneumoniae*）TIRG4	2.2	TIGT	Tettelin et al.，2001

（续表）

人类细菌病原体名称	碱基 （Mb）	提供基因序列的机构	信 息 来 源
化脓链球菌（*S. pyogenes*）MGAS315	1.9	Rocky Mountain Laboratories	Beres et al.，2002
化脓链球菌（*S. pyogenes*）MGAS8232	1.9	Rocky Mountain Laboratories	Smoot et al.，2002
化脓链球菌（*S. pyogenes*）SF370 株（M1 血清型）	1.9	Univ. of Oklahoma	Ferretti et al.，2001
苍白密螺旋体（*Treponema pallidum*）Nichols 株	1.1	TIGR／Univ. of Texas	Fraser et al.，1998
解脲支原体（*Ureaplasma urealyticum*）血清型 3 型	0.8	Applied Biosystems／Univ. of Alabama／Eli Lilly	Glass et al.，2000
霍乱弧菌（*Vibrio cholerae*）E1 Tor N16961	4.0	TIGR	Heidelberg et al.，2000
鼠疫耶尔森菌（*Yersinia pestis*）CO92	4.8	Sanger Center	Parkhill et al.，2000
鼠疫耶尔森菌（*Y. pestis*）KIM	4.6	Univ. of Wiscosin	Deng et al.，2002

8.3.2 病原微生物基因组特征

（1）细菌基因组

细菌是原核生物中最重要的一个类别，是自然界分布最广、个体数量最多的生物，也是自然界物质循环的主要参与者，与人类健康关系极为密切。对细菌的研究早在 19 世纪初就已开始。光学显微镜和免疫学技术，以及后来的电子显微镜和分子生物学学技术开创了真正的细菌生物学时代。META 基因组研究再次把微生物特别是细菌基因组的研究推向生命科学的前沿。如人肠道细菌已知共有 900 多万个基因或 ORF，这些基因分属于 2 000 多种不同的细菌，每个人肠道中都有至少有 200 余种细菌。

细菌与人类有着十分密切的关系。细菌是许多疾病的病原体，如肺结核、梅毒、炭疽病、鼠疫等严重疾病都是由细菌感染引起的。但同时细菌又与人类健康密切相关，人肠道中的正常微生物组群，如双歧杆菌（*Bacillus*）、乳酸杆菌（*Lactobacillus*）等，能够合成人体生长发育所必需的营养物质，促进钙、铁、维生素 D 的吸收，还能促进肠道蠕动，帮助人体排出有毒有害物质。人体内共生的微生物组群的总和称为人 META 基因组，人的生理代谢和生长发育除受自身的核基因控制外，还受大量共生微生物组群的影响，故人META 基因组也被称为"人第二基因组"。

人细菌病原体的基因组相对较小（0.5～10 Mb），适于采用全基因组鸟枪法测序策略[35]，随机鸟枪法测序策略已被证明是稳定的，应用于具有不同特性的基因组时也是成功的。这些特性包括：基因组大小的变化、碱基组成中的 G＋C 含量、各种重复元件、插入序列（IS）元件、多染色体分子和质粒。这种方法首先应用于对流感嗜血杆菌（*Haemophilus influenza*）的测序[34]，步骤如图 8-5。

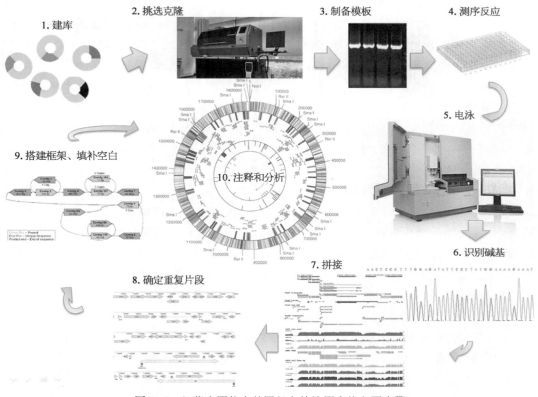

图 8-5 细菌病原体全基因组鸟枪法测序的主要步骤

细菌基因组具有以下共同特点：① 基因组紧凑，编码基因中无内含子，故没有替换剪切，这是与真核细胞的主要区别；② 一般只有一个环状或线性的双链 DNA 分子，即主基因组或细菌染色体；③ 有不同拷贝数的质粒，绝大多数质粒是闭合环状的 DNA（covalently closed circular DNA，cccDNA）分子，质量约为细菌染色体的 0.5%—3%，质粒含复制启动子，可自主复制，质粒中携带许多基因，影响细菌的生物学性状，但它并非细菌生命活动所必需，后被开发成分子生物学的重要实验材料（载体），在基因组学研究中发挥了重要作用；④ 编码基因多为单拷贝，而编码 RNA（tRNA、rRNA）的基因通常为多拷贝；⑤ 细菌基因组中，功能相关的几个结构基因往往串联排列在一起，共用上游的调控区等功能因子，即"操纵子"等结构；⑥ 基因组中存在可移动的 DNA 序列，即转座子。

细菌是一类结构和生命活动比病毒更复杂的微生物，对其基因组的研究正进入高潮阶段。发达国家已对具有重要经济价值或重大社会效益的细菌基因组展开紧锣密鼓的核苷酸测序工作。截至 2015 年初，NCBI 上记录的已完成基因组测序的细菌至少有 2 786 种。值得一提的是，美国已考虑允许微生物基因组的研究结果申请专利，而对人类基因组则应尽早公开资料。其主要观点是,微生物基因组研究成果转入开发应用周期短,具有更高的经济价值。

(2) 病毒基因组

病毒是一种原始的、有生命特征的、能自我复制和在宿主细胞内寄生的非细胞生物。完整的病毒颗粒包括外壳蛋白和内部的基因组 DNA 或 RNA,有些病毒的外壳蛋白外面有一层由宿主细胞构成的外膜(envelope),外膜内含有病毒基因编码的糖蛋白。

病毒不能独立复制,必须进入宿主细胞中借助细胞内的一些酶和细胞器才能进行复制。其外膜的功能是识别和侵袭特定的宿主细胞,并保护病毒基因组不受核酸酶的破坏。病毒基因组的大小变化很大,从 3 500 bp(小的噬菌体)到 560 kb(某些疱疹病毒)不等,可编码 5—100 个基因,不同病毒间基因组差异很大。病毒基因组很紧凑,很多病毒有重叠基因(即两个或两个以上的基因共有一段 DNA 序列)。目前发现的最大病毒是 Mimivirus,体积甚至比一些细菌还大,基因组为 DNA 双链,由 1.2 Mb 碱基对构成。

病毒根据其基因组特征又分为 DNA 病毒(基因组由双链或单链 DNA 构成,如乙型肝炎病毒、人乳头瘤病毒)和 RNA 病毒(基因组由双链或单链 RNA 构成,如人类免疫缺陷病毒、冠状病毒、流感病毒、布尼亚病毒、丙型肝炎病毒等)。病毒的基因有重叠现象,即同一段 DNA 片段能编码两种甚至三种蛋白质分子,这种现象在其他生物细胞中仅见于线粒体和质粒 DNA。这种结构使较小的基因组能携带较多的遗传信息。病毒基因组的大部分是用来编码蛋白质的,只有非常小的一部分不被翻译。病毒基因组 DNA 序列中功能相关的蛋白质的基因或 rRNA 基因往往丛集在基因组一个或几个特定部位,形成一个功能单位或转录单元。除反转录病毒以外,所有病毒基因组都是单倍体,每个基因在病毒颗粒中只出现一次。反转录病毒基因组有两个拷贝。细菌病毒——噬菌体的基因是连续的,而真核细胞病毒的基因是不连续的,有内含子,除正链 RNA 病毒之外,真核细胞病毒的基因都是先转录成 mRNA 前体,再经加工才能切除内含子成为成熟的 mRNA。更有趣的是,有些真核病毒的内含子或其中的一部分,对某一个基因来说是内含子,而对另一个基因却是外显子。

1977 年,桑格等首次完成了 ssDNA 噬菌体 ΦX174 的全基因组测序。从此,对病毒的研究深入到全基因组序列水平。目前,对病毒基因组的研究已进入后基因组研究阶段,即基因功能的研究阶段,研究重点从基因组结构转至对病毒与宿主细胞相互作用的功能性研究。我国学者通过分析病毒的某些基因结构,已发现它们与病毒的复制性及免疫原性改变有关。法国学者 V. Rogenmotel 已将生物传感器技术用于病毒与细胞受体的识别机理研究,利用这类研究策略可以开发新的诊断试剂。

(3) 病原微生物的全基因组分析

对多种微生物物种的全基因组序列的研究,揭示了大量关于微生物物种的生理和进化方面的信息,为传染性疾病的诊断和治疗提供了新的方法。其中一个重要发现是:大约每个物种都有半数的开放阅读框的功能是未知的[35]。测定其功能的实验表明,了解这些新基因的功能可能会帮助发现新的生化通路、新的毒力决定簇等。通过那些用计算机模拟的可确定生物学功能的基因,有可能重建一条确定的生物赖以生存的主要代谢通路。然后详细分析它的运输机制,这些代谢通路与该生物跨膜转运物质能力的相互关系,将为有关存活模式和微环境适应性之间的假设提供证据[36]。

微生物进化生物学也是全基因组序列的极大受益者。例如,有分析表明水平基因转移比先前假设的更加频繁,这就揭示了在短时间内基因组如何进化的问题[37]。通过分析蛋白质的相似性与二级结构(氨基酸模体)、核苷酸组成和染色体区域的组织,可以确定潜在的毒力因子和致病岛。最后,正如下文要阐述的,通过基因组水平预测可能暴露在生物体表面的蛋白质,可以帮助确定新的有潜力的候选疫苗。

8.3.3　病原微生物基因组的功能解析

综合微生物资源(comprehensive microbial resource,CMR)是储存了所有已测序微生物基因组的数据库[38]。它提供了有关比较基因组学的基因组中和基因组间相互关系、基因组多样性、进化研究的信息,显示了完整基因组的分析结果,例如,基因组范围联配点图、圆形示意图、多个物种之间共有基因的表格。这一界面根据基因的性质进行了多种数据提取,包括分子量、疏水性、G + C 含量、功能角色分配和分类。检测单一基因时,也可将基因与来源于其他有机体的具有相似功能的基因进行比较,比较的基础是TIGRFAMs[39]或 Pfam[40]蛋白质家族成员、蛋白相邻类的聚簇(cluster of orthologous groups of gene,COG)[41]、序列相似性、共同酶分类(EC)数和共同功能分类[42]。

CMR 对于比较各种人类病原体的基因组非常有用。例如一组物种共有的基因,除编码有持家功能(如复制和翻译)的基因之外,常常可指示出代谢通路和细胞结构,而这些正是所比较物种的特性。另外,被确认为某一物种所特有的基因常含有可移动元件,如噬菌体、致病岛,也包括毒性决定簇、抗性基因和宿主与病原体相互作用的蛋白质。对共有基因和独特基因的分析,可以深入了解物种生物学、生存方式和其毒性,与先前已知的信息,如致病表型、组织嗜性、流行病学资料结合时,尤其有效。

除了 CMR 是主要的物种间分析设计的通用工具外,TIGR 现在还发展了 Manatee的扩展型,能够分析多个紧密相关的物种,可实现在核酸和蛋白质水平的全基因组联配,以及 SNP 和较大尺寸的多态性、蛋白质对之间的同义替换。这一系统也可显示未完成基因组中连续区段与完整基因组的联配,其中含有重叠框架信息和估算的区段间距离。这促进了被判断为与某一完整基因组相关的新增基因组的结尾过程。实际上,物理间隙转化为已知尺寸的间隙,就可以尝试用简单的 PCR 补齐。尽管高度相关的物种和菌株之间的间隙将以这种方式衔接,但是还有一些因为新基因组中的倒位和插入,而不能用这种方式衔接。

8.3.4　病原微生物基因组在疫苗研发中的应用前景

利用基因组方法筛选鉴定有效的保护性抗原是一种可行的方法,最早利用病原体全基因组信息进行疫苗设计的例子是筛选 B 群脑膜炎球菌(MenB)的候选疫苗。之后多种细菌病原体,如炭疽杆菌、链球菌、金黄色酿脓葡萄球菌,以及寄生虫和病毒等的疫苗筛选,也是利用病原体全基因组信息来进行计算机筛选的。

　　大量研究表明,病原微生物全基因组与生物信息学相结合,可以追踪大量复杂的病原体,包括成千上万的 ORF,如分枝杆菌、疟原虫、炭疽、兔热病等。有关免疫活性数据和病原体数据的生物信息学资源的大量使用,将使得病原体识别、基因组转录组、蛋白组学的信息不断增加。最后形成微生物全基因组信息与生物信息学、基因组学和蛋白组学相结合,普遍应用于各种感染性疾病疫苗研发的局面。

(刘舒媛,杨昭庆,褚嘉祐)

参考文献

[1] Kimman T G, Vandebriel R J, Hoebee B. Genetic variation in the response to vaccination. Community Genet, 2007, 10: 201-217.

[2] Grandi G, Zagursky R. The impact of genomics in vaccine discovery: achievements and lessons. Expert Rev Vaccines. 2004, 3: 621-623.

[3] Seib K L, Zhao X, Rappuoli R. Developing vaccines in the era of genomics: a decade of reverse vaccinology. Clin Microbiol Infect. 2012, 18 (Suppl 5): 109-116.

[4] Rappuoli R. Reverse vaccinology, a genome-based approach to vaccine development. Vaccine. 2001, 19: 2688-2691.

[5] Joly Y, Mcclellan K A, Knoppers B M. Personalized vaccines and public health genomics: anticipating and monitoring the ELSIs. Current Pharmacogenomics and Personalized Medicine (Formerly Current Pharmacogenomics), 2010, 8: 4-6.

[6] 杨焕明,汪建,刘斯奇,等.人类基因组计划与生命科学及生物产业. 遗传,2000: 273-275.

[7] Santamaria P, Lindstrom A L, Boyce-Jacino M T et al. HLA class I sequence-based typing. Human Immunology, 1993, 37: 39-50.

[8] Lemaitre B, Nicolas E, Michaut L, et al. The dorsoventral regulatory gene cassette spatzle / Toll / cactus controls the potent antifungal response in *Drosophila* adults. Cell, 1996, 86: 973-983.

[9] Rock F L, Hardiman G, Timans J C, et al. A family of human receptors structurally related to *Drosophila* Toll. Proc Natl Acad Sci USA, 1998, 95: 588-593.

[10] Lund R J, Loytomaki M, Naumanen T, et al. Genome-wide identification of novel genes involved in early Th1 and Th2 cell differentiation. J Immunol, 2007, 178: 3648-3660.

[11] Santegoets S J, Gibbs S, Kroeze K, et al. Transcriptional profiling of human skin-resident Langerhans cells and CD1a$^+$ dermal dendritic cells: differential activation states suggest distinct functions. J Leukoc Biol, 2008, 84: 143-151.

[12] Joly Y, Koutrikas G, Ramos-Paque E, et al. Diagnostic testing for vaccinomics: is the regulatory approval framework adequate? A comparison of Canada, the United States, and Europe. Omics, 2011, 15: 597-605.

[13] Poland G A, Ovsyannikova I G, Jacobson R M et al. Heterogeneity in vaccine immune response:

the role of immunogenetics and the emerging field of vaccinomics. Clin Pharmacol Ther, 2007, 82: 653-664.

[14] Poland G A, Ovsyannikova I G, Jacobson R M. Personalized vaccines: the emerging field of vaccinomics. Expert Opin Biol Ther, 2008, 8: 1659-1667.

[15] Collins A, Lonjou C, Morton N E. Genetic epidemiology of single-nucleotide polymorphisms. Proc Natl Acad Sci USA, 1999, 96: 15173-15177.

[16] Sachidanandam R, Weissman D, Schmidt S C, et al. A map of human genome sequence variation containing 1. 42 million single nucleotide polymorphisms. Nature, 2001, 409: 928-933.

[17] Masignani V, Rappuoli R, Pizza M. Reverse vaccinology: a genome-based approach for vaccine development. Expert Opin Biol Ther, 2002, 2: 895-905.

[18] Anne S De G, Moise L, McMurry J A. Epitope-based immunome-derived vaccines: a strategy for improved design and safety. New York: Springer, 2009.

[19] Hassainya Y, Garcia-Pons F, Kratzer R, et al. Identification of naturally processed HLA-A2-restricted proinsulin epitopes by reverse immunology. Diabetes, 2005, 54: 2053-2059.

[20] Singh H, Raghava G P. ProPred: prediction of HLA-DR binding sites. Bioinformatics, 2001, 17: 1236-1237.

[21] Donnes P, Kohlbacher O. SVMHC: a server for prediction of MHC-binding peptides. Nucleic Acids Res, 2006, 34: W194-197.

[22] Nielsen M, Lund O, Buus S, et al. MHC class II epitope predictive algorithms. Immunology, 2010, 130: 319-328.

[23] Akiyama Y, Maruyama K, Nara N, et al. Cytotoxic T cell induction against human malignant melanoma cells using HLA-A24-restricted melanoma peptide cocktail. Anticancer Res, 2004, 4: 571-577.

[24] Correa I, Plunkett T. Update on HER-2 as a target for cancer therapy: HER2/neu peptides as tumour vaccines for T cell recognition. Breast Cancer Res, 2001, 3: 399-403.

[25] Jin S, Wang Y, Zhang Y, et al. Humoral immune responses against tumor-associated antigen OVA66 originally defined by serological analysis of recombinant cDNA expression libraries and its potentiality in cellular immunity. Cancer Sci, 2008, 99: 1670-1678.

[26] Doytchinova I A, Guan P, Flower D R. Quantitative structure-activity relationships and the prediction of MHC supermotifs. Methods, 2004, 34: 444-453.

[27] Doolan D L, Mu Y, Unal B, et al. Profiling humoral immune responses to *Plasmodium falciparum* infection with protein microarrays. Proteomics, 2008, 8: 4680-4694.

[28] Sidney J, Peters B, Frahm N, et al. HLA class I supertypes: a revised and updated classification. BMC Immunol, 2008, 9: 1.

[29] Yauch L E, Zellweger R M, Kotturi M F, et al. A protective role for dengue virus-specific CD8[+] T cells. J Immunol, 2009, 182: 4865-4873.

[30] Andersen P H, Nielsen M, Lund O. Prediction of residues in discontinuous B-cell epitopes using protein 3D structures. Protein Sci, 2006, 15: 2558-2567.

[31] Saha S, Bhasin M, Raghava G P. Bcipep: a database of B-cell epitopes. BMC Genomics, 2005,

6(79): 1-7.

[32] Reiche N, Jung A, Brabletz T, et al. Generation and characterization of human monoclonal scFv antibodies against *Helicobacter pylori* antigens. Infect Immun, 2002, 70: 4158-4164.

[33] Duan J, Yan X, Guo X, et al. A human SARS-CoV neutralizing antibody against epitope on S2 protein. Biochem Biophys Res Commun, 2005, 333: 186-193.

[34] Fraser C M, Eisen J A, Salzberg S L. Microbial genome sequencing. Nature, 2000, 406: 799-803.

[35] Fleischmann R D, Adams M D, White O, et al. Whole-genome random sequencing and assembly of *Haemophilus influenzae* Rd. Science, 1995, 269: 496-512.

[36] Tettelin H, Nelson K E, Paulsen I T, et al. Complete genome sequence of a virulent isolate of *Streptococcus pneumoniae*. Science, 2001, 293: 498-506.

[37] Eisen J A. Assessing evolutionary relationships among microbes from whole-genome analysis. Curr Opin Microbiol, 2000, 3: 475-480.

[38] Peterson J, Umayam L A, Dickinson T, et al. The Comprehensive microbial resource. Nucleic Acids Res, 2001, 29(1): 123-125.

[39] Haft D H, Selengut J D, White O. The TIGRFAMs database of protein families. Nucleic Acids Res, 2001, 29: 41-43.

[40] Finn R D, Tate J, Mistry J, et al. The Pfam protein families database. Nucleic Acids Res, 2008, 36(1): D281-288.

[41] Tatusov R L, Koonin E V, Lipman D J. A genomic perspective on protein families. Science, 1997, 278(5338): 631-637.

[42] Riley M. Functions of the gene products of *Escherichia coli*. Microbiol Rev, 1994, 57(4): 862-952.

第4篇

反向疫苗学理论及其应用

第9章 反向疫苗学的概念及核心技术

9.1 反向疫苗学的概念

2001年，人类基因组测序完成，标志着人类进入了后基因组时代，生命科学领域从基因组学到蛋白组学的新研究模式也随之初步形成，疫苗的研究也开始改变过去从表型分析入手的传统模式，转向筛选保护性抗原的研究策略。科学家从病原微生物基因组着手，利用生物信息学方法挖掘病原微生物基因组序列中的有效信息，从全基因组水平来筛选保护性免疫反应的候选抗原，这就是以基因组序列为基础的"反向疫苗学"。反向疫苗学为疫苗学的发展开辟了新的设计思路，提供了新的发展机遇(图9-1)。

在病原微生物基因组学平台上，通过对某一病原体的基因组测序和计算机预测，筛选可能编码疫苗抗原的基因，并应用生物信息学技术预测毒力因子、外膜抗原、侵袭及毒力相关抗原、分泌抗原、表面相关抗原，以及候选抗原的保护力测定，再对这些抗原基因进行高通量克隆，表达纯化出重组蛋白，对纯化后的抗原进行体内、体外评价，筛选出保护性抗原来进行疫苗研究。这种以病原微生物全基因组为基础来筛选蛋白质抗原的疫苗设计策略，称为反向疫苗学[1]。

疫苗研制的关键工作是筛选保护性抗原和确定病原体毒力因子，其次要考虑病原体所致的病理改变和免疫反应特性。传统方法是将分离鉴定的病原体培养、裂解后，分别提取不同的成分诱导免疫应答，确定保护性抗原部分后制备疫苗，再用患者血清或动物免疫血清进行保护性免疫试验。这种依赖于微生物学和免疫学筛选保护性抗原的手段比较费时，需要投入大量人力物力和财力。例如免疫动物后观察所筛选疫苗的保护性，其试验周期可达数年之久，并且不一定能得到满意的免疫保护效果。

相反地，反向疫苗学方法可在较短时间内，花费较少的资金筛选出保护性抗原，研制出有效的疫苗(表9-1)。反向疫苗学有以下特点：① 安全。目的基因的筛选工作是通过计算机完成的，不必进行大量的微生物培养，没有处理活病原体所涉及的安全问题，且适用于所有微生物；② 全面。整个基因组编码的蛋白质都可被考察，包括在体内和体外表达的所有蛋白，以及那些仅在病原体感染宿主期间才能表达的蛋白，极大地提高了考察各种基因的能力；③ 直接。不受致病机理和免疫应答的限制，可从数目巨大的抗原中筛

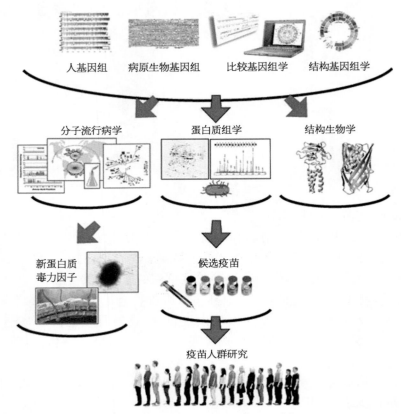

图 9-1　反向疫苗学的研究策略[1]

选出有潜力的保护性抗原。当然,反向疫苗学方法也有弊端,如其筛选保护性抗原主要是通过基因组方法获得蛋白质,这可能会漏掉少数能够诱导宿主免疫的多糖或糖脂成分。

表 9-1　传统疫苗研制方法和反向疫苗学方法的比较

类　别	抗 原 来 源	研究对象	免疫原性	保护性抗原对疫苗研制的作用	疫苗成分
传统疫苗	发病产生的丰富抗原、体外表达蛋白、非蛋白抗原(多糖、脂多糖、糖脂等)	可培养微生物	要求试验	具指导意义	病原体免疫组分
反向疫苗	所有具免疫原性的抗原、体内外表达的蛋白	所有微生物	要求试验	疫苗研制的基础	蛋白质、核酸

反向疫苗学研究的基本步骤包括:基因组生物信息学分析、高通量的蛋白质表达和免疫学检测。

9.2 反向疫苗学的发展和研究策略

9.2.1 反向疫苗学的发展

利用"反向疫苗学"进行 B 群脑膜炎奈瑟球菌(*Neisseria meningitidis*,MenB)疫苗的研发是疫苗研究史上具有里程碑意义的事件。脑膜炎奈瑟球菌是一种全球性的能引起儿童和青壮年败血症和脑膜炎的具很高致死率的病菌。MenB 是很多发达国家引起流行脑膜炎的主要血清型,虽然传统的 A、C 血清型多糖疫苗可用来防治 A、C、Y 和 W135 型脑膜炎奈瑟球菌病,但由于细菌基因的变异,B 血清型始终没有有效的疫苗,不能防治 B 群脑膜炎球菌病。采用传统疫苗学研究方法研制 MenB 通用疫苗已进行了 40 余年,但一直没有取得进展,其原因可能是:可有效预防其他致病性脑膜炎球菌的荚膜多糖对 MenB 无效,因为 MenB 荚膜多糖中的一种成分[α(2-8)N-乙酰神经氨酸或多聚唾液酸]与人体中的多糖相同,造成弱免疫原性,甚至还会导致自身免疫疾病;或者表面蛋白虽在动物试验中证明有保护功能,但由于其序列易于变异,又未能发展出可用于各变异株的通用疫苗。现以 B 群脑膜炎奈瑟球菌疫苗开发为例,详细阐述反向疫苗学的研究策略和流程。

2000 年 Tettelin 等发表了应用随机鸟枪法对 B 群脑膜炎奈瑟球菌 MC58 菌株进行全基因组测序的结果[2],该基因组含有 2 272 351 bp,平均 G + C 含量为 53%。利用 ORF 预测算法及全基因组同源性检索,已鉴定出 2 158 个假定 ORF。根据同功能已知的蛋白同源性,已对其中 1 158 个(占比 53.7%)ORF 的生物学功能予以确定。345 个(16%)预期的编码序列与其他物种的功能位置的基因产物相匹配,523 个(24.7%)在数据库中无匹配序列。Pizza 等[3]利用全基因组数据预测了脑膜炎球菌基因序列中 600 个潜在抗原编码序列,其中 350 个可以在大肠杆菌表达,纯化后免疫小鼠,用多种免疫学检测技术来评价抗原的免疫原性。最终发现,所表达的 91 种蛋白质中,有 29 个新抗原与弗氏完全佐剂混合免疫小鼠时,能诱导小鼠产生具有补体介导的杀菌活性的抗体,表明这些抗原能诱导免疫系统产生具有效保护作用的抗体。同时,应用分子生物学软件对来自世界各地 31 株 MenB 的基因组序列进行保守性分析,在 5 种血清型中的菌体基因组序列中搜寻到共同表达的荚膜蛋白候选基因,并经大规模体外表达和体外实验验证,最终获得 7 种对多种血清型病菌具有免疫原性的候选疫苗分子[2,3]。

其后,病原微生物全基因组在疫苗筛选中得到了更多的应用。Tan 等发现针对奈瑟氏菌属不同血清型菌株的 5 个最优势抗原组合在一起形成的 rMenB 疫苗进行了第二次临床试验[4]。之后对多个抗原进一步评估,其中一些可作为优势的疫苗候选蛋白,如黏附蛋白和脂蛋白[5,6]。根据诱导产生的抗体的杀菌活性及被动保护试验,选择出 5 种最有效的抗原 GNA(genome-derived neisserial antigens)2132、GNA1870(factor H binding protein,fHbp)、NadA(neisserial adhesin A)、GNA1030 和 GNA2091。这 5 种抗原组合制成的疫苗称为 B 群脑膜炎奈瑟球菌五组分疫苗(5 components vaccine against MenB,5CVMB)。2008 年 9 月诺华公司在第 16 届国际致病性奈瑟球菌研究大会上宣布,5CVMB 疫苗在 I 期临床试验中,大多数个体产生了针对目标菌株的杀菌抗体。

　　早期传统反向疫苗学仅运用计算机筛选标准,获得编码表面蛋白的基因组及细菌毒力相关基因组,并对筛选的基因组进行克隆、纯化等程序以测试其抗原性,疫苗研发中的最大困难是时间和资金的大量投入。但随着测序技术和基因组学研究的不断深入与发展,技术有了革新。Medini 等提出完整基因组的概念[7],完整基因组包括"核心基因""可变基因"和"特异基因",这一概念的提出和完整基因组的获得,为反向疫苗学提供了新思路。新的反向疫苗学是在传统反向疫苗学的基础上,强调基因组的多样性,以获得物种完整的基因图谱为目标,并有针对性地进行筛选,包括完整基因组反向疫苗学和特异针对性反向疫苗学。新的反向疫苗学大大缩短了疫苗抗原筛选的时间,减少了候选抗原的筛选数量,极大地降低了研发成本,提高了研发效率。

　　Maione 等对 B 族链球菌(group B *Streptococcus*,GBS)的主要致病血清型进行测序和对比,筛选出 4 种主要抗原,其中 3 种来自"可变基因",一种由"核心基因"编码,它们诱导的免疫反应均十分微弱。因此,在一个高度变异的物种中,变异性是由非必需基因决定的,核心基因不能完全取代全基因的功能,所以反向疫苗的研制不能忽视非必需基因[8]。

　　Wizemann 等在肺炎链球菌的研究中成功筛选了外膜锚连蛋白组分,因其结构上能高度暴露在细菌表面,成为非常合适的候选疫苗。在此基础上,Mora 等应用生物计算科学,对 A 族链球菌(group A *Streptococcus*,GAS)的基因组进行测序研究,通过计算机模拟分析和预测,发现了能编码外膜锚连蛋白组分的基因序列,用该菌株的重组复合抗原免疫小鼠,小鼠获得了对 GAS 毒株的免疫能力[9],此外也筛选出一批免疫原性强、具有重要功能的可溶性蛋白。应用反向疫苗学方法,可有针对性地提取抗原,简化研究步骤。

9.2.2　反向疫苗的研制策略

　　反向疫苗的研制一般需要三个步骤,其研制流程是:① 通过计算机软件分析,在病原体基因组中筛选抗原决定簇;② 利用芯片技术、表达序列标签(expressed sequence tag,EST)等,高通量克隆表达疫苗候选基因,纯化重组蛋白;③ 用体内、体外试验鉴定有效的抗原蛋白,进行免疫效果的评价。

　　(1) 病原体基因组测序及数据库分析

　　理论上,与机体免疫系统接触的任何抗原都可能是疫苗的候选抗原,能够刺激机体产生有效免疫应答的抗原常为细菌的多糖荚膜、细菌毒素等,对于无多糖荚膜和不产生毒素的细菌,最理想的疫苗候选分子应该是分泌性蛋白或胞外蛋白,这类蛋白更易刺激免疫系统产生有效的免疫应答。随着基因组学和生物信息学的发展,可以通过对不同类型序列数据库的搜索分析,确定一个基因编码的蛋白质的重要保守区域,鉴定具有一定免疫原性特征的蛋白质。

　　对病原体全基因组序列的测定,可能获取在采用常规方法时遗漏的疫苗候选抗原。得到基因组序列后,如何鉴定有潜力的候选疫苗呢?在获得病原微生物的全基因组信息后,需要利用专门的生物信息学工具和计算机,对致病原基因组所有预测的蛋白质进行自动的系统扫描、分析及预测,寻找细胞表面定位的特征氨基酸模体,从而筛选出大量可能的候选抗原分子。

首先,借助数据库和计算机程序可对 DNA 片段或邻近序列群上的编码蛋白进行初步筛选,获取编码毒力因子及分泌性或膜相关蛋白的同源性序列[10],同时对预测的 ORF 进行同源性分析和蛋白质保守结构域分析,排除一些编码胞内功能性蛋白的编码序列,保留编码胞外蛋白区域的序列进行进一步研究。目前,BLAST 数据库[11,12]可对预测的 ORF 进行同源性分析和蛋白质保守结构域分析,搜索已知功能的同源性序列,但不能预测新的毒力因子;PSORT-B、Cell-Ploc、TMHMM、Phobius、LipoP、PRED-TMBB 和 PHD 等数据库[13],可预测表面相关蛋白的典型特征,如跨膜区、前导肽、脂蛋白标签、外膜锚定和宿主细胞结合区域等。通过数据库还可鉴定蛋白质在细菌内外膜之间的定位,选取那些暴露在细胞表面的蛋白质,或选取根据之前实验研究已知为毒力因子的蛋白质(如功能属于“胞膜”或“发病”范畴的蛋白质成员),而不选那些具有胞质功能的蛋白质。用 Signal P 搜索信号肽基本模体[14,15],用 TopPred 搜索跨膜结构域[16],放弃那些多于 4 个预测跨膜结构域的蛋白质,它们可能完全埋在细胞膜里,难以与抗体结合,且也很难在大肠杆菌中表达。随后,选取那些具细胞表面蛋白特征的符合 PFam V3.1[17] 和 TIGRFam[18] 设定的隐性马尔科夫模型(Hidden Markov Model,HMM)的蛋白质。这些模体包括脂蛋白、胞外蛋白酶、革兰氏阳性细胞壁受体、革兰氏阴性细胞外膜锚蛋白、溶血素、信号识别蛋白和伞毛。诸如宿主整联蛋白结合结构域(RGD)、胆碱结合结构域(WYY)这些没有 HMM 的模体,也要用经典模式匹配的方法搜索,PSORT 程序[19]也可根据上述的模体对一个蛋白质是否为暴露在细胞表面的蛋白质的概率进行估计。另外,可以用 wordmatch 来鉴定含两个或更多重复氨基酸模体的蛋白质。重复的模体往往暗示该蛋白质是与寄主相互作用的暴露在细胞表面的蛋白质。对于一个平均大小为 2—4 Mb 的原核基因组来说,通过上述数据库生物信息学分析得到的候选疫苗抗原,通常有 500—800 种蛋白质。各国实验室获得的病原微生物基因组信息现已存储于多种数据库中,形成了一个国际性互联开放的交流平台。将待测病原微生物的基因组与数据库中的已知序列进行比较,便可获得预期的基因信息和数据,用于筛选候选抗原。

当得到某病原体的多个基因组序列版本时,可以利用比较基因组学方法鉴定对于细菌株间保守的候选疫苗,这会获得更多基于这些抗原制备的疫苗,从而有效防止该类疾病的变异。另外一种评价株之间或亲缘关系很近的种之间保守性的方法是:在多种菌株的基因组 DNA 序列中,用 PCR 扩增方法选定候选疫苗基因。理想的做法是从所考虑的致病原的所有分离物中取样、测序、比较 PCR 产物[3,20]。最后,整合比较基因组杂交(comparative genomic hybridization,CGH)的结果[20]或寄主—致病原相互作用的表达研究[21],都会提供更多的信息,以帮助选择能最终产生有效疫苗的基因。

(2)目的基因的蛋白组学研究

对大多数细菌致病原来说,那些可能为细菌引入一种保护性的免疫效应的蛋白质是定位在细胞表面的,因为在那里它们可以与寄主的免疫系统接触。少于 100 个氨基酸残基的蛋白质不大可能编码一个好的保护性抗原,因而不予考虑。细菌外膜往往处于动态环境之中,外膜成分常可因不同外界刺激和细胞代谢而发生改变。目前,基因组的数据库分析还不能预测膜蛋白的动态学改变。继基因组学后发展起来的蛋白质组学,则可识别和鉴定菌体所表达的全部蛋白质,并对其功能进行动态监测。蛋白质组学是指利用生化方法对所有蛋白质进行大规模研究,包括对基因产物的功能分析,如大规模的蛋白质鉴定、定量、定位、修饰、结构、调节和活性,以及蛋白质间的相互作用研究。当前,蛋白质组学的研究技术平台主要有:蛋白质样品制备技术、蛋白质分离技术、蛋白质定量分析、蛋白质鉴定、蛋白质之间相互作用技术及生物信息学分析。基因组结合蛋白组学研究是目前寻找治病因子、药物靶点,以及病原生物有效疫苗候选分子的有效途径。蛋白质组学的研究方法主要有双向电泳技术、高效液相色谱技术、生物质谱技术、同位素标记亲和标签(isotope coded affinity tags,ICAT)技术、蛋白质芯片技术、酵母双杂交系统、噬菌体展示系统和生物信息学分析技术等。

　　进行蛋白质组分析时,首先要将蛋白质混合物中的各组分分开,最常用的分离方法是双向凝胶电泳(two-dimensional gel electrophoresis,2DE),然后用蛋白酶消化分散肽片段,用基质辅助激光解吸飞行时间质谱仪(matrix-assisted laser desorption ionization-time of flight mass spectrometer,MALDI-TOF-MS)来鉴定经双向凝胶电泳分离后的70%—80%的胶内蛋白质,另外 30%—20% 蛋白质则可用电喷雾电离质谱仪(electrospray ionization mass spectrometer,ESI-MS)进行鉴定,从而获得一张多肽碎片按质量大小排序的指纹图谱,用计算机对图谱进行数据分析,再与多肽蛋白数据库中的蛋白质理论肽片进行比较,以判别所测蛋白是已知的或未知的。由于操作自动化,整个分析过程在几天内即可完成[22]。1999 年,Jungblut 等[23]首次报道了对结核分枝杆菌(H37Rv)和牛分枝杆菌 BCG 株的全蛋白质进行比较的研究结果。他们应用 MALDI-TOF-MS 鉴定了 263 种蛋白质,发现其中 8 种蛋白质为 BCG 株所特有,而 13 种蛋白质为 H37Rv 所特有,认为这可能是疫苗的候选抗原。他们还用同样方法比较了幽门螺杆菌的 3 个不同菌株的 1 800 种蛋白质,发现 27 个保守的 ORF 和 6 个未知 ORF[24]。2000年,Chakravarti 等[25]应用蛋白质组学技术从流感嗜血杆菌 Rd 株中鉴定出 1 种可作为疫苗候选抗原的外膜脂蛋白 P 6。在寄生虫疫苗的研究中,蛋白质组学也发挥了重要作用,由于寄生虫基因组大,一般由上万个基因构成,单纯依靠基因组学是没有办法对其抗原进行分析的,而基于双向电泳、液相色谱和质谱测定,可以很大程度上精确地找到候选疫苗。

　　此外,生物芯片技术也是蛋白组学中的重要研究方法。生物芯片技术是将生物高分子,如寡核苷酸、cDNA、基因组 DNA、肽段、抗原以及抗体等,固定在诸如硅片、玻璃片、塑料片、凝胶和尼龙膜等固相介质上形成生物分子点阵,当待测样品中的生物分子与生物芯片的探针分子发生杂交或相互作用后,利用激光共聚焦显微扫描仪对杂交信号进行检测和分析。根据生物芯片上探针的分子种类不同,分为 DNA 芯片(即基因芯片)和蛋白质芯片。DNA 芯片上固定的是寡核苷酸或 DNA 片段分子,蛋白质芯片上固定的是蛋白质或者肽段。

生物芯片在高通量基因测序和基因表达研究方面发挥了重要的作用。在后基因组时代，它在研究蛋白质功能及蛋白质间相互作用方面，也发挥着极为重要的作用，同时，生物芯片技术也为疫苗研制及药物设计提供了一个高通量平台。

DNA 芯片可确定转录在受到诱导和抑制时所产生的序列，这是确定特定时刻的特异序列的先决条件，一般认为免疫应答是由特定毒力因子引起的，通过检测宿主对某种病原体或病原突变体（缺乏某种毒力基因的表达）的免疫应答，再比较不同病理生理情况下基因表达的差异，就可识别出毒力因子，从而运用于疫苗设计。

DNA 芯片既可检测每个基因序列的多态性，也可检测在特殊刺激或环境条件下基因表达的变化情况，DNA 芯片技术现已开始用于肺炎衣原体、百日咳杆菌、沙门氏菌、幽门螺杆菌、空肠弯杆菌、霍乱弧菌、结核分枝杆菌和大肠杆菌等病原菌的基因调控和毒力因子的检测。Hayward 等[26]运用芯片技术成功地研究了疟原虫在不同生理条件下的基因表达变化：利用一个来自恶性疟原虫绿豆核酸酶基因库的随机插入片段，构建了“鸟枪DNA 芯片”，并通过展示杂交和克隆测序发现，疟原虫血液期滋养体与有性期配子体之间的基因表达差异很大。该结果将有助于研制防止疟原虫传播的阻断剂和设计针对血液期抗原的疫苗。Grifantini 等[21]运用 DNA 芯片分析了 B 群脑膜炎双球菌与人上皮细胞相互作用时的基因调控情况，发现在细菌与上皮细胞相互作用时有 347 个基因表达，其中 30％以上的基因其功能还不清楚，有 189 个基因的表达上调（上调基因包括铁、氯化物、氨基酸、硫酸盐转运过程中的相关基因、编码众多毒力因子的基因，以及含硫氨基酸循环过程中的相关基因），其中 75 个编码表面蛋白，12 个是在细菌粘附时诱导产生蛋白质，有 5 种表面抗原可在小鼠体内诱导产生杀菌抗体，这 5 种抗原可作为疫苗的候选抗原。Chambers 等[27]构建了人巨细胞病毒几乎所有 ORF 的 DNA 芯片。他们在人巨细胞病毒感染人包皮或成纤维细胞后，使用环己酰亚胺和丙氧鸟苷分别阻断病毒蛋白的从头合成和病毒 DNA 基因的复制，因为研究者用病毒芯片确定了病毒基因表达对药物的敏感性，以及人巨细胞病毒的多数 ORF 基因表达的动力学变化。

（3）抗原组学鉴定候选抗原

利用基因组学可以预测疫苗的候选抗原，利用蛋白质组学可以筛选疫苗的候选抗原，而鉴定候选抗原就需通过抗原组学（antigenome）来完成。抗原组是指根据病原体抗原蛋白质上已鉴定的、能与抗原结合的所有病原抗原表位所绘制的抗原指纹图谱蛋白阵列，鉴定病原生物全部抗原上的抗体结合表位就是抗原组学的任务。抗原组学是建立在基因组学和蛋白质组学基础上的新研究领域[28,29]。病原体的抗原组学主要依赖于用于表位筛选的抗体库。在获得了血清抗体后，一系列免疫学实验对于鉴定抗原是必需的，它们包括：① 酶联免疫吸附试验（ELISA），抗全菌体抗体筛选抗原；② 蛋白质印迹法（Western-blotting）法，筛选与患者血清起阳性反应的抗原；③ 动物免疫攻击保护试验，筛选保护性抗原。

Etz 等[30]应用抗原组学技术成功地研究了金黄色葡萄球菌的候选疫苗：首先通过融合两个外膜蛋白 LamB 和 FhuA，将金黄色葡萄球菌的肽段展示在大肠杆菌表面，然后通过抗全菌体 ELISA 筛选高抗体滴度的抗原，发现 60 个抗原，这些抗原大多是膜蛋白或分泌型蛋白，再通过体内、体外试验鉴定保护性蛋白。Fritzer 等[31]采用抗原组学技术鉴定了 A 族链球菌蛋白抗原：通过基因组表面展示库（genomic surface display libraries）和暴露于或者感染过化脓性链球菌的志愿者的血清鉴定出新的免疫原性蛋白，再通过抗全菌体 ELISA 筛选候选抗原，用小鼠致死性脓毒症模型确定了 9 个具保护性的抗原，为疫苗研制奠定了基础。Meinke 等[28]报道了采用抗原组学技术对金黄色葡萄球菌、表皮葡萄球菌、化脓性链球菌、肺炎链球菌，以及无乳链球菌的抗原鉴定结果。

（4）候选抗原的高通量表达

筛选得到的候选抗原分子需通过基因工程技术进行克隆表达。通常表达这些蛋白质的方法是：根据基因组的 DNA 序列设计出候选基因的引物，用 PCR 把目的基因扩增、克隆到原核系统表达载体中，表达、纯化目的蛋白。但这种传统的克隆表达方法耗时较长，且扩增出来的基因很多是没有转录表达活性的。

Liang 等[32]发表了一种有转录功能的多聚酶链反应（transcriptionally active polymerase chain reaction，TAP）方法，这种方法可以用 PCR 技术扩增大量的有转录活性的 DNA 片段，并且这些 DNA 片段可以直接在体内（in vivo）或体外（in vitro）试验中直接表达。TAP 包括两步连续的 PCR 反应：第一步用基因特异性的引物扩增目的基因；第二步是"巢式"PCR 使用一组 DNA 片段的混合物，为前一步获得的目的基因加上启动子和终止子。这样获得的 TAP 片段在体外和体内的转染试验中可以获得与超螺旋的 pcDNA3.1 质粒相当的活性，且可以用作 DNA 疫苗直接免疫小鼠来获得抗体。TAP 片段还可以通过体内的同源重组反应转进质粒载体中，从而使得不用限制性酶和连接酶的高通量克隆方法成为可能。这种方法可快速产生成百上千有转录活性的基因，为功能基因组学工作提供服务，例如通过表达一些微生物的抗原，直接进行体内试验，以评价这些抗原是否能够激发机体产生保护性免疫。

（5）免疫学检测

当蛋白得到纯化后，其免疫性的检测十分关键。用纯化的抗原免疫小鼠并对免疫后的血清进行分析，以检验计算机预测的表面定位及诱发免疫应答的能力是否准确。蛋白质印迹法常用来检测免疫血清与重组蛋白、外膜囊、全面裂解提取物的反应。为进一步证实蛋白存在于细菌表面，以及评价其免疫原性，用 ELISA、斑点 ELISA 和流式细胞法来测定抗体滴度、确定抗血清与活菌表面的结合作用。研究候选抗原保护性最直接的方法是检测动物模型中免疫血清保护力产生的机制与其在人体内有无共同点，但有时因没有可靠的动物模型，只能用一些体外杀菌试验的检测方法来代替。

（刘舒媛，黄小琴，褚嘉祐）

参考文献

[1]　Seib K L，Zhao X，Rappuoli R. Developing vaccines in the era of genomics：a decade of reverse vaccinology. Clin Microbiol Infect，2012，18(Suppl 5)：109-116.

[2] Tettelin H, Saunders N J, Heidelberg J, et al. Complete genome sequence of *Neisseria meningitidis serogroup* B *strain* MC58. Science, 2000, 287: 1809-1815.

[3] Pizza M, Scarlato V, Masignani V, et al. Identification of vaccine candidates against serogroup B meningococcus by whole-genome sequencing. Science, 2000, 287: 1816-1820.

[4] Tan L K, Carlone G M, Borrow R. Advances in the development of vaccines against *Neisseria meningitidis*. N Engl J Med, 2010, 362: 1511-1520.

[5] Serruto D, Adu-Bobie J, Scarselli M, et al. *Neisseria meningitidis* App, a new adhesin with autocatalytic serine protease activity. Mol Microbiol, 2003, 48: 323-334.

[6] Masignani V, Comanducci M, Giuliani M M, et al. Vaccination against *Neisseria meningitidis* using three variants of the lipoprotein GNA1870. J Exp Med, 2003, 197: 789-799.

[7] Medini D, Donati C, Tettelin H, et al. The microbial pan-genome. Curr Opin Genet Dev, 2005, 15: 589-594.

[8] Nuccitelli A, Rinaudo C D, Maione D. Group B *Streptococcus* vaccine: state of the art. Ther Adv Vaccines, 2015, 3: 76-90.

[9] Wizemann T M, Heinrichs J H, Adamou J E, et al. Use of a whole genome approach to identify vaccine molecules affording protection against *Streptococcus pneumoniae* infection. Infect Immun, 2001, 69: 1593-1598.

[10] Grandi G. Antibacterial vaccine design using genomics and proteomics. Trends Biotechnol, 2001, 19: 181-188.

[11] Altschul S F, Madden T L, Schaffer A A, et al. Gapped BLAST and PSI-BLAST: a new generation of protein database search programs. Nucleic Acids Res, 1997, 25: 3389-3402.

[12] Mount D W. Using the basic local alignment search tool (BLAST). Cold Spring Harb Protoc 2007. doi: 10. 1101/ pdb. top17.

[13] Rost B. PHD: predicting one-dimensional protein structure by profile-based neural networks. Methods Enzymol, 1996, 266: 525-539.

[14] Claros M G, Brunak S, von Heijne G. Prediction of N-terminal protein sorting signals. Curr Opin Struct Biol. 1997, 7: 394-398.

[15] Nielsen H, Engelbrecht J, Brunak S, et al. Identification of prokaryotic and eukaryotic signal peptides and prediction of their cleavage sites. Scientist, 1999, 13: 8-8.

[16] Claros M G, von Heijne G. TopPred II: an improved software for membrane protein structure predictions. Bioinformatics, 1994, 10: 685-686.

[17] Bateman A, Coin L, Durbin R, et al. The Pfam protein families database. Nucleic Acids Res, 2004, 32: D138-141.

[18] Haft D H, Selengut J D, White O. The TIGRFAMs database of protein families. Nucleic Acids Res, 2001, 29: 41-43.

[19] Nakai K, Horton P. PSORT: a program for detecting sorting signals in proteins and predicting their subcellular localization. Trends Biochem Sci, 1999, 24(1): 34-36.

[20] Tettelin H, Masignani V, Cieslewicz M J, et al. Complete genome sequence and comparative genomic analysis of an emerging human pathogen, serotype V *Streptococcus agalactiae*. Proce

Natl Acad Sci USA，2002，99：12391-12396.

［21］ Grifantini R，Bartolini E，Muzzi A，et al. Previously unrecognized vaccine candidates against group B meningococcus identified by DNA microarrays. Nat Biotechnol，2002，20：914-921.

［22］ Pandey A，Mann M. Proteomics to study genes and genomes. Nature，2000，405：837-846.

［23］ Jungblut P R，Schaible U E，Mollenkopf H J，et al. Comparative proteome analysis of *Mycobacterium tuberculosis* and *Mycobacterium bovis* BCG strains：towards functional genomics of microbial pathogens. Mol Microbiol，1999，33：1103-1117.

［24］ Jungblut P R，Bumann D，Haas G，et al. Comparative proteome analysis of *Helicobacter pylori*. Mol Microbiol，2000，36：710-725.

［25］ Chakravarti D N，Fiske M J，Fletcher L D，et al. Application of genomics and proteomics for identification of bacterial gene products as potential vaccine candidates. Vaccine，2000，19：601-612.

［26］ Hayward R E，Derisi J L，Alfadhli S，et al . Shotgun DNA microarrays and stage-specific gene expression in *Plasmodium falciparum* malaria. Mol Microbiol，2000，35：6-14.

［27］ Chambers J，Angulo A，Amaratunga D，et al. DNA microarrays of the complex human cytomegalovirus genome：profiling kinetic class with drug sensitivity of viral gene expression. J Virol，1999，73：5757-5766.

［28］ Meinke A，Henics T，Hanner M，et al. Antigenome technology：a novel approach for the selection of bacterial vaccine candidate antigens. Vaccine，2005，23：2035-2041.

［29］ Giefing C，Nagy E，von Gabain A. The antigenome：from protein subunit vaccines to antibody treatments of bacterial infections? Adv Exp Med Biol，2009，655：90-117.

［30］ Etz H，Minh D B，Henics T et al. Identification of in vivo expressed vaccine candidate antigens from *Staphylococcus aureus*. Proc Natl Acad Sci USA，2002，99：6573-6578.

［31］ Fritzer A，Senn B M，Minh D B，et al. Novel conserved group A streptococcal proteins identified by the antigenome technology as vaccine candidates for a non-M protein-based vaccine. Infect Immun，2010，78：4051-4067.

［32］ Liang X，Teng A，Braun D M，et al. Transcriptionally active polymerase chain reaction（TAP）：high throughput gene expression using genome sequence data. J Biol Chem，2002，277：3593-3598.

第 10 章　反向疫苗学在细菌疫苗和病毒性疫苗研发中的应用

反向疫苗设计思路已应用于肺炎链球菌、肺炎衣原体、炭疽杆菌、人类免疫缺陷病毒和丙型肝炎病毒等疫苗的研发。

10.1　反向疫苗学在细菌和螺旋体疫苗研发中的应用

10.1.1　流感嗜血杆菌

流感嗜血杆菌(*Haemophilus influenzae*)是最早完成全基因组测序和初步分析的原核生物,也是第一个使用"全基因组霰弹法(whole genome shot-gun)"测序的细菌。目前有 17 株菌株完成全基因组测序。大部分流感嗜血杆菌都是机会性感染细菌,即它们会在寄主体内生存而不引起任何疾病,但当某一些因素(如病毒感染或免疫力下降)出现后则会引发病症。流感嗜血杆菌一般有 6 种菌株,称为 a 型、b 型(又称乙型)、c 型、d 型、e型和 f 型。

10.1.2　肺炎链球菌

肺炎链球菌(*Streptococcus pneumonia*)是幼儿败血症、肺炎、脑膜炎和中耳炎的主要致病病原体,目前已知血清型有 91 个。在弄清肺炎链球菌的血清分型,并认识到针对肺炎球菌荚膜多糖的抗体能对肺炎链球菌感染提供血清型特异性保护后,研发以荚膜多糖为成分的疫苗成为关注对象。目前已上市的肺炎链球菌多糖疫苗和多糖蛋白质结合疫苗,其设计都是基于肺炎链球菌荚膜多糖,涵盖导致肺炎链球菌性疾病最常见的血清型。已有的多联肺炎球菌疫苗虽是一种有效的肺炎链球菌疫苗,但却不能对肺炎链球菌所有血清型有效,且目前使用的疫苗对婴幼儿只有很微弱的效果。

为寻找更合适的疫苗,Wizemann 等[1]对肺炎链球菌全基因组序列中所有 2 687 个ORF 进行综合分析评价,确认了 130 个 ORF。用其中 108 个获得成功表达的蛋白质进行纯化,并用小鼠模型评价其保护效果,发现有 6 种蛋白质有免疫原性,能产生有效的抗体以对抗肺炎链球菌的感染,且这 6 个抗原与大多数在体内表达的荚膜抗原具有可交叉反应性,并在人类感染中也具有免疫原性。应用其他技术手段也证明了这 6 种蛋白质存在于病原体表面,并呈现免疫原性。因此,这些鉴定出的蛋白质都可作为研制新型肺炎链球菌疫苗的候选抗原蛋白。国内学者应用反向疫苗学筛选 2 型猪链球菌(*S. suis*)的保护性抗原,从基因组中筛选出 153 个候选基因,从中选出的 10 个基因中,有 8 个基因的产物在大肠杆菌中得到表达并被纯化。在用于动物感染模型中,候选抗原的疫苗效果评价发现,RfeA(RTX family exoprotein A)、ESA(epidermal surface antigen)、IBP(immunogloubulin-bingding protein)和 SLY(suilysin)4 种候选抗原,能诱导动物模型对猪链球菌的保护性免疫。

10.1.3　肺炎衣原体

肺炎衣原体(*Chlamydia pneumoniae*)是一种人类致病原,感染后可引起肺炎、动脉粥样硬化和心血管病等。由于肺炎衣原体有原体和网状体两个发育阶段,很难用现有的基因操作手段对其表面蛋白进行分析。2002 年,Montigiani 等[2]通过分析肺炎衣原体的基因组序列,筛选到 141 个基因,克隆表达得到 124 个基因的 173 种蛋白(一些基因被分开表达成多个肽段)。将这些蛋白质免疫小鼠,通过 FACS 分析,发现 53 种可能的细胞表面蛋白,其中 41 种蛋白质在后续蛋白质印迹法实验中呈阳性。整个细胞基因的双向凝胶电泳分离得到的 130 个基因产物中,有 28 个与 FACS 的阳性结果吻合。该研究是第一次系统地对肺炎衣原体细胞表面结构的分析,并为研制新型肺炎衣原体疫苗奠定了基础。Sharma 等[3]运用基因组分析方法筛选出 3 种关键的蛋白质,RVOM1、RVOM2 和 RVEC1,它们可能诱导 B 细胞和 T 细胞的免疫应答。

10.1.4　空肠弯曲杆菌

空肠弯曲杆菌(*Campylpbacter jejuni*)是一种人畜共患病病原体,可引起人和动物发生多种疾病,被认为是引起人类细菌性腹泻的主要原因,每年大约有 4.5 亿人感染[4]。近年来运用基因组、蛋白组学方法对空肠弯曲杆菌的研究取得了重大进展,Marine 等[5]通过 *in silico* 方法选择了 *C. jejuni* subsp. *jejuni* 81-176 株进行疫苗候选抗原的筛选。用 Vaxign 程序对蛋白质的细胞定位、免疫原性、黏附性特征、跨膜螺旋数目进行了分析预测;用 VaxiJen2.0 软件对蛋白质的免疫原性进行了分析预测;用 BCPreds 软件进行了氨基酸序列的比对,以寻找 B 细胞抗原表位。结果发现,*C. jejuni* subsp. *jejuni* 81-176 株的 1 758 个 ORF 中有 24 个可作为疫苗候选抗原,24 个候选抗原中仅两个是已知的(鞭毛蛋白 A、鞭毛蛋白 B)。最终,通过完整的生物信息学分析,筛选出 14 个候选抗原,其中 3 个是胞外蛋白,其余的是外膜蛋白(表 10-1)。Mehla 等[4]分析了空肠弯曲杆菌的全蛋白质组,以期寻找到具有免疫原性和致敏性、能与 MHC 肽段相互作用、能够诱导免疫细胞持续生成的、能被 HLA 提呈的、保守的,以及具有人类基因组覆盖度的位点。同时使用计算机模拟方法,预测抗原表位与 MHC 的结合能力。最终发现预测的抗原表位具有高度保守性,适用于全世界的人群(表 10-2),并被 MHC-I 类所提呈。所以,通过反向疫苗学方法有望设计出空肠弯曲杆菌疫苗。

表 10-1　从空肠弯曲杆菌筛选出的 14 个候选抗原

蛋白质识别号	描　述	位　置	ID
YP_001000562.1	鞭毛蛋白家族	胞外区	
YP_999769.1	鞭毛钩蛋白	胞外区	FlgE-1
YP_001001115.1	鞭毛钩相关蛋白	胞外区	FlgK
YP_001000153.1	假定的退化的 TonB 依赖性受体	外膜蛋白	
YP_001000945.1	N-乙酰胞壁酰-L-丙氨酸酰胺酶	外膜蛋白	
YP_001000437.1	假定外膜蛋白	外膜蛋白	
YP_999838.1	假定蛋白	外膜蛋白	
YP_999817.1	假定蛋白	外膜蛋白	
YP_001000383.1	鞭毛基底体左旋-环蛋白	外膜蛋白	FlgH
YP_001000935.1	主要外膜蛋白	外膜蛋白	PorA
YP_001001008.1	磷脂酶 A	外膜蛋白	PldA
YP_001001257.1	TonB 依赖性亚受体	外膜蛋白	ChuA
YP_001000663.1	表面暴露脂蛋白	外膜蛋白	JlpA
YP_001000261.1	假定蛋白	外膜蛋白	

表 10-2　通过蛋白质组学预测的针对空肠弯曲杆菌的 MHC 抗原表位

表　位	MHC 结合肽段	MHC-I 等位基因	MHC-II 等位基因	保守性（%）
NTDQAQGTV	24	HLA-A*02：02(495.45)，HLA-A*02：03(267.30)，HLA-A*02：06(82.22)，HLA-A*02：11(276.27)，HLA-A*02：50(32.01)，HLA-A*03：01(191.87)，HLA-A*11：01(20.61)，HLA-A*31：01(349.14)，HLA-A*32：07(15.78)，HLA-A*32：15(297.34)，HLA-A*68：01(239.88)，HLA-A*68：02(86.10)，HLA-A*68：23(6.57)，HLA-A*69：01(124.99)，HLA-B*40：13(253.47)，HLA-C*05：01(161.41)，HLA-C*06：02(197.61)，HLA-C*07：01(61.12)，HLA-C*08：02(87.33)，HLA-C*12：03(4.22)，HLA-C*14：02(145.08)，HLA-C*15：02(69.09)	HLA-DRB1*01：01(138.04)，HLA-DRB1*04：01(328.85)	75

（续表）

表　位	MHC 结合肽段	MHC-I 等位基因	MHC-II 等位基因	保守性（％）
YIQDNFNFY	29	HLA-A*01：01(3.94)，HLA-A*02：02(85.70)，HLA-A*02：03（126.47），HLA-A*02：06(16.98)，HLA-A*02：17(190.84)，HLA-A*03：01(69.18)，HLA-A*11：01（69.82），HLA-A*25：01(296.54)，HLA-A*26：01（306.63），HLA-A*26：02(478.98)，HLA-A*29：02(49.29)，HLA-A*30：02(228.80)，HLA-A*32：07(41.50)，HLA-A*32：15(95.55)，HLA-A*68：01(232.27)，HLA-A*68：23（27.46），HLA-A*80：01(87.30)，HLA-B*15：01(123.59)，HLA-B*15：02(94.02)，HLA-B*15：03(413.13)，HLA-B*27：20(134.12)，HLA-B*35：01(184.75)，HLA-B*40：13(138.33)，HLA-C*03：03(25.62)，HLA-C*12：03(13.59)，HLA-C*14：02(124.34)	HLA-DRB1*01：01（0.60），HLA-DRB1*04：01（158.49），HLA-DRB1*07：01(144.21)	50
RSDEAQTNY	21	HLA-A*01：01(108.39)，HLA-A*11：01(148.94)，HLA-A*30：02(245.73)，HLA-A*31：01(431.52)，HLA-A*32：07(11.91)，HLA-A*32：15(196.45)，HLA-A*68：01(367.28)，HLA-A*68：23(17.81)，HLA-B*15：02（117.06），HLA-B*15：02(401.08)，HLA-B*15：03(153.85)，HLA-B*15：17（60.63），HLA-B*27：20(6.48)，HLA-B*40：13(40.64)，HLA-B*58：01(415.24)，HLA-C*05：01（161.41），HLA-C*06：02(275.30)，HLA-C*07：01(121.39)，HLA-C*08：02(388.29)，HLA-C*12：03(14.81)	HLA-DRB1*01：01(8.07)	10.34
KSDEEMEKY	19	HLA-A*01：01(98.40)，HLA-A*02：02(119.40)，HLA-A*02：03(98.17)，HLA-A*02：06（232.27），HLA-A*11：01(144.54)，HLA-A*30：02（328.44），HLA-A*32：07(18.80)，HLA-A*32：15(162.65)，HLA-A*68：23(25.99)，HLA-B*15：17（222.69），HLA-B*27：20(5.57)，HLA-B*40：13(25.88)，HLA-B*58：01（363.33），HLA-C*05：01(86.83)，HLA-C*07：01(491.10)，HLA-C*12：03(4.95)，HLA-C*14：02(315.22)	HLA-DRB1*01：01(34.20)，HLA-DRB1*07：01(259.42)	100

10.1.5　幽门螺杆菌

幽门螺杆菌（*Helicobacter pylori*）是第一个被发现并证明可致癌的原核生物。其感染与慢性活动性胃炎、消化性溃疡、胃癌和淋巴瘤等密切相关，并被确定为一类致癌因子。它的基因组研究从一开始就被作为其致病性研究的重要突破口。迄今已获得 *H. pylori* 的 73 个染色体序列。约 50% 的幽门螺杆菌含有质粒，大小为 1.5—4 kb。幽门螺杆菌 26 695 菌株的基因组约为 1.67 Mb，染色体呈环状，不含质粒。全基因组包含 1 590 个 ORF，其中 1 091 个与数据库中的蛋白质有相似性。幽门螺杆菌基因组中含有致病菌株所特有的基因片段，该片段称为幽门螺杆菌毒力岛或致病岛（pathogenicity island，PA），其中含有细胞毒素相关蛋白基因 cagA（称为 cagA-PAI）。不同菌株的 cag 基因有差异，已知的有 cagA、cagD、cagE 和 virB11 等几种基因型，多数菌株为 cagA 型。部分含有 cagA 基因的菌株，其基因组被插入序列 IS605，而分隔成右侧的 cagI 段和左侧的 cagII 段，从而使该种菌株的致病性明显增强。

10.1.6　结核分枝杆菌

结核分枝杆菌（*Mycobacterium tuberculosis*）是可引起肺结核的致病菌。目前结核病呈日益严重的回升趋势，已有的卡介苗（BCG）效用不是很稳定，不能完全解决防治问题。用传统方法研制结核疫苗的最大困难是，鉴定的抗原在动物模型中提供的保护力比 BCG 低，且细菌培养周期长[6]。而依据反向疫苗学原理研制疫苗的程序则是对结核分枝杆菌全基因组序列进行分析，筛选出潜在的抗原基因，将这些基因以重组蛋白和 DNA 疫苗形式表达，并进行免疫保护性实验[7]。Gloria 等[8] 用 *in silico* 方法对病原的全部蛋白质组进行最佳疫苗候选抗原的筛选（图 10-1），用新增强型反向疫苗学环境（new

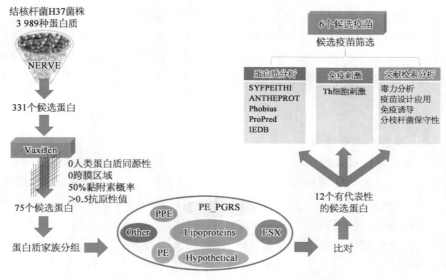

图 10-1　反向疫苗学用于开发新的结核杆菌疫苗

enhanced reverse vaccinology environment，NERVE）及预测软件分析结核分枝杆菌 H37Rv 的蛋白质组，发现 331 种蛋白质可能是候选抗原，进而用 VaxiJen 对这 331 种蛋白质的抗原性进行分析，结果有 73 种抗原的抗原性值大于 0.5、黏附性超过 50%，其余的蛋白质无同源性，位于跨膜区域。这 73 种蛋白质可归为 7 个蛋白质家族，从中选择 16 种具代表性的蛋白质继续进行生物信息学分析、蛋白质组学分析和免疫应答检测，最终确定了 6 种新的疫苗候选抗原 EsxL、PE26、PPE65、PE_PGRS49、PBP1 和 Erp，它们将被运用于设计新的结核杆菌疫苗或对原有疫苗进行改进。

10.1.7　炭疽杆菌

炭疽杆菌（*Bacillus anthracis*）是炭疽病的病原体，炭疽杆菌的毒力因子主要由质粒 pXO1 和 pXO2 编码，pXO1 中 pagA、lef 和 cya 基因分别编码抗原蛋白（PA）、毒力因子（LF）和水肿因子（EF）。炭疽杆菌可通过皮肤接触、呼吸性感染和肠道感染引发急性传染病——炭疽病，其中呼吸性炭疽病后果最严重，致命率高达 95%。炭疽杆菌只以孢子形式存在，孢囊具保护功能。由炭疽杆菌胞内的质粒 pXO1 所编码的保护性抗原（PA）是目前制备炭疽杆菌疫苗的主要免疫原，由炭疽毒素成分 PA 组成的人类炭疽疫苗已获得批准，但该类疫苗需多次免疫，且有时会引起过敏反应。编码抗噬菌作用的包膜蛋白基因位于 pXO2 中，该蛋白是具有保护作用的主要免疫原。Shafferman 等[9,10]通过基因组学、蛋白组学、血清学分析和功能，筛选 B 型炭疽杆菌表面蛋白和分泌蛋白，结果发现 50 多个新的具体内表达潜力的免疫原，分别为 S 层同源蛋白（S-layer homologous protein，SLH）、重复蛋白（repeat protein）、水解酶（hydrolytic enzyme）和 ABC 转运蛋白（ABC transporter）等 4 大类。DNA 免疫试验结果表明，大部分新的抗原均能激发强烈的体液免疫反应，但与主要 B 型炭疽杆菌主要的免疫保护性抗原（PA）不同，强毒炭疽杆菌菌株攻击试验时这些抗原均不能对 B 型炭疽杆菌产生免疫保护作用。Ariel 等[11]通过运用功能基因组学分析筛选出 11 种抗原，使用一种快速有效的转录翻译系统，在体外成功表达了 9 种蛋白质的全长肽段，免疫学分析发现有 3 种蛋白质（ORF54、ORF90 和 ORF130）具有良好的反应原性和免疫原性。这些新蛋白质可作为研制第 2 代炭疽杆菌疫苗的抗原。

10.1.8　金黄色葡萄球菌

金黄色葡萄球菌（*Staphylococcus aureus*）隶属于葡萄球菌属，也称嗜肉菌，可引起许多严重的感染。金黄色葡萄球菌对磺胺类药物、青霉素、红霉素、土霉素、新霉素等抗生素敏感，但易产生耐药性，新出现的耐甲氧西林（methicillin）金黄色葡萄球菌被称为超级细菌，它几乎能抵抗人类目前除万古霉素之外所有的药物。美国疾病控制中心报告，由金黄色葡萄球菌引起的感染率占到第二位，仅次于大肠杆菌。由金黄色葡萄球菌肠毒素引起的食物中毒是一个世界性卫生难题，在美国，由此毒素引起的食物中毒事件占整个细菌性食物中毒事件的 33%，加拿大则更高，占到 45%，中国的金黄色葡萄球菌引起的食物中毒事件也时有发生。Etz 等根据金黄色葡萄球菌的基因组序列资料，鉴定出金黄色葡萄球菌中具有免疫原性的蛋白[12]。他们用原核展示系统，将金黄色葡萄球菌的所有蛋白质以融合表达（融合两种外膜蛋白 LamB 和 FhuA）的形式，表达在大肠杆菌表面，然后用抗全菌体 ELISA 筛选肽库，对筛选出的阳性抗原进行鉴定分析，结果发现有 60 种抗原蛋白（大多数是膜蛋白或分泌型蛋白）分布于细菌表面。这些蛋白质有望作为研制疫苗的候选抗原，后续再通过体内外试验鉴定保护性蛋白。

Altindis 等[13]运用全新的蛋白质组分析手段，对金黄色葡萄球菌候选疫苗抗原进行筛选，试图通过特异的结构/功能等保护性标签（protective signatures），将保护性抗原与免疫相关的病原组分区分开来，运用高通量的蛋白质组学-生物信息学分析方法，将预测的抗原数降到最少，从而使得需要进行动物实验的候选保护性抗原数目大大减少（图 10-2）[13,14]。

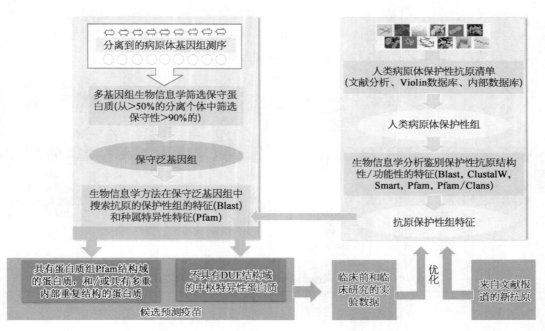

图 10-2　运用蛋白质组学进行抗原表位筛选

筛选保护性抗原的步骤：先从文献或现有数据库中找到保护性抗原，并用数据库如 Blast、ClustalW、Smart 和 Pfam 进行生物信息学分析，寻找通用的保护性标签，再将保护性标签加入目的病原体池中进行蛋白质组学分析。

10.1.9　钩端螺旋体

病原菌全基因组信息还可以应用到假单胞绿脓杆菌[15]、钩端螺旋体（*Leptospira*）等疫苗的开发中。钩端螺旋体感染是世界范围的一个普遍公共卫生问题，据 1999 年统计，全世界约有 50 万人感染，到 2015 年，约有超过 100 万人感染，约 6 万人死于感染[16]。在广泛使用传统灭活疫苗时，存在着血清型限制性（serovar-restricted）和有效性短（short-term only）的问题。研究者尝试过研发重组疫苗，但没有获得完全的成功（图 10-3）[16]。

反向疫苗学在许多种疫苗研发中取得成功后,极大地刺激了人们使用反向疫苗学技术进行钩端螺旋体疫苗的开发。2003 年公布了第一个钩端螺旋体的基因组,2011 年各国联合开始所谓的"钩端螺旋体基因组计划"(Letospira Genome Project),计划测定所有已知钩端螺旋菌属的序列,另外也有一些研究组公布了一些分离获得的新菌株的基因组[16]。Fout 等利用泛基因组(pan-genome)分析了 20 多个亚属的钩端螺旋体基因组,发现 17 477 个基因,其中 1 764 个属于核心基因组(core-genome)[17];Xu 等对 102 株具有全球代表性的分离菌株进行测序,通过比较基因组分析,发现钩端螺旋体泛基因组中有 780 个毒力相关基因,其中 287 个基因是十分显著的毒力相关基因[18]。目前大约有十多项钩端螺旋体候选疫苗的研究报道(表 10-3)[16],在我国,Ren 等[19]完成了对钩端螺旋体全基因组测序,预测获得了 4 727 个可读框;在此基础上,Yang 等[20]结合生物信息学、比较基因组学和转录组学的方法,分析和预测了钩端螺旋体中 226 个具外膜蛋白结构特征的潜在疫苗候选分子,为研制钩端螺旋体的应用性疫苗奠定了基础。虽然各国科学家已在基因组学、蛋白组学、生物信息学方面对钩端螺旋体候选疫苗的筛选做了很多努力,但筛选出的候选因子尚缺乏功能性和动物体内免疫学方面的研究。

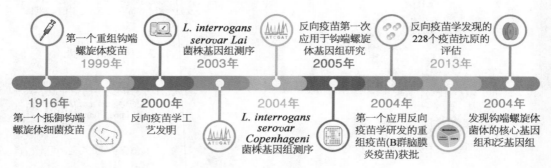

图 10-3　钩端螺旋体疫苗的研发历程

表 10-3　应用反向疫苗学策略筛选钩端螺旋体的候选疫苗

血清型	CDS 编号	反向疫苗靶点	靶点扫描	位　　置	实验方法	有效性	Fisher 检验 P 值
Cop	3737	206	16	外膜蛋白／膜蛋白	WB	不确定	不确定
Lai-1／Cop	3672	226	不可用	外膜蛋白／内膜／胞质／分泌型蛋白	比较基因组杂交／RNA 芯片	不确定	不确定
Lai-1／Pom	4727／3741	未知	12	外膜蛋白	反向遗传学／仓鼠模型	51—100	＞0.05
Lai-1／Cop	4727	177	未确定	不确定	未知	不确定	不确定
Cop	3737	206	3	外膜蛋白	WB／仓鼠模型	12—38	＞0.05

（续表）

血清型	CDS 编号	反向疫苗靶点	靶点扫描	位　置	实验方法	有效性	Fisher检验 P 值
Pom	未知	6	6	外膜蛋白 A 样蛋白	ELISA／细胞因子应答／仓鼠模型	43—80	＞0.05
Cop	3530	226	8	膜蛋白	ELISA／WB／仓鼠模型	88	＜0.01
Lai-1／Cop／Har-1 & 2	2689	74	12(9)	外膜蛋白	不可用	不确定	不确定
Har-1	3412	262	238(223)	外膜蛋白／膜蛋白／分泌型蛋白	ELISA／仓鼠肾脏克隆	0	不确定
Cop／Lai-1 & 2／Har-1 & 2	3667／4727&3711／3412 & 3277	63	12(26)	分泌型蛋白	不可用	不确定	不确定

10.2　反向疫苗学在病毒疫苗研发中的应用

大多数病毒的基因组较小，因此，相对于细菌等病原微生物而言，病毒全长基因组较为容易获得。过去几年里，已对许多能引起人和动物重大疾病的病毒的基因组进行了测定，对病毒各基因的功能和编码产物也有了一定了解。这些资料为利用全基因组信息进行疫苗研发奠定了良好基础。例如，在认识到某种病毒结构蛋白的抗原性（如包膜和核心蛋白）以后，可使用基因工程菌大量制备免疫原，然后进行纯化，用纯化的免疫原接种实验动物，使动物产生类似于受完整病毒感染而发生的免疫反应，为动物提供保护。目前已有许多关于这类新型疫苗的研究报道。

10.2.1　人类免疫缺陷病毒

人类免疫缺陷病毒（human immunodeficiency virus，HIV）是引起获得性免疫缺陷综合征（艾滋病）的病原体。HIV 分为 HIV-1 及 HIV-2 两个亚型，主要通过引起机体免疫功能障碍而使感染者致病。传统的 HIV 疫苗研究主要是研究 HIV 囊膜糖蛋白（gp120、gp140 和 gp160）和核心蛋白（gag），但在免疫选择压力影响下，HIV 及其他 RNA病毒等都产生了高度变异性。因此，针对这类抗原变异性极强的病毒，其新型疫苗的研制常难以产生有效的中和抗体，以及诱导特异性细胞的免疫反应。Osterhaus 等[21] 对HIV Tat、Nef、Rev 和 Pol 等的研究发现，HIV 基因组可提供一些非结构的早期蛋白抗原，它们在病毒生活周期中含量少且短暂，难以用传统方法作为抗原研究，而通过基因组提供的潜在抗原信息,则为将这些早期蛋白作为抗原研究显示了很好的结果。也许这是一种研究 HIV 疫苗的好方法,一旦成熟,HIV 疫苗的研制也许就不那么困难了。

10.2.2　丙型肝炎病毒

丙型肝炎病毒(hepatitis C virus,HCV)是引起丙型病毒性肝炎的病原体,HCV 是一个由脂膜包裹的正链 RNA 病毒,病毒包膜上整合有病毒编码的包膜蛋白 E1 和 E2。由于 HCV 无法在体外培养和镜检观察其结构,所以用传统方法研制丙肝病毒疫苗遇到瓶颈。Reed 等[22] 分析了 HCV 包膜蛋白的全基因组序列,并使 E1 和 E2 在一些宿主中得到表达,这些重组蛋白能保护猩猩不受同源 HCV 的感染[23],使得 E1 和 E2 研制疫苗获得了进展。Lize 等[24] 绘制了详细的 HCV 1a 和 1b 亚型的基因组图谱,发表了 HCV 1a 和 1b 亚型基因组的多态性、结构免疫学限制等信息,为 HCV 适应性进化研究、抗原表位预测、病毒复制和其他功能的发现提供了巨大的信息。

10.2.3　呼吸道合胞病毒

呼吸道合胞病毒(respiratory syncytial virus,RSV)是一种单股负链 RNA 病毒,主要引起婴幼儿的肺炎。使用灭活疫苗给婴幼儿接种后,不但未能阻止该病毒感染,相反婴幼儿再次感染 RSV 时,反而引起重症肺炎。这是由于灭活的 RSV 诱生了大量非中和性抗体产生的免疫病理反应所致。RSV 保护性抗原主要是糖蛋白 F 和 G。由于它们是结构依赖性抗原,因此无论是基因工程表达的或是天然分离的抗原,其产生中和抗体的能力都很差,给研制 RSV 蛋白亚单位疫苗带来一定困难;使用痘病毒和腺病毒研制的能表达 F 和 G 的重组活疫苗有较好的免疫保护效果,但难以在婴幼儿的早期使用。最近负链 RNA 病毒 cDNA 转染技术的成功,为使用现代分子生物学技术制备 RSV 的分子减毒活疫苗带来了希望,这也是目前 RSV 疫苗研制的重要途径。

10.2.4　人乳头瘤病毒

人乳头瘤病毒(human papilloma virus,HPV)会感染人的皮肤和黏膜上皮,不同型别的 HPV 对身体不同部位的皮肤和黏膜的嗜向性不同,因而能在不同体位引起轻重不一的肿瘤。HPV 与宫颈癌的关系已被证明,95% 以上的宫颈癌患者都可检出 HPV。全球每年约有 53 万宫颈癌新发病例产生。目前发现 HPV 有 206 个亚型,其中与生殖系统致病相关的约 40 种。根据 HPV 的致癌危险程度,常见的 HPV 可分为低危型(如 6、11、42、43、44)和高危型(16、18、31、33、35、39、45、51、52、56、58、59、66、66、68)两大类。HPV 基因组为闭合环状 dsDNA 分子,大小为 7.2—8 kb,分为编码区和非编码区[25]。

非编码区又称上游调控区(upstream regulating region,URR)或位点控制区(locus control region,LCR),位于 L1 和 E6 之间,长约 1 kb,含有 DNA 复制的起始位点和重要的转录调控元件,如细胞分化特异性的增强子及各种结合位点,与核基质结合的位点和与 E1 和 E2 蛋白结合的位点。所有蛋白质均由有义链编码,至少含 8 个 ORF,它们部分或者完全重叠。

编码区分为 E 区(亦称早区，early region)和 L 区(亦称晚区，late region)。E 区编码的蛋白质有 E6、E7、E1(E8)、E2、E4(E3)和 E5。HPV 的 E 区一般不含 E3 和 E8 基因，个别型别还缺少 E5 基因。E 区蛋白的功能主要涉及 DNA 复制、转录调节和细胞转化。L 区只编码 L1 和 L2 两种病毒外壳蛋白，其中，L1 蛋白是外壳的主要成分。

HPV 基因组十分保守。病毒型别的区分和鉴定主要依据 L1 基因序列的比较。如果与 L1 基因的同源性小于 90%，则称其为一个新"型(type)"；如果同源性在 90%—98%，则为"亚型(subtype)"；同源性在 98%以上，则为型内"变异株(variant)"。

10.3　反向疫苗学在寄生虫疫苗研发中的应用

在寄生虫疫苗研究中，Gan 等利用反向疫苗学方法鉴定出细粒棘球蚴绦虫外膜蛋白烯醇化酶是一个优势的疫苗抗原，该蛋白质包含潜在的核定位序列 aa 190～aa 199 及多个线性的 B 细胞表位和 CTL 表位，其中膜外 aa 49～aa 57 和膜内 aa 228～aa 236 分别为 T 细胞和 B 细胞表位，位于 aa 206～aa 213 的线性表位包含活性位点 210 位的谷氨酸，表明该蛋白质是一种具有较强免疫原性的膜蛋白[26]。

10.3.1　疟疾疫苗

早期针对疟疾的疫苗研发十分困难。因为疟疾是通过蚊叮咬传播的寄生虫病，其病原体为疟原虫，寄生于人体的疟原虫共有 4 种，即间日疟原虫(*Plasmodium vivax*)、三日疟原虫(*P. malariae*)、恶性疟原虫(*P. falciparum*)和卵形疟原虫(*P. ovale*)。不同的疟原虫分别引起间日疟、三日疟、恶性疟及卵圆疟。疟原虫在不同生活周期中表达不同抗原，尽管已从疟原虫中鉴定出 20 多种抗原，但没有一种适合做疫苗。传统的疟疾疫苗包括灭活疫苗、减毒疫苗、亚单位疫苗、合成疫苗和 DNA 疫苗等，各类疫苗的发展与疾病控制需求密切相关。早期的疟疾疫苗采用灭活的疟原虫死疫苗，或者 X 射线照射减毒的子孢子活疫苗，如 Nussenzweig 等[27]用 X 射线照射鼠类伯氏疟原虫子孢子，然后免疫小鼠，发现局部灭活的子孢子使小鼠获得了有效的免疫保护，在大剂量注射组(注射 75000 个活子孢子)，小鼠疟疾感染率仅有 37%，而未免疫的小鼠感染率达到 90%。后来，Nessenzweig 等[28]继续在啮齿动物和恒河猴中研究子孢子诱导的免疫应答，发现子孢子能很好地诱导哺乳动物的免疫应答并降低疟疾感染率。但该类疫苗的安全性和实用性始终由于减毒不充分、潜在毒力回复的问题，而引起机体免疫抑制、疫苗效价不高、虫源有限等问题而不能投入实际使用。

1996 年美国、英国等科学家开始对恶性疟原虫进行了全基因组的测序工作，Gardner 等[29]用全长鸟枪法完成了恶性疟原虫全基因组测序工作，为研制恶性疟疾疫苗提供了条件。恶性疟原虫基因组有 14 条染色体、5 300 个编码基因，与抗原多样性有关的基因集中在染色体的亚端粒区域。发现的这些基因中，有 60%的基因(3 208 个)与其他生物无同源性，提示这些基因的表达产物有可能是保护性免疫应答的潜在靶标。Bozdech 等[30]

应用 DNA 微阵列杂交技术分析了 HB3 株恶性疟原虫红细胞内期环状体、滋养体和裂殖体等多个时间点的基因表达模式,显示红细胞结合抗原 175(erythrocyte-binding antigen 175,EBA175)、顶端膜抗原 1(apical membrane protein 1,MSP1)、MSP3、MSP5、棒状体相关蛋白(rhoptry associated protein,RAP)等基因呈特异性转录,如 EBA175 基因表达主要发生在裂殖体期,而另一类基因则呈多时间点的恒定表达。对 3 719 个微阵列成分的测试显示,其中 2 714 列 324 个寡核糖核酸链为新片段。另外,Florens 等[31] 采用蛋白质组学技术,分离鉴定了恶性疟原虫在子孢子、裂殖子、滋养体和配子体等四期内表达的 2 415 种蛋白质,发现其中 49% 的蛋白为子孢子期的特异性蛋白质,裂殖子期、滋养体期和配子体期的特异蛋白质约占 20%—33%,只有 152 个蛋白(6%)是四个时期的共同蛋白质。在四个时期的蛋白质中,有 439 种蛋白质含有跨膜节段或糖基化信号位点,有 304 种可溶性蛋白具有信号肽序列,可分泌或定位于细胞器上。

反向疫苗学技术筛选疟疾疫苗候选分子的思路和策略是可行的,根据疟原虫基因组学和蛋白质组学数据进行的探索已取得初步进展,部分恶性疟原虫基因组确定的新疫苗候选基因产物已被用于构建疫苗,并进入临床试验阶段。

10.3.2　登革热疫苗

登革热是流行于我国南方的一种病毒性传染病,其病原体是登革热病毒,这是一种单股正链 RNA 病毒,具 4 个血清型,目前还没有安全有效的疫苗问世。登革热病毒含有 3 种结构蛋白:衣壳蛋白 C、膜蛋白前体(PrM)和膜蛋白 E。在病毒成熟过程中,PrM 蛋白参与膜蛋白 E 的转运,使其形成正确的三维构象。膜蛋白 E 位于病毒表面,既含有黄病毒亚群特异性的和登革病毒特异性的抗原表位,又有与中和活性相关的 B 细胞抗原表位以及 T 细胞抗原表位。单独使用登革热病毒结构蛋白 E 和非结构抗原制备的亚单位疫苗,能引起一定的中和抗体,但保护性不太理想。由于 PrM 和 E 蛋白的相互作用,及多基因抗原编码区可增强宿主的免疫应答,通过表达 prM-E 形成的病毒样颗粒亚单位疫苗,显示了较好的安全性和免疫保护性,因此,以 PrM-E 蛋白作为登革新型疫苗靶标更具有实际意义。此外,使用登革热病毒感染性 cDNA 进行的分子减毒活疫苗和多种亚型嵌合的减毒活疫苗研究,也取得了较好效果,成为登革热疫苗研究的另一个重要方向。

近年的反向疫苗学研究显示[32],应用 NCBI、Uniprot/ Swissprot、Swiss-prot viewer、VaxiJen V2.0、TMHMM、BCPREDS,Propred-1,Propred and MHC Pred 等数据库和软件进行疫苗预测,已发现 DENV-1-4 血清型的 envelope(E)-蛋白可被 T 细胞表位识别,这表明 DENV-1-4 的 E-蛋白可成为疫苗候选肽段。研究发现,每一种 E-蛋白的 T 细胞表位都可诱导产生抵抗特异性登革热病毒血清型的完全抗体。包含抗 4 个登革热血清型的候选疫苗是:DENV-1(LKTEVTNPA)、DENV-2(MVLLQMEDK)、DENV-3(IGLNSKNTS)和 DENV-4(YIIIGVGDS)的四价登革热疫苗,它们可产生覆盖登革热 4 种血清型的保护性抗体,具有很高的免疫原性。

10.4　反向疫苗学面临的难点及其发展趋势

反向疫苗学概念一经提出,就受到学术界的热烈关注,认为它将为研制疫苗开辟新的设计新思路,尤其是对那些用传统手段难以获得的疫苗的研制带来了新希望。但经过近 20 年来各国科学家的努力,目前应用反向疫苗技术研制的人用或兽用疫苗都还不够成熟。其主要的原因如下。

（1）对病原微生物基因组的研究需进一步深入。

反向疫苗学的基础是通过病原微生物基因组学,对细菌、病毒等病原体的基因组测序和计算机预测,筛选可能编码疫苗抗原的基因,而目前对病原微生物致病机理和基因结构的认识程度还远远不够。

（2）反向疫苗学技术研制的抗原引起免疫应答的机制还需深入研究。

目前对机制的研究策略是采用生物信息学技术预测毒力因子、外膜抗原、侵袭及毒力相关抗原、分泌抗原、表面相关抗原等因素,确定抗原的免疫原性,再对这些抗原基因进行高通量克隆、表达纯化出重组蛋白。然后对纯化的抗原进行体内外评价,进一步筛选免疫原性强的抗原,但是这一筛选环节还有很大的研究空间。

（3）反向疫苗学技术筛选的抗原缺乏合适的动物模型。

筛选出的抗原需要免疫动物后观察疫苗的保护性,试验周期需达数年之久,且常常没有合适的动物模型,甚至只能用一些诸如体外杀菌试验的检测方法来代替,这样就极大地影响了疫苗有效性的确认。

（4）人类基因组数据应用于反向疫苗学还需进一步加强。

反向疫苗学的一条重要思路就是在疫苗设计中充分应用人类基因组的数据,但目前来看,这种结合还不够充分和紧密。

尽管如此,反向疫苗学的研究仍然如火如荼。随着微生物基因组计划的进展和疫苗研发策略的改进,目前更强调基因组的多样性,并以获得物种完整的基因图谱为目标,进行有针对性的筛选,极大地提高了疫苗研制效率。传统的方法只能鉴定少量备选疫苗,这些备选疫苗数年后又常被证明是不合适的。利用病原生物全基因组信息,可在抗原表达文库的基础上,筛选感染过程中具免疫原性的蛋白质及抗原表位,或用质谱分析法直接鉴定细胞表面抗原及抗原的生物学功能。在当今"组学"研究迅速发展的背景下,以病原体全部蛋白质为基础进行优势疫苗抗原的筛选,是传统疫苗研发难以做到的,同时对新疫苗的研发和改进现有疫苗具有重要意义,为开发针对重大致病生物而至今尚无有效防治策略的疫苗,提供了先进的手段和技术。近年来,基于表位预测的反向疫苗学方法得到了较大发展,应用也更加广泛。人们期望基于全基因组数据的 *in silico* 候选疫苗筛选会变得越来越有效,应用越来越广;也期望人类基因组深入研究的成果更多地进入疫苗研制领域,为人类健康做出更大贡献。

（刘舒媛,黄小琴,褚嘉祐）

参考文献

［1］ Wizemann T M, Heinrichs J H, Adamou J E, et al. Use of a whole genome approach to identify vaccine molecules affording protection against *Streptococcus pneumoniae* infection. Infect Immun, 2001, 69: 1593-1598.

［2］ Montigiani S, Falugi F, Scarselli M, et al. Genomic approach for analysis of surface proteins in *Chlamydia pneumoniae*. Infect Immun, 2002, 70: 368-379.

［3］ Sharma A, Soundhara G, Kharb R, et al. Genome wide analysis of *Chlamydia pneumoniae* for candidate vaccine development. Curr Comput Aided Drug Des, 2016, 12: 206-215.

［4］ Mehla K, Ramana J. Surface proteome mining for identification of potential vaccine candidates against *Campylobacter jejuni*: an in silico approach. Funct Integr Genomics, 2017, 17: 27-37.

［5］ Meunier M, Guyard-Nicodème M, Hirchaud E, et al. Identification of novel vaccine candidates against *Campylobacter* through reverse vaccinology. J Immunol Res, 2016, doi: 10. 1155/2016/ 5715790.

［6］ Ridzon R, Hannan M. Tuberculosis vaccines. Science, 1999, 286: 1298-1300.

［7］ Cole S T, Brosch R, Parkhill J, et al. Deciphering the biology of Mycobacterium tuberculosis from the complete genome sequence. Nature, 1998, 393: 537-544.

［8］ Monterrubio-López G P, González-Y-Merchand J A, Ribas-Aparicio R M. Identification of novel potential vaccine candidates against tuberculosis based on reverse vaccinology. BioMed Res Int, 2015, doi: 10. 1155/2015/483150.

［9］ Shafferman A, Gat O, Ariel N, et al. Reverse vaccinology in *Bacillus anthracis*// The Challenge of Highly Pathogenic Microorganisms. Dordrecht: Springer, 2010, 295-306.

［10］ Gat O, Grosfeld H, Ariel N, et al. Search for *Bacillus anthracis* potential vaccine candidates by a functional genomic-serologic screen. Infect Immun, 2006, 74: 3987-4001.

［11］ Ariel N, Zvi A, Grosfeld H, et al. Search for potential vaccine candidate open reading frames in the *Bacillus anthracis* virulence plasmid pXO1: in silico and in vitro screening. Infect Immun, 2002, 70: 6817-6827.

［12］ Etz H, Minh D B, Henics T, et al. Identification of in vivo expressed vaccine candidate antigens from *Staphylococcus aureus*. Proc Natl Acad Sci USA, 2002, 99: 6573-6578.

［13］ Altindis E, Cozzi R, Di Palo B, et al. Protectome analysis: a new selective bioinformatics tool for bacterial vaccine candidate discovery. Mol Cell Proteomics, 2015, 14: 418-429.

［14］ Bensi G, Mora M, Tuscano G, et al. Multi high-throughput approach for highly selective identification of vaccine candidates: the Group A *Streptococcus* case. Mol Cell Proteomics, 2012, doi: 10.1074/ mcp. M111. 015693.

［15］ Bodilis J, Barray S. Molecular evolution of the major outer-membrane protein gene (oprF) of Pseudomonas. Microbiology, 2006, 152: 1075-1088.

［16］ Dellagostin O A, Grassmann A A, Rizzi C, et al. Reverse vaccinology: an approach for identifying leptospiral vaccine candidates. Int J Mol Sci, 2017, 18 (1): 158. doi: 10. 3390/ ijms18010158.

［17］ Fouts D E, Matthias M A, Adhikarla H, et al. What makes a bacterial species pathogenic?:

comparative genomic analysis of the genus *Leptospira*. PLoS Negl Trop Dis，2016，10 (2)：e0004403.

[18] Xu Y H，Zhou Y Z，Wang Y，et al. Whole genome sequencing revealed host adaptation-focused genomic plasticity of pathogenic *Leptospira*. Sci Rep，2016：20020.

[19] Ren S X，Fu G，Jiang X G，et al. Unique physiological and pathogenic features of *Leptospira interrogans* revealed by whole-genome sequencing. Nature，2003，422：888-893.

[20] Yang H L，Zhu Y Z，Qin J H，et al. In silico and microarray-based genomic approaches to identifying potential vaccine candidates against *Leptospira interrogans*. BMC Genomics，2006，doi：10.1186/1471-2164-7-293.

[21] Osterhaus A D，van Baalen C A，Gruters R A，et al. Vaccination with Rev and Tat against AIDS. Vaccine，1999，17：2713-2714.

[22] Reed K E，Rice C M. Overview of hepatitis C virus genome structure，polyprotein processing，and protein properties. Curr Top Microbiol Immunol，2000，242：55-84.

[23] Rosa D，Campagnoli S，Moretto C，et al. A quantitative test to estimate neutralizing antibodies to the hepatitis C virus：cytofluorimetric assessment of envelope glycoprotein 2 binding to target cells. Proc Natl Acad Sci USA，1996，93：1759-1763.

[24] Cuypers L，Li G，Neumann-Haefelin C，et al. Mapping the genomic diversity of HCV subtypes 1a and 1b：implications of structural and immunological constraints for vaccine and drug development. Virus Evolution，2016，doi：10.1093/ve/vew024.

[25] zur Hausen H. Papillomaviruses and cancer：from basic studies to clinical application. Nat Rev Cancer，2002，2：342-350.

[26] Gan W，Zhao G，Xu H，et al. Reverse vaccinology approach identify an *Echinococcus granulosus* tegumental membrane protein enolase as vaccine candidate. Parasitol Res，2010，106：873-882.

[27] Vanderberg J，Nussenzweig R，Most H. Protective immunity produced by the injection of X-irradiated sporozoites of *Plasmodium berghei*. Military Med，1969，134(9)：1183-1190.

[28] Nussenzweig R S，Vanderberg J P，Spitalny G L，et al. Sporozoite-induced immunity in mammalian malaria：a review. Am J Trop Med Hyg，1972，21(5)：722-728.

[29] Gardner M J，Hall N，Fung E，et al. Genome sequence of the human malaria parasite *Plasmodium falciparum*. Nature，2002，419：498-511.

[30] Bozdech Z，Llinas M，Pulliam B，et al. DeRisi JL：The transcriptome of the intraerythrocytic developmental cycle of *Plasmodium falciparum*. PLoS Bio，2003，1(1)：85-100.

[31] Florens L，Washburn M P，Raine J D，et al. A proteomic view of the *Plasmodium falciparum* life cycle. Nature，2002，419：520-526.

[32] Vijayakumar S，Ramesh V，Prabhu S，et al. In silico prediction of monovalent and chimeric tetravalent vaccines for prevention and treatment of dengue fever. J Biomed Res，2017，32(3)：222-236.

名词术语缩写及其中英文对照

缩写	英文全称	中文全称
5′UTR	5′ untranslated region	5′非翻译区
1KGP	1000 Genomes Project	千人基因组计划
2DE	2 D-gel electrophoresis	双向凝胶电泳
5CVMB	5 components vaccine against MenB	B 群脑膜炎奈瑟球菌五组分疫苗
Ad5	adenovirus serotype 5	5 型腺病毒
ADR	adverse drug reactions	药物不良反应
AIDS	acquired immune deficiency syndrome	艾滋病（获得性免疫缺陷综合征）
APC	antigen-presenting cell	抗原提呈细胞
APV	acellular pertussis vaccine	无细胞百日咳疫苗
BCG	bacillus Calmette Guérin	卡介苗
BCR	B cell receptor	B 细胞受体
BSL-3	biosafety level 3	生物安全等级 3 级
BTK	Bruton agammaglobulinemia tyrosine kinase	布鲁顿无丙种球蛋白血症酪氨酸激酶
CCR2	C-C chemokine receptor type 2	C-C 化学因子受体 2
cDNA	complementary DNA	互补脱氧核糖核酸
CFA	complete Freund's adjuvant	完全弗氏佐剂
CHO	Chinese hamster ovary cell	中国仓鼠卵巢细胞
Cholv	cholera vaccine	霍乱疫苗
cIPV	currency IPV	通用型脊髓灰质炎灭活疫苗
CMIS	common mucosal immune system	普通黏膜免疫系统
CMR	comprehensive microbial resource	综合微生物资源
CNS	central nervous system	中枢神经系统
COG	cluster of orthologus groups of gene	蛋白相邻类的聚簇
CPV	canary pox virus	金丝雀痘病毒
CTL	cytotoxic lymphocyte	细胞毒性 T 淋巴细胞
DAMP	damage-associated molecular pattern	损伤相关分子模式
DC	dendritic cells	树突状细胞
ddNTP	dideoxynucleotides	双脱氧核苷酸三磷酸
DGV	dengue fever virus	登革热病毒

DTaP	adsorbed acellular pertussis vaccine，diphtheria toxoid & tetanus toxoid combined vaccine	无细胞百白破疫苗
DTwP	whole cells pertussis vaccine，diphtheria toxoid & tetanus toxoid combined vaccine	全细胞百白破疫苗
EBOV	Ebola virus	埃博拉病毒
EBV	Epstein-Barr virus	EB 病毒
ELISA	enzyme linked immunosorbent assay	酶联免疫吸附剂测定
Env	envelope protein	胞膜蛋白
EPI	expanded programme on immunization	扩大免疫计划
ESI-MS	electropray ionization mass spectrometry	电喷雾电离质谱
EST	expressed sequence tag	表达序列标签
FDC	follicular dendritic cell	滤泡树突状细胞
FHA	eilamentous Hemagglutinin	丝状血凝素
FPV	fowlpox virus	鸡痘病毒
G6PD	glucose-6-phosphate dehydrogenase	葡糖-6-磷酸脱氢酶
GAS	group A *Streptococcus*	A 族链球菌
GBS	group B *Streptococcus*	B 族链球菌
GM-CSF	granulocyte-macrophage colony stimulating factor	粒细胞巨噬细胞集落刺激因子
GMT	geometric mean titer	几何平均滴度
GNA	genome-derived neisserial antigen	基因组来源的奈瑟球菌抗原
GVHR	graft versus host reaction	移植物抗宿主反应
GWAS	genome-wide association study	全基因组关联分析
HA	hemagglutinin	血凝素
HAV	hepatitis A virus vaccine	甲型肝炎病毒疫苗
HBIG	hepatitis B immunoglobulin	乙型肝炎免疫球蛋白
HBsAg	hepatitis B surface antigen	乙型肝炎表面抗原
HBV	hepatitis B virus	乙型肝炎病毒
HCMV	human cytomegalovirus	人巨细胞病毒
HCV	hepatitis C virus	丙型肝炎病毒
HepB	hepatitis B vaccine	乙肝疫苗
HEV	hepatitis E virus	戊型肝炎病毒
HGDP	Human Genome Diversity Project	人类基因组多样性计划
Hib	haemophilus influenzae type b vaccine	b 型流感嗜血杆菌疫苗
HIV	human immunodeficiency virus	人类免疫缺陷病毒
HLA	human leukocyte antigen	人类白细胞抗原
hlyA	hemolysin A	溶血素 A
HPV	human papillomavirus	人乳头瘤病毒
HSE	herpes simplex encephalitis	单纯疱疹性脑炎
HSV-1	herpes simplex virus 1	单纯疱疹病毒 1 型
HUGO	The Human Genome Organisation	人类基因组组织
HVGR	host versus graft reaction	宿主抗移植物反应
ICAM	intercellular adhesion molecule	细胞间黏附分子

IDD	immunodeficiency disease	免疫缺陷病
IFA	incomplete Freund's adjuvant	不完全弗氏佐剂
IFN	interferon	干扰素
IgA	immunoglobulin A	免疫球蛋白 A
IHAV	inactivated hepatitis A virus vaccine	甲型肝炎灭活疫苗
IL	interleukin	白细胞介素
IPV	inactivated poliovirus vaccine	灭活脊髓灰质炎病毒疫苗
ISCOM	immune stimulating complexes	免疫刺激复合物
kb	kilobase	千碱基
LA	leukocyte antigen	白细胞抗原
LCR	locus control region	位点控制区
lncRNA	long noncoding RNA	长非编码 RNA
LPS	lipopolysaccharide	脂多糖
MALDI-TOF-MS	matrix-assisted laser desorptionion ization-time of flight mass spectrometry	基质辅助激光解吸电离飞行时间质谱
MC1R	melanocyte stimulating hormone receptor	促黑素细胞激素受体
MCP	membrane cofactor protein	膜辅助蛋白
MenB	meningococcal B	B 群脑膜炎球菌
MERS	Middle East respiratory syndrome	中东呼吸综合征
META	metagenome	宏基因组
mHA	minor histocompatibility antigen	次要组织相容性抗原
MHC	major histocompatibility complex	主要组织相容性复合体
Mφ	macrophage	巨噬细胞
MPL	monophosphoryl lipid A	单磷酰脂 A
mRNA	messenger RNA	信使核糖核酸
MSMD	Mendelian susceptibility to mycobacterial diseases	分枝杆菌性疾病的孟德尔遗传易感性
MSP	apical membrane protein	顶端膜抗原
MV	measles vaccine	麻疹疫苗
MyD88	myeloid differentiation factor 88	髓样分化因子 88
NA	neuramidinase	神经氨酸酶
ncRNA	noncoding RNA	非编码 RNA
NGS	next generation sequencing	下一代测序技术
NLR	NOD-like receptor	NOD 样受体
OPV	oral poliomyelitis vaccine	口服脊髓灰质炎减毒活疫苗
ORF	open reading frame	开放阅读框
ORV	oral rotavirus vaccine	口服轮状病毒疫苗
OVA	ovalbumin	卵清蛋白
PAMP	pathogen-associated molecular pattern	病原相关分子模式
PCR	polymerase chain reaction	聚合酶链反应
PCR-RFLP	PCR-restricted fragment length polymorphism	限制性内切酶片段长度多态性 PCR
PCR-SSO	PCR-sequence specific oligonucleotide	序列特异性寡核苷酸 PCR
PCR-SSP	PCR-sequence specific primer	序列特异性引物 PCR

PID	primary immunodeficiency	原发性免疫缺陷
PRR	pattern recognition receptor	模式识别受体
RAP	rhoptry associated protein	弓形虫棒状体相关蛋白
RaV	rabies vaccine	狂犬疫苗
RNAi	RNA interfering	RNA 干扰
RSV	respiratory syncytial virus	呼吸道合胞病毒
RV	rubella vaccine	风疹疫苗
SARS	severe acute respiratory syndrome	重症急性呼吸综合征
sIPV	Sabin inactivated poliovirus vaccine	Sabin 株脊髓灰质炎灭活疫苗
SNP	single nucleotide polymorphism	单核苷酸多态性
STR	short tandem repeat	短串联重复序列
TAP	transcriptionally active polymerase chain reaction	有转录功能的多聚酶链反应
TB	tuberculosis	结核
TCR	T cell receptor	T 细胞抗原受体
TD	thymus dependent antigen	胸腺依赖抗原
Th	helper T cell	辅助 T 细胞
TI	thymus independent antigen	非胸腺依赖抗原
TLR	Toll-like receptor	Toll 样受体
TNF	tumor necrosis factor	肿瘤坏死因子
Treg	regulatory T cell	调节性 T 细胞
Ts	suppressive T cell	抑制性 T 细胞
URR	upstream regulating region	上游调控区
VAPP	vaccine associated paralytic poliomyelitis	脊髓灰质炎疫苗相关病例
VDPV	vaccine-derived poliovirus	脊髓灰质炎疫苗衍生病毒
VLP	virus-like particle	病毒样颗粒
VNTR	variable number of tandem repeat	末端重复可变序列
wPV	whole pertussis cell vaccine	全细胞百日咳疫苗
XLA	X-linked agammaglobulinemia	X 连锁无丙种球蛋白血症
XLP	X-linked lymphoproliferative disease	X 连锁淋巴组织增生性疾病
YFV	yellow fever vaccine	黄热病疫苗

索 引